ピッチと和声の神経コード

The Neural Code of Pitch and Harmony

心は脳の音楽

Gerald Langner
ゲラルト・ラングナー 著

根本 幾 訳

東京電機大学出版局

The Neural Code of Pitch and Harmony by Gerald Langner
Copyright © Gerald Langner 2015
Translation Copyright © 2017 by Tokyo Denki University Press
All rights reserved.
Japanese translation rights arranged with Cambridge University Press
through Japan UNI Agency, Inc., Tokyo.

はじめに

　音は人間や動物にとって命にもかかわる道具である．我々は音声で互いに意思を伝達し，笑ったり泣いたりして感情を伝える．しかしそれだけでなく，我々は音の持つ引き付ける力や美しさだけのために，声や楽器を使って音をわざわざ作るのである．音声や音楽のピッチやリズムやメロディーは，恐れ，喜び，怒りといった情動を速く効率的に伝えることができる．さらに我々人類には，周囲を自分たちの作った音で満たしたいという強い衝動があるようで，その結果として，今日どこもかしこも音楽で溢れている．音楽を作り，聞き，それに合わせて踊りたいという欲求は，我々の歴史の始まりまで遡る．実際，音楽は何千年もの間，社交，儀式，祭典などの目的のため重要な役割を担ってきた．6世紀のローマの哲学者にして偉大な音楽理論家であるボエチウスは，

　　　音楽はあまりに自然に我々と一体化しているので，たとえ望んでもそれから逃れられない．

と喝破している．
　誰でも知っているように，楽音の特定の組み合わせは，それを同時に，あるいは継時的に演奏すると格別美しく聞こえる．これを協和している（consonant）とか調和している，ハモっている（harmonious）という．また組み合わせによっては不快に，つまり「不協和」（dissonant）に聞こえる．もしどの音の組み合わせが快く響くかとか，少なくとも面白く聞こえるかと尋ねられれば，異なる文化的背景を持つ人々の間で完全には意見が一致しないかもしれない．世界各地では異なる形の音楽が栄え，楽器や音楽作品は，文明の進歩とともに進化を遂げてきたからである．しかしながら，音の組み合わせによっては，普遍的な魅力を持つもの

があるようである．それらはどこでも好まれ，世界中で音楽の体系の基礎となっている．間違いなく，和声の知覚にとって必須の普遍的な法則があるはずである．

　それがどのような法則か，そこで整数がどんな役割をするのかという疑問は，古代ギリシャ人の時代にすでに存在した．彼らは，和声を支配する数学的な法則と同じ法則が宇宙全体を支配していると信じていた．この本では，聴覚系によるピッチや和声の処理を論じるための神経生理学的データや理論とともに，この古代の哲学的な概念の正当性を示す新しい根拠を紹介する．結論は，我々の和声に対する感覚は，聴覚系における処理の基礎となっている数学的法則からの必然的な帰結だということである．この本では，ピッチや和声の知覚について，過去から現在の神経生理学的データや理論を順次示して説明するだけでなく，この古代からの哲学的概念に対する新たな根拠も提供する．最後の章では，聴覚系での神経系の動的な過程と似たような過程が，運動制御や情動や記憶の処理のような脳のほかの重要な機能にも関与していることを示そう．

　この本は神経科学や音楽理論の専門家だけでなく，音楽知覚の基礎に興味のある，より広範な読者を想定している．そのため随所に配置したBox（囲み記事）の内容は，専門家には不要と思われるが，専門外の読者には役立つであろう情報の追加である．さらに今日では，インターネットでより詳細を知ることは容易なはずである．

ゲラルト・ラングナー

緒　言

　人間の感覚能力は，長い進化の時代を経て形成され，高度化した．聴覚はさまざまな状況で種々の課題をこなすために役立ってきた．たとえば，世界の中で自分の位置を知り生き延びるために．環境状況がよく似ていたため，聴覚系の末梢や中枢機構の一般的な性質は脊椎動物全体にわたって非常によく保存されている．コウモリや鯨が超音波を定位の目的で用いるなど，種の間の変動はあるが，このような変動は，聴覚系と脳機構の一般に通用する原理に対する定量的な差異から生まれるもので，定性的な差異に基づくものではない．生存のための聴覚の基本的な課題として，雑音の多い混乱した環境の中で，音を検出し発生源やその位置を特定することがある．脊椎動物にとってもう1つ重要な聴覚の役目は，コミュニケーションのための音の制御や分析であり，その結果人間には高度に発達した音声言語の生成と知覚の能力が備わることになった．音声は，他の多くの共鳴を伴う音と同様，倍音成分つまり共通の「基本」周波数の整数倍の周波数成分を持つ．このような音は，周期性または仮想ピッチと呼ばれる，ほかの知覚とは明確に異なる知覚現象を引き起こし得る．人間的な活動の最たるものである音楽の生成と鑑賞は，基本的にこの知覚現象に基づいている．音楽の知覚，その心理物理学的な現象，それに続き知覚的・情動的な満足を得るための脳機構に関する研究は，本書に概括するように1世紀以上も続いてきたが，まだ多くの未解決問題がある．

　人間は自分たちの作った音に囲まれているという事実は，これらの未解決問題を解決するヒントを与えてくれるだろう．道具を使う能力によって我々は人工的な音環境を作り，それを役立て，楽しみ，感動を得てきた．驚くべきことではないがこのような音の特性には，我々の生物学的な聴覚系とうまく適合し効率的に刺激するよう，多くの場合巧まずして選択されてきたものが多い．たとえば，周波数の変化によって注意を引き付ける救急車のサイレン音や，多声音楽における声部間の関係などがある．これらは心理物理学的に確かめられ神経生理学に翻訳さ

れた音処理の特定の原理に重ね合わせることができる．さらに，楽器による音楽は人間だけのものであり，40,000 年以上前に作られた旧石器時代の笛の発見が示すように，人間へと進化した早い段階にすでに始まっていた．これらの古い，また現在の電子的な音生成の道具から発生する音の効果は，我々の聴覚系の基本的な特性を反映し，また明らかにしてくれる可能性を持っている．

　本書の著者であるゲラルト・ラングナー（Gerald Langner）博士は，長い間このような問題に魅了され，それらに統一的な観点を与えようと努力してきた．私は 1980 年代初頭，カリフォルニア大学サンフランシスコ校の，聴覚と聴覚障害者の生理学的基礎研究を専門とするコールマン記念研究所に加わった．その後ラングナー博士がここを初訪問し，その後何度も訪れることとなった．ここで彼は聴覚系の中枢での音処理，特に内耳と聴覚皮質の間に位置する中脳の聴覚系を調べた．我々は何年にもわたって多くの研究に取り組んだが，特に振幅変調された音に関する研究を行った．これは高調波成分を持つ音の簡単な例である．ゲラルトは経験を積んだ物理学者として，生物学的現象に対して理論的観点から迫ろうとした．物理学的，心理物理学的，生理学的側面から構成されたピッチの理論は，動物や人における倍音の符号処理やその役割について，予測しそれを実証し得ると考えた．研究室での昼夜を通じた実験で得られた新しい実験データに関して，何度も彼と議論したことを思い出す．その際，よく彼の信条「説明できなければデータを信頼するな」を聞かされた．

　本書において著者は，我々のピッチ処理の神経機構と我々自身が周囲に作った音環境との間の考えられる関係について，自身が生涯にわたって追求してきた結論を述べている．それは，脳のメカニズムのある性質と，それが我々の知覚にどう表現されているか，また，我々が周囲に作り出した文化世界にどう反映されているかについての，理論，計算，生理学，心理物理学，さらに音楽史に根拠を求めた，挑戦的なシナリオである．著者は，ピッチと脳研究の過去から未来への魅力的な道を示し，さらに脳内の微視的な神経過程と音創造文化の歴史との間の関係について，好奇心をそそる仮説を展開している．

2014 年 11 月

クリストフ E. シュライナー
サンフランシスコにて

日本の読者の方々へ

　私の聴覚と神経符号化に関する研究は日本，特に，札幌，東京，名古屋，そしてとりわけ京都の友人や研究仲間を訪問する機会を与えてくれた．ときには数週間も滞在し，神経科学関連の会議や，同志社大学の知識工学科などの研究施設において，講演も行った．同志社大学では大脳皮質の神経生理学的実験に参加して，力丸裕教授と聴覚機構について意見を交換したりもした．日本の学生に対する講演の経験から，毎日の会話に英語の表現が洪水のように押し寄せているドイツのような国の学生と比較すると，日本の学生には英語の理解がずっと困難であるように見えた．特にこのような理由から，根本幾氏が私の本を皆さんの言葉に翻訳されたことに非常に感謝している．これにより，熟達した学生や科学者だけでなく，学校で勉強した多少の科学的な背景を持ち，この分野に興味を持たれた読者が，音声言語や音楽の脳処理について理解する機会が得られることであろう．

　ピッチと和声の符号化に関する本書の出発点は，たとえばピタゴラスの哲学的思考からヘルムホルツの実験までを含む科学史的な導入である．しかしながら自分にとってさらに重要なのは，Christoph Schreiner, Mike Merzenich, Ted Bullock, Henning Scheich, Mikko Sams, Hubert Dinse, Li Xu などの国際的な共同研究者をはじめ，数多くの協力者や学生諸君の協力により得られた，中枢の聴覚系に関する私の40年以上の研究成果を述べることである．

　それにもかかわらず，第一にこの本は聴覚や神経生理学一般の学生や専門家のための教科書として意図されたものではない．むしろ，比較的読みやすい本として，多少の基礎的な科学的知識を持つより広い読者層にとっても，わかりやすく興味深いものとしたつもりである．したがってここには，初めて報告する多くの研究結果のほかに，専門家以外の読者が神経生理学や聴覚を含めた科学的な基礎に対して，ある程度の理解を得るのに役立つような，最重要事項への導入や説明

も含まれている．要するに，この翻訳版がすべての日本の読者に楽しめるものであってほしいと願う！

　音楽知覚にとって，ピッチと和音の分析の時間的な基礎が根本的に重要なことは疑いない．それによりピッチが音色にどう関係するか，オクターブや5度のような調和的音程がどのようにして現れるか，長調と短調の違いは何かなどの説明ができる．また相対音感と絶対音感についてそれらしい説明もできる．さらに，聴覚系のある特定の解剖学的構造は，脳の時間的・空間的処理機構の基盤に対する洞察を可能にすることが示される．最後に，これも重要なことなのだが，本書の最終章で，ラセン構造の特化した神経生理学的構造が中脳の聴覚領域だけでなく，聴覚領域ではない脳構造にも存在することを述べる．これらの構造はすべて，特に注意の制御に重要な脳の振動的活動の時間的処理に関わっているようである．

　最後に私のこの本が日本の読者の方々に十分な収穫と洞察をもたらすこと，またここに示された実験的・理論的結果が，我々が今日知っている宇宙の中で最も複雑な構造（脳）に関して，科学的結果として望み得る程度に正しいものと判明することを希望する．

2016年11月

ゲラルト・ラングナー

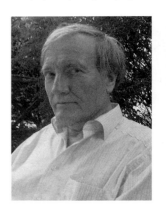

訳者まえがき

　2015年の暮れ，文献検索中にラングナー博士の"The Neural Code of Pitch and Harmony"というタイトルに興味を持ち，早速手に入れ読み始めたところ大変面白く，年末年始の休みにほぼ読了してしまった．内容が神経生理学，音響心理学，音楽理論，物理・工学の広い範囲にわたっているため，幅広い層の読者に興味深い本だと思われた．しかし，異なる分野の用語などには分野以外の方には馴染みが薄いものも多く，翻訳書があればと考えて，東京電機大学出版局の坂元真理さんに出版の可能性を打診したところ，同出版局で引き受けてくださることとなった．

　本書は，音楽にとって極めて重要な要素であるピッチ（主観的な音高）を，人がどのように認識するのか，つまり神経がどのようにピッチを符号化するのかを詳しく考察したものである．「考察」であって既知の事実の「解説」ではないことに注意されたい．読者によっては，音高の認識の仕組みさえ不明であることに驚かれるかもしれない．単なる周波数分析のように単純でないことは，本書の最初の2～3章で明らかになる．ラングナー博士は自身の長年の研究成果の集大成として，ピッチ認識のニューロンモデル（仮説）を作り上げた．そのモデルは，必然的に和音の認識にも直接関連する．そしてピッチや和音の認識が，コミュニケーション手段としての聴覚の発達の副産物だと結論している．ピッチ認識のモデルは，最近の脳科学研究の主要なトピックの1つである「結合 (binding)」にも適用可能だとし，その結果，「心は脳の音楽である」という大胆かつ魅力的なテーゼを打ち出している．本書は事実と実験結果と推測に基づいた大胆な仮説の提案であり，秀逸な知的エンターテインメントとして読むこともできるが，各分野の研究者にとっては多くの研究のヒントやテーマも潜んでいるのではないかと思われる．

　翻訳にあたっては特に生理学的な用語について不安が残る所がある．誤りに気

づかれた場合は出版社にご連絡いただければ幸いである．また，原語から（索引などを参照して）その内容を調べることは，現在では容易であろう．

ラングナー博士には，メールの頻繁な交換を通じこちらの疑問点にお答えいただき，少しでも訳本が読みやすいものになることに協力を賜ったことに感謝申し上げたい．東京電機大学出版局の坂元氏には，翻訳の提案時から一貫して真摯な姿勢で編集に臨まれ，とかく安易に流れやすい訳者をその仕事ぶりで叱咤激励していただいた．しかし，原著の内容の面白さのため，早く出版したいという気持ちのあまり生じたかも知れぬ誤りや訳文の拙さは，もちろん訳者の責任である．

2016 年 10 月，印西市にて

根本　幾

追記　　ラングナー博士は残念なことに 2016 年 12 月 2 日に逝去されました．

目　次

第1章 和声の歴史的側面　1
1.1　音楽の起源 1
1.2　音楽と和声の力 2
1.3　普遍的な言語としての音楽 3
1.4　音楽的調和と整数 5
1.5　普遍的な和声（宇宙の調和） 8
1.6　球の調和 9
1.7　現代の天文学における調和 10

第2章 音と周期性　14
2.1　音は動きである 14
2.2　音の周期性 16
　　2.2.1　周期的な音の性質 16
　　2.2.2　周期的な音の知覚 17
2.3　フーリエ解析 19
2.4　言語音 25
　　2.4.1　言語音の生成 25
　　2.4.2　言語音の知覚 27

第3章 基音の不在の発見——Missing Fundamental　29
3.1　サイレンの音——"The sound of sirens" 29
3.2　ピッチ論争 31
3.3　ヘルマン・フォン・ヘルムホルツ 34

3.4	ピッチの機械的な基礎か?	36
	3.4.1 「蝸牛ピアノ」	36
	3.4.2 場所と共鳴	36
3.5	結合音と欠如基音	38
3.6	和音の機械的な基礎か?	39
3.7	ヘルムホルツの音楽への影響	41

第4章 ピッチの謎　42

4.1	電話説	42
4.2	「残留音(residue)の再考」	44
4.3	「支配的領域」	47
4.4	ピッチ移動	48
4.5	スペクトルの符号化	51
4.6	時間的符号化	52

第5章 聴覚における時定数　55

5.1	ピッチ知覚の素量的効果	55
5.2	引き込み現象と絶対音感	57
5.3	母音フォルマントにおける聴覚時定数	58
5.4	声調言語である中国語における時定数	62
5.5	笛調律の不思議	66
5.6	鳥の鳴き声の聴覚時定数	68

第6章 聴覚の伝達路　71

6.1	蝸牛から皮質まで	71
6.2	耳	72
	6.2.1 受容系	72
	6.2.2 蝸　牛	73
	6.2.3 進行波	76
	6.2.4 コルチ器官	79

		6.2.5 蝸牛増幅器	81
6.3	聴神経		82
		6.3.1 スペクトルの符号化	82
		6.3.2 狭いダイナミックレンジ	84
		6.3.3 時間的符号化	85
6.4	蝸牛核		87
		6.4.1 機能的構造	87
		6.4.2 腹側部	89
		6.4.3 背側部	91
6.5	オリーブ核群		92
6.6	外側毛帯		93
6.7	下　丘		94
		6.7.1 機能的構造	94
		6.7.2 中脳におけるトノトピー	94
		6.7.3 トノトピーの微細構造	96
		6.7.4 トノトピーの微細構造と臨界帯域	97
6.8	視床，皮質への門		98
6.9	皮　質		99
		6.9.1 皮質におけるトノトピー	99
		6.9.2 ウェルニッケ野	100
		6.9.3 ブローカ野	101
		6.9.4 「何が―，どこで―」の流れ	101
		6.9.5 音楽中枢？	102

第7章 脳幹における周期性の符号化　　104

7.1	聴神経における周期性の符号化	104
	7.1.1 時間情報の符号化	104
	7.1.2 強度の影響	107
	7.1.3 集団的符号化と側抑圧	108
	7.1.4 母音の時間的符号化	109

	7.2	蝸牛核における周期性の符号化	110
		7.2.1　忠実な同期	110
		7.2.2　周期性の符号化の多様性	113
		7.2.3　叢状細胞	114
		7.2.4　タコ型細胞	115
		7.2.5　星状細胞	117
		7.2.6　背側蝸牛核（DCN）	120

第8章　中脳における周期性の符号化　　125

	8.1	複合音の符号化	125
		8.1.1　発声音の処理の種特異性	125
		8.1.2　特徴検出の神経機序	129
	8.2	同期と発火頻度	130
	8.3	刺激パラメータと応答特徴	135
	8.4	周期性の符号化	136
		8.4.1　応答の時間的パターン	136
		8.4.2　同時性の効果	139
	8.5	内部振動	140
	8.6	最適変調周期，内部振動，応答開始潜時	142

第9章　周期性の符号化の理論　　145

	9.1	同期と調和	145
	9.2	リックライダーモデル	147
	9.3	ヒューイットとメディスのモデル	150
	9.4	周期性モデル	153
		9.4.1　機能的な原理	153
		9.4.2　トリガー	155
		9.4.3　発振回路	156
		9.4.4　低減回路	158
		9.4.5　同時性（検出）ニューロン	159

9.5 周期性モデルによるシミュレーション 162
    9.5.1 構成要素のシミュレーション 162
    9.5.2 同期効果のシミュレーション 165
    9.5.3 BMF 移動のシミュレーション 166
9.6 周期性モデルで説明されるピッチ効果 168
    9.6.1 基音が欠如した調和音 168
    9.6.2 「支配的領域」... 168
    9.6.3 ピッチ移動効果 169
    9.6.4 絶対音感と相対音感 169

第10章 ピリオドトピー   171

10.1 ピッチの空間表現 171
    10.1.1 時間から場所への写像 171
    10.1.2 ピッチと音色の直交性 173
10.2 下丘への写像 174
    10.2.1 電気生理学的実験 174
    10.2.2 代謝によるラベリング 178
10.3 「ピッチニューロン」... 179
10.4 ピリオドトピーとトノトピー，1つのモデル 182
10.5 皮質への写像 184
    10.5.1 マイナ鳥のピリオドトピー 185
    10.5.2 アレチネズミのピリオドトピー 186
    10.5.3 ネコのピリオドトピー 187
    10.5.4 人間の皮質での周期性 190
10.6 皮質より上位で 192

第11章 和音の神経符号   194

11.1 ピッチラセン 194
11.2 中脳のくし形フィルタ 196
11.3 同期した抑制 199

 11.4　抑制まで含めた周期性モデル 201
 11.5　聴覚の二重ラセン 204
 11.6　神経のピッチラセン 210
 11.7　協和性 211
 11.8　和　音 213

第12章　振動する脳　　　　　　　　　　　　　　　　　　　　　217

 12.1　「お婆さん細胞」と「カクテルパーティー問題」........................ 217
 12.2　結合と振動 220
  12.2.1　歴史に関して 220
  12.2.2　結合とニューロンによる相関分析 223
 12.3　脳内のラセン状構造 224
  12.3.1　「青い」ラセン 224
  12.3.2　眼球運動のためのラセン 226
  12.3.3　情動のラセン 228
  12.3.4　クモの巣状の記憶のラセン 229
  12.3.5　「黒い」ラセン 232
 12.4　心は脳の「音楽」である 234
  12.4.1　聴覚系以外での周期分析 234
  12.4.2　遅延の仕組みと同時性ニューロン 234
  12.4.3　振動周波数のトップダウン制御 235
  12.4.4　線条体に周期性の写像？ 237
  12.4.5　神経空間と和声 238
  12.4.6　お婆さんは，ある周波数構成か 239

参考文献 **243**
索　　引 **266**

第1章

和声の歴史的側面

「音楽は心による数の隠れた操作であるが,心は数と向き合っていることを知らない.」

(Gottfried Wilhelm Leibniz, 1646〜1716)

1.1 音楽の起源

何千年もの間,音楽は社交や儀式や祭典の目的のために本質的な役割を担ってきたが,その正確な起源は謎に包まれている.進化論的に見ると,音楽的な音の生成に対する欲求は人間だけのものではない.鳥の鳴き声は言うまでもなく,人以外で歌う霊長類もある.アジアの雨林にいるサルの一種や,タイのジャングルのギボンは,人を引き付ける音楽的な声を出す.彼らのデュエットはおそらく絆を深めるのに役立つのだろうが,歌はまた集団のほかのメンバーに対する警告ともなる (Chung and Geissmann 2000, Geissmann 2002).音楽的な音が霊長類の情報伝達に重要であるなら,初期の人類にとっても重要であったに違いない.チャールズ・ダーウィンが示唆するように (Darwin 2004),歌は言語より先に発生し,意思疎通の最重要な手段であった可能性もある.

我々の祖先が,なぜ最初の楽器を作ったのかということについては,推測する

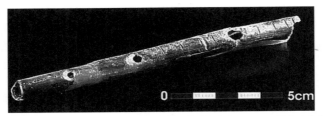

図 1-1 ドイツのガイセンクレスターレ洞窟で発見された 35,000 年前の白鳥の骨でできた笛（Conard *et al.* 2009）．3 個の穴によって調和的な音を出すことができ，我々の和声の感覚が生物学的なルーツを持つという説を裏づけている．

ことしかできない．初期の人類は，自然の音，たとえば空洞になったアシの茎に吹き付ける風の音や鳥の鳴き声を模倣しようとしたのかもしれない．現在知られている最古の楽器は，骨やマンモスの象牙から作られた笛で；数万年前の旧石器時代にまで遡る．たとえばドイツのブラウボイレン近郊のガイセンクレスターレ洞窟で，考古学者が発見した最古の楽器は，原始的だが注意深く作られた白鳥の骨の笛で，少なくとも 35,000 年前のものである（図 1-1, Hahn and Münzel 1995, Münzel *et al.* 2002）．同じような笛がヨーロッパの各地で発見されているから，音楽は石器時代において生活の一部だったに違いない（5.5 節も参照）．

さらに高度な音楽も古代に起源を持つ．今から 5,000 年近く前の古代シュメールにおいて，多くの弦を持つ竪琴が使われていたことがわかっている．古代エジプト人たちは，日常生活や宗教的な礼拝で高度な音楽を用いていた．彼らの墓や寺院にある絵画には，職業音楽家や竪琴，笛，リュートや太鼓といった多種類の楽器が描かれている．これらの楽器の多くは生き延びて，我々の現代の楽器の先祖となったと考えてよいだろう．

1.2　音楽と和声の力

音楽が歴史を通じてすべての文化・文明で重要な位置を占めていたことはわかっているが，では音楽は我々に何を示してくれるのかということは，いまだに不可解である．音楽が説明しがたい不思議な力で自分に迫ってくるということは，誰でも一度は経験したことがあるだろうが，その力の源泉は理解しがたいままであ

る．オーストリアの作家ロベルト・ムージルはその謎について次のように書いている．「人間にとって音楽の謎は，それが音楽であるということではなく，一本の干からびた羊の腸を使って，それが我々を神のより近くへと運んでくれるということである」(Musil 1982)．

音楽についてはよく「我々の無意識の心に語りかける」といわれるし，確かに他のどの芸術よりも微妙で曖昧かもしれない．原則として音楽は，絵画や彫刻の多くのように，現実世界の写しだったり少なくともそれを連想させるようなことはない．抽象的である．にもかかわらず，ある音楽作品を聴くと，そのメロディー，和声，リズムの組み合わせにより，我々自身の内面に深い，ときにはほとんどこの世のものとは思えない感情を呼び起こすことがある．「その肉体への影響，それが頭や肩を鷲づかみにするようなやり方によって，音楽は「天国的なもの」に隣り合う美の表出となるが，それは他のどんな芸術もなし得ないことである」(Mann 1997)．

特定の音楽に耳を傾けているときに強烈な喜びを感じることは，読者の多くも経験されたことがあると思うが，トーマス・マンはこのような「音楽による寒気」，「震え」といった恍惚的な感情について述べているのである (Gabrielsson 2012, また 12.3.2 項も参照)．我々は現実を飛び越え，別世界へ移ることができるのだ．現代の可視化技術によって，このような経験をしているときの脳活動を見ることができるが，報酬やユーフォリア（強烈な幸福感）と関連する脳部位が特に強く活動していることがわかってきた (Zatorre 2003, 10.6 節も参照)．

音楽はまた古い記憶を呼び戻す大きな力がある．お気に入りの交響曲やアリアやポップスを聴くと，喚起された情動が生き生きした記憶と結び付いて，気分や行動までが変化することさえある．音楽が人間の生の表現の根源的なものとして広まったのは，音楽の持つこのような不思議な，ほとんど魔法のような力によるものである．第 12 章においてこの情動的な記憶が，脳の動的で振動的な活動に結び付く様子を論じる．

1.3 普遍的な言語としての音楽

音楽やその中の和声とは，ある意味において国境のない言語，言語の障壁を越

える伝達形態と考えることもできる．世界中で音楽はさまざまな形で発展してきているし，周知のように同じ文化環境のなかでもその好みは非常に多様である．しかし自然は我々に，さまざまな文化圏の異なる伝統に基づく音楽を理解し，ときには楽しめる知覚手段を与えてくれた．聞きなれない音楽が耳に奇妙に感じる場合もあるが，どんな音楽でもすぐにわかり，なじめるような「さわり」があるように思う．その主な理由は，すべての人間がリズムやピッチに対して同じような感覚を持つだけでなく，和声，つまり調和的な音程に対しても同じような理解の仕方をするからである（Stumpf 1890）．

これらの音程に対する我々の知覚は数学的な法則（11.8 節も参照）に基づいているので，普遍的なものであるに違いない．スティーブン・スピルバーグの映画『未知との遭遇』の最終場面は，これを鮮やかに描いてみせた．ワイオミング州のデヴィルズタワー山のふもとで，米国陸軍は地球外宇宙船と対峙し，衝突する隔絶した文明同士が語り合えるのか，どのように語りかけるかが問題となった．

この解決不能と思われた意思疎通の亀裂は，音楽信号の使用で回避された．映画の中でこの亀裂を閉じた音楽言語「ソレソ」は，19 世紀にジャン–フランソワ・シュードルによって作られたものである．これは 7 音から成る音階を基にしていて，各音が言語の 1 つの要素として働くのである．音階は，ほとんどの音楽作品の土台であるが，実際すべての文化圏において驚くほど似ている．音の数は異なっていても，ほとんどの音階は 2 個の調和的な音程を基にしている．つまりオクターブと 5 度である．

我々は音楽における対称性，比例配分や均衡を，ちょうど視覚芸術におけるそれと同じように認識することができる．音楽における和声とは，同じ（同音，1 度）または異なるピッチを持つ音の間にある関係のことである．音のピッチは，その相対的な高低の主観的な尺度で，音たちの範囲の全体の中での位置を特徴づけるものと考えてよい．現代の標準的な西洋音楽の（全音階的）音階においては，音 8 個分離れた音程が（1 オクターブ）最高度の（同音の次に）音楽的調和つまり協和性を持つ．1 オクターブ離れた 2 つの音には，議論の余地のない「同じらしさ」がある．それらは非常に似て聞こえるので，しばしば同音と間違えられる．たとえば男と女が「ユニゾン」で歌っているときは，自分たちは気がつかないかもしれないが，実はオクターブ離れた同じ音を歌っているのである（似たようなこと

が，ある種の電気魚や蚊の情報伝達信号にもある．9.1節参照）．したがって，世界中の音楽体系では大昔から現代まで，オクターブという音程を必須の礎石として用いている．

音5個分離れた音程（5度）は，オクターブの次に最も協和するとみなされることが多く，したがって音楽体系の普遍的な要素である．5度を構成する2音にはオクターブの2音ほどの類似性はないが，しかしとても自然に気持ち良く溶け合う（融合，Stumpf 1890）．

調和関係にある音たちは同時に鳴らされると協和して聞こえるだけでなく，それらを継時的に組み合わせるとメロディーを作ることもできる．明らかに，我々はそのような調和関係のある連続する音たちを認識し，それを美しいと感じることができる．そのような調和関係のある継時的な音は何が他と異なり特別なのか，また我々が何を受容し処理し，何に対して反応しているのか，という疑問を持つのではないか（11.7節参照）．我々の知る限りこのような疑問を最初に整理したのは，偉大な数学者にして哲学者のピタゴラスであった．約2,500年前のことである．

1.4 音楽的調和と整数

ピタゴラスはギリシャのサモス島に紀元前6世紀の半ばに生まれた．この話を1,000年以上後になって記録しているボエチウス（Boethius, AD 480～524）によると，ピタゴラスは刀鍛冶とその弟子たちがハンマーで鉄床（かなどこ）を叩いているとき，しばしば音楽的で協和的な音がするのに気がついたという（図1-2a）．彼が調べたところ，ハンマーのピッチはその重量により，重いものほど低い音を出すことがわかった．それらが同時に打ち下ろされたときに快い音のするハンマーの組み合わせは限られたもので，それらの重量の間に簡単な比があると結論した．ピタゴラスは音楽的協和と小さな整数比の間の関連を見つけたのである．

この話によると，ピタゴラスは彼の理論を確かめるため，1本の弦でできたモノコードと呼ばれる楽器を作った（図1-3）．それには移動可能なコマがあり，それで弦の長さを調節することにより楽器の音のピッチが変えられた．弦の長さを半分にすることにより（1:2の比）ピッチはオクターブ上がった．次にピタゴラ

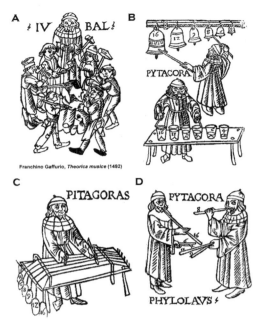

図 1-2 (a) ピタゴラスが鍛冶屋の店に入るところ．(b) ピッチと和声の物理学的基礎を鐘や水の入ったタンブラー，(c) 弦楽器，さらに (d) 種々の笛を使って調べている (F. Gaffurius 1492 の *Theorica musice* より)．

スはより協和度の低い5度 (2:3の比) と4度 (3:4の比) を見つけた．我々は，音のピッチは弦の振動の周波数（周期）によって決まり，それは弦の長さと張力に依存することを知っている．

　ピタゴラスは音程を階層的に並べることができることに気づいた．たとえば，小さな整数の比から成るもの（オクターブや5度や4度などのいわゆる「完全」音程）は協和度が最も高い．比がより大きな整数を含んで複雑になると，音はより不協和になっていく．したがって，より簡単な数の関係がより快い音の組み合わせと結び付くという，数学と美学の関連が明らかになった．

　ピタゴラス学派によって快いと認められた音程を作る比は，最小の整数4つだけから成るものであった (1:2, 2:3, 3:4)．彼らにとってこれらの数はそれ自身，神秘的な意味を持っていた．それらの組はテトラクティス（4であることの意味）を作り，それは宇宙の秩序の完全さを数値的に表したものであった（図1-4）．ピ

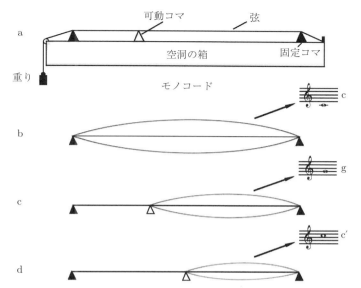

図 1-3 （a）ピタゴラスのモノコードの模式図で，1本の弦が重りで張られ，3つのコマで支えられている．2個のコマは固定，1個は可動である．（b）弦全体をはじくとある音がする．弦の長さをたとえば 2/3 とか 1/2 にすると，（c）5 度上または（d）1 オクターブ上の音が作られる．

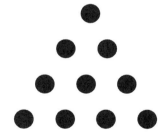

図 1-4 自然や音楽の調和の象徴であるテトラクティス．4 つの最小の整数を表している．これらの整数は足すと 10 になる．

タゴラス学派の人々は誓いを立てるときには，この絵を前にして，「永遠に流れ続ける自然の根源であるテトラクティスを我々の魂に与えてくれた方にかけて」と言った．どの3つの協和比も，この三角形の任意の頂点から出発した隣り合う2直線として含まれていることがわかる．さらにこれら4つの数の和は10であるが，これは完璧な数で完備であることの象徴であり，特に重要な意味を持つと考

えられた（wikipedia.org/wiki/Tetraktys）．

1.5 普遍的な和声（宇宙の調和）

伝説によると，弦の振動を使った先駆的な実験を基にして，ピタゴラスはメロディーのための音階の数学的基礎を確立し得たということである．彼には，整数と音楽的協和の関係があまりにも重要な神秘と思えたので，これらの発見を基に，さらに進んで哲学体系の全体まで作った．ピタゴラスは彼の形而上学的な「普遍的調和」の概念の中で，宇宙創造の全体を数や数学で説明しようと試みた．宇宙全体は，それには天国も我々の心も含まれるのだが，和音の基礎であるのと同じ整数の関係による調和に基づいているのだと，彼は確信していた．

したがって，数学的な比例の理論はピタゴラス学派の礎石であった．その4つの柱は，整数論，幾何学，天文学，そして音楽であった．天文学は動的な数，幾何学は静的な数，整数論は数そのもの，音楽は数の応用，と解釈された．これら4つの学問の中で，音楽は我々の感覚に直接働きかける唯一のもので，それにより我々の行動にも影響を与えることが可能だと考えられた．彼らが音楽のことを，我々の変転する物理的世界と自然の永遠の法則の間を橋渡しするもの，と考えたのも不思議ではない．それは我々が無意識のうちに，宇宙の数学的秩序の美しさを理解する道と考えられた．

しかしながら，ピタゴラス学派の音楽理論には批判もあったことを忘れてはならない．時とともに，ピタゴラス学派の人々の心の中で，純粋に数学的な考えがますます確固としたものになり，聞くことの現実がだんだん忘れられていった．特に職業的な音楽家は，ピタゴラス学派の人々は楽音を数の関係に帰することを重要視するあまり，実際に聞こえるものを無視していると感じていた．音楽の調和性が，耳でなく，知性で判断されるものとなってしまったのだ．

ピタゴラス流の数の神秘論はプラトン（428〜347 BC）の形而上的思想において頂点に達した．彼は，音楽家が数学的な原理に従って演奏しなければ，人間の知覚は誤ると述べた．当然のことに，このような極端な理論偏重の考えは，ピタゴラス派の音楽理論に対する反対を巻き起こした．プラトンの考えに最も強く反対したのは，紀元前4世紀生まれの音楽家でアリストテレスの弟子であった，タレ

ントゥムのアリストクセヌスである．彼の音楽哲学はプラトンのそれとは強く対立するもので，音楽の科学は物理学や数学ではなく耳が実際に聞く音に基づかなくてはならないと考えた．彼は数論的な関係を強調する考えを，音楽自体にとって不要なものとして否定し，「音楽的調和などの性質は実際に聞こえる音そのもののみに帰属する」(Barker 2012) と言った．第 11 章の結論において，これは明らかな矛盾ではないかと述べる．なぜならば我々の聴覚系における調和関係の処理は，ある意味で数学原理に対応しているからである．

1.6 球の調和

ピタゴラスの，音楽—数学的調和が宇宙まで浸透しているという考えは，「球の調和」という概念にまで到達した．これは音楽と天文学を結び付ける魅力的な考えである．ピタゴラスは宇宙を，巨大な竪琴で弦の代わりに水晶の球が置かれているものと考えた．この系の中で地球は中心にあり，太陽，月，惑星は水晶球面に張り付いている．地球から惑星までの距離は音階のように順序づけられていて，恒星の張り付いている外の球面と地球との間の距離が 1 オクターブとされる．惑星の相対的な速度は地球からの距離に応じて，音楽での協和の比と同じ比を持っている（図 1-5 参照）．惑星が回転するにつれ，それぞれが音を放射し素晴らしく調和する音が作られる．これは Musica Mundana つまり「球たちの音楽」と呼ばれた．この「天体音楽」はピタゴラスにしか聞こえなかったと彼の弟子たちは信じたのだが，宇宙の創造の調和を表していると考えられた（次節を参照）．宇宙の構造に調和があるというテーマは，その後の数世紀にわたって何度も顧みられ，その最初はプラトンであったが，最も注目すべきは 16 世紀末のヨハネス・ケプラー（Johannes Kepler）であった（Helmholtz 1863：p.375）．より最近では，ケプラーをテーマとしたパウル・ヒンデミットのオペラ「世界の調和」は，同じ考えに焦点を当てている．ヒンデミットの和声の理論において，中心の音は太陽で，他の音は太陽からさまざまの距離に位置する惑星に対応していると考えることができる．

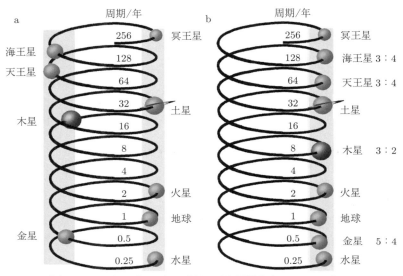

図 1-5 (a) ラセンは太陽系の9個の惑星の公転周期を表していて，約10オクターブにわたっている．ラセン中の各惑星の位置が周期を表している．隣接する円弧に存在する2つの惑星の周期は1オクターブ離れていることになる．地球と木星の周期は3オクターブと5度離れているとすれば，誤差はたった1%である．(b) 木星の周期を (2:3)，海王星と天王星のそれを (3:4) で，金星の周期を (4:5) で変換すれば，すべての惑星が垂直の1直線に並び，太陽系全体がある程度は重力の共鳴状態を表している．

1.7 現代の天文学における調和

　ピタゴラス流の数の神秘論は，現代の我々には全く形而上学的と映るかもしれない．しかしながら，彼より前には誰も自然現象を数学で記述しようとした人は明らかにいなかったということは，強調されねばならない．ピタゴラスが自然の秩序における整数の重要性を主張したことにより，科学と音楽理論は変容したのだから，彼の見方は我々が現在自然科学の研究方法と考えるものの先駆けとなったと考えてよい．彼の諸発見の結果，数学は科学や哲学と切っても切り離せなくなり，音楽に科学が結び付けられたのである．17世紀までは音楽は科学の一分野とみなされ，音楽上の問題の解決のために科学的実験がよく行われたものである．

　現在我々は，実験観測結果に裏打ちされた科学的推論法に慣れているので，ピタゴラス派の人々が数学に制御された宇宙という概念をほとんど何の証拠もなし

に作りあげたことは，驚くべきことだろう．アイザック・ニュートン卿が運動や引力の法則を定式化し，宇宙が実際に数学の言葉で説明できることをついに示したのは，2,000年以上経ってからのことであった．

一方，現在我々は，惑星たちの太陽の周りの運動は実際に同期する傾向があることも知っている．たとえば天王星，海王星，冥王星の公転周期の比は1:2:3（84, 164, 248年）に近い．また土星の4つの衛星の公転周期はほぼオクターブ関係，つまり1, 2, 4, 8（×1.8日）となっている（Murray and Dermott 1999）．

何世紀も前から，太陽系の惑星の軌道の間隔は規則的であることもわかっていた．これは経験則として「ティティウス・ボーデの法則」と呼ばれていた．天体物理学者たちは，この経験則はおそらく，太陽の周りの恒星の周期運動の共鳴（特定の振動周波数への偏り）または共鳴に近いものによるものと信じていた（Dermott 1973, Torbett *et al.* 1982）．

どの程度太陽系が共鳴しているかは，10回転するラセンによって視覚化できる．図1-5のラセンは0.24年から256年の周期をカバーしていて，1回転はあるオクターブに対応している．惑星を表す記号の位置はそれぞれの周期に対応している．図からわかるように，オクターブ間隔で周期が離れている惑星は垂直方向に大体1直線に並んでいる（$1:2^n, n = 1, 2, 3 \ldots$）．ラセンの反対側に位置する2本の直線があり，それに沿った2本の灰色の棒は大体5度の間隔にある[1]．しかし，すべての惑星の周期は（海王星と冥王星を除いて）より広い間隔，つまり数オクターブと5度，4度，3度のような間隔で隔たっている．言い換えると，もしオクターブ間隔を考えなければ，木星は地球グループ（水星，地球，火星，土星，冥王星）から5度（3:2）離れていることになるし，海王星と天王星は4度（4:3），金星は長3度（5:4）離れていることになる．木星，海王星，天王星，金星の周期をこれらの比で変換すれば，それらは大体オクターブ間隔で並ぶことになり，すべての惑星の記号は垂直に一直線上に並ぶ（図1-5b）．明らかに一次近似的には，水星から冥王星までの太陽系全体は重力の共鳴に従っていて，結果として単純な調和法則にある程度従っている[2]．

---

[1] (訳注) つまり1.5倍．
[2] (訳注) もちろんこれも経験則である．

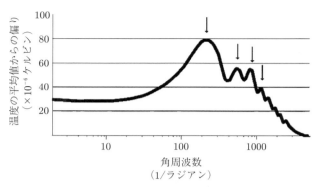

図 1-6 空全体に広がる宇宙マイクロ波放射のわずかな温度差は，ビッグバンの「少し」後の宇宙の音響的な振動を表している．パワースペクトル中の第 1 のピークは初期の宇宙の反響の基本周波数を示していて，他の矢で示されるピークは倍音成分を表している（矢印に注意．Hu and White 2004 を改変）．

さらに述べると，2006 年のノーベル物理学賞は，「宇宙背景放射」測定を行ったジョン・マザー（John Mather）とジョージ・スムート（George Smoot）に授与された．宇宙背景放射の非常に精密な（$1/10^5$ までの）温度測定によって，「最初の宇宙は調和的な音響振動で共鳴していた」（Hu and White 2004）ことを示した．調和的な音は宇宙放射と結び付けられていたが，宇宙放射はビッグバン後 400,000 年後に中性の原子が作られて，初めて抜け出すことができた．それらは電磁波を吸収することはできなかったので，ビッグバンの調和的な反響がいまだに空に観測されるのである（図 1-6）．

宇宙の交響曲の進化とともに多くの科学上の進歩があった．たとえば超弦の理論は，この世界の究極の最小の粒子は振動している弦のようなものだと主張する．宇宙の調和の概念は，共鳴と簡単な整数比の役目も含めて，明らかにいまだに生きている．その意味ではピタゴラスは明らかに正しかった．では彼の哲学の補完的な部分はどうであろう．つまり，我々の心において共鳴とか整数とかに役割はあるのだろうか．もしピッチ知覚の神経レベルでの基礎が理解できたら，和声の知覚における数や比の役割を明らかにできるだろうか．協和性と簡単な比の間の関係が，聴覚系の神経細胞のピッチ情報を処理する方法や，調和的な音に対する反応の仕方によって説明できるのだろうか．さらには，共鳴や協和は聴覚系以外でも脳で役に立っているのだろうか．

これらは最終的な問題で，本書の第11, 12章で答えようと思う．まず最初，第2章では音に関する多少の歴史的事実と基礎的知識について述べ，第3, 4章では現代のピッチ知覚の理論を作る土台となった，主要な歴史的発展や発見について述べる．第5章では，ある聴覚時定数に関する新しい証拠と，その時定数の動物同士の情報伝達や，音声言語や音楽における役割について述べる．さらに，我々の聴覚系の神経生物学入門（第6章）の後，後続の章で神経処理機構に関する基本的な研究結果や仮説について（第7～9章），さらにピッチの空間的表現（第10章）について述べる．

第 2 章

音と周期性

「音楽的な音はパルスつまり波が，次から次へと規則的な間隔で十分な繰り返し速度で起こることによって生成される．」

(John Tyndall, *'Sound', Lecture, II*, Longmann & Co., 1893)

2.1　音は動きである

　古代ギリシャ人の音の物理的な性質に関する知識は限られたものであったが，音が物またはその一部の動きによって作られることは知っていた．また，音のピッチは音を発生するもののなんらかの物理的量，たとえば重量とか長さに依存することも知っていた．紀元前 4 世紀のタレントゥムのアルキタスが，物体の振動の周波数と音のピッチの間の関係に気づいた最初の人物かもしれない．アリストテレス（384～322 BC）は弦の共鳴現象に気づいていたし，さらに 1 本の弦の音にはその基本ピッチのオクターブが含まれることにも気づいていた．しかし調和的な音，つまり弦や他の振動する物体の周期的な振動の背後にある仕組みは，何千年もの間謎のままであった．

　さらには，音がどのようにして空気中を進んで我々の耳に届くのかも，ほとんどわかっていなかった．アリストテレスは，反響をボールが壁で跳ね返って戻る

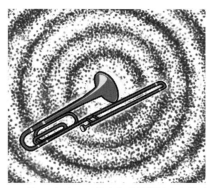

図 2-1　たとえばトロンボーンによって作られる周期的な音波は，空気圧，空気密度，空気分子の運動の周期的な相互作用によって空気中を伝搬する．

のと比較して，音は波だと言い当てた．約 2,000 年後に，レオナルド・ダ・ヴィンチ（1452〜1519）もまた，反響を池の岸で波が反射する様子にたとえ，音は波であると結論した．

17 世紀の英国の科学者ロバート・ボイル（Robert Boyle, 1627〜1691）は，音の伝搬にはたとえば空気のような媒体が必要であることを，最初に確実に示した．彼の実験から，膜や管や弦などの振動が，接している空気の分子を振動させることが明らかになった．空気の分子のブラウン（熱）運動に振動運動が加わり，空気の密度に従って気圧の変化をもたらし，それがさらに他の空気分子の運動を起こす．空気分子自体は進行せず平衡点を中心に振動し，その結果の振動が気圧変動の波として空気中を伝搬するのである（図 2-1）．音伝搬の速度 c は，音の周波数（f）と波長（λ）の積 $c = \lambda \cdot f$ である．空気分子の繰り返し運動の方向は音波の伝搬方向と一致するが，このような波は「縦波」と呼ばれる．対照的に光の波は「横波」であり，それを搬送する電磁界の振動方向は伝搬方向と垂直である．

空気を伝搬した後，機械的な振動は我々の鼓膜，次に耳小骨によって拾いあげられ，最終的に内耳の神経細胞に到達する．そこでは有毛細胞と呼ばれる細胞が機械振動を電気化学的信号に変換し，それを時空間興奮パターンとして中枢の聴覚系の神経細胞へ送る（6.2 節参照）．結果として，我々はたとえばバイオリンの弦の上の指のわずかな動きによる音のゆれや，他人の声帯のピッチや周期性の，感情による微妙な変化まで聞き取ることができる．

2.2 音の周期性

2.2.1 周期的な音の性質

音響信号の多様性には限度がない．他の感覚の信号と異なり，音響信号は一義的に時間信号と考えられる．対照的に視覚信号はしばしば完全に定常的で，感覚の順応を避けるため実際には不可欠な時間的変動は，急速あるいは低速の眼球運動によって付加されねばならない．視覚信号の定常性の主な理由は，我々の光源である太陽や，現在では電球には，通常信頼できる一定性があるからである．目を閉じて再び開けても，何も変わっていないこともある．もし光源として火とかロウソクのちらつく光しかなかったとしたら，視覚にとっても時間領域はもっと重要であったに違いない．

音信号はいつも何かの運動，多くの場合物体の振動を示している．したがって，我々の聴覚の第1の次元は時間であり，音響信号が伝える主な内容は環境の時間的変化である．

我々は基本的に2種類の音，周期的な音と非周期的な音を聞き分けることができる．非周期的な音の典型的な例には，梢の風の音，滝や雨の水滴の落ちる音，崩れ落ちる岩の音などがある．通常そのような音は，一般に単に「雑音」などと呼ばれる，似通った音の不規則な繰り返しのような特徴を持っていて，それらが足し合わされて音圧のさまざまなゆらぎを作り出している．非周期的な音の中にも，規則的な面も持つような特別なタイプの音もある．その最もよく知られた例はおそらく「白色雑音」であり，すべての可聴周波数の音を平均的には同じ振幅で持っている．

人間やそのほか音を交信手段とする動物にとって，周期的な音は特別な意味を持つ．我々はそのような時間的に規則正しい音を聞けば，何かあるいは誰かが，非常に明確に制御された物理的条件の下で操作している，と想像するだろう．したがって，規則的なクリックやうなりや太鼓の音を聞けば，我々は多くの場合，何か生き物が音源だと想像する傾向にある．この想像は時には誤りであることもあり，その有名な例が電波天文学にある．1967年に発見された規則的な地球外ラジオ波は，その規則性ゆえ，他の惑星に知的生物が存在することを示唆するもので

はないかと，一部の科学者たちは色めき立った．しかし残念ながら，それは「パルサー」と呼ばれる非常に奇妙な天体の発見の始まりとなったのである．

自然には周期的信号は豊富にあり，動物のさまざまな形のコミュニケーションに役立っている．たとえばキツツキのリズミックな叩き音，コウノトリがくちばしを規則的にガチャガチャさせる音，あるいはバッタが羽や脚を互いにこすり付けて「歌う」もっと洗練された技術等々がある．人間から見て最も重要な周期的信号は，動物や人間の声帯の振動から発生したり，あるいは楽器で作られる音である．

2.2.2 周期的な音の知覚

明らかに動物や人間の聴覚系の中には，このような情報を分析できる仕組みがあるはずである．実際，バッタ（Schildberger 1984）からサル（Fishman *et al.* 2001）まで多くの種類の動物の脳には，周期信号を検出したり，周期分析をするのに適合した神経回路が見つかっている．

たとえば周期信号によって動物の神経が賦活されているとき，実際に動物が知覚しているものは実際のところわからないし，それは大変難しい哲学的問題でもある．しかし我々自身がそのような音がいろいろな繰り返し頻度で聞こえるとき，何を知覚するのかはわかる．遅い進行の音響的事象は我々の聴覚系を順々に刺激する．ある程度の順応効果を別にすれば，最初と最後の事象は同じように聞こえるし，神経生理学的実験からは，賦活された神経も同様な反応を示す．繰り返し頻度が低い場合には，これは聴覚系の最上位にある聴覚皮質の神経細胞についても同様である（Shreiner and Langner 1988）．それらは聴覚事象のひとつひとつに同じように反応し，その結果として我々はそれらが，同じ事象が別々に繰り返されたもののように感じる．繰り返しが毎秒 100 回くらいまでは，この状況はある程度変わらないが，刺激はだんだん「粗い」，「耳障りな」ものと感じられるようになる．繰り返しが毎秒 10 ないし 100 回の間では，もはや事象の数を数えることはできないが，それでも少なくとも原理的には，それらが別々のものであるという感覚を持つ．これより速くなると，音には切れ目がなくなり「なめらか」に感じられる．

上で述べたように，音事象の繰り返しは規則的である場合と不規則である場合がある．不規則な系列は，我々にはそれなりに粗くあるいは単に雑音っぽく感じ

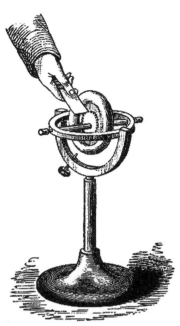

図 2-2 ロベルト・フックは，真鍮製の歯車を回転させてそれに紙のカードを当てれば，周期的な音の信号を生成できることに気づいた（Tyndall 1893）.

られるだろう．しかしもし音が周期的ならば，我々はその繰り返しの周期性をなんとなく感じる．もし反復が速すぎてひとつひとつの音事象を追いかけることができなくても，繰り返し周期の異なる音の区別をしてラベルづけすることができる．つまり，1秒間に16回以上の繰り返しがあるときには，もはや我々は耳に入る音事象の数を数えることはできないのだが，我々の聴覚系はなんらかの方法で繰り返し頻度を決定できるのである．周期的な音のこの知覚的な属性を「ピッチ」と呼ぶ．

　同時代人の中で最も多才な自然科学者であったロベルト・フック（Robert Hooke, 1635～1703）は，楽音は周期的に叩いて発生する雑音で作ることができることをすでに示していた．バーチの *History of the Royal Society*（1757）によると，フックが規則的に並んだ歯を持つ真鍮製の歯車状のものを高速で回転させ，この歯に紙のカードを当てると，歯車の回転速度に応じたピッチの音が発生した（図2-2）.

彼はこれを使って，たとえば蚊の羽の羽ばたきの振動数を決定できた．彼はまた，歯の大きさを規則的に変化させた歯車を作って，母音と似た音も生成した．

フックの音の実験により，明確なピッチを持つ楽音を作るには，音のパルスの規則的な系列を作るだけでよいことが疑いないものとなった．200年後の19世紀に，英国の物理学者ジョン・チンダル（John Tyndall）（1893）は以下のように説明した．

> 楽音を生成するための唯一の条件は，パルスが時間的に等間隔で続くことである．パルスの発生源が何であっても，この条件さえ満たせば音は楽音となる．もし腕時計のチクタク音が十分速くたとえば1秒間に100回繰り返されれば，各音は判別できなくなり1つの楽音として融合するだろう．また鳩が同じ速さで羽ばたければ，空中の飛行に音楽の伴奏が付くだろう．

2.3　フーリエ解析

周期的な信号が同じ周期，したがって同じピッチを持っていても，非常に違って聞こえることはあり得る．音響学者は，ピッチ，音量，空間的方向以外で2つの音を区別するものは何でも「音色」とまとめて呼んでいる．米国規格協会（ANSI）は音色を「2つの音が同様な方法で提示され，同じ音量とピッチを持つとき，聴き手がそれらを区別するのに用いる聴覚の属性」と定義している．

音色にとって音の立ち上がり，すなわち最初の 10～15 ms が特に大事である（Rossing 1989）．トランペットの音からこの立ち上がりを取り除くと，バイオリンのように聞こえるし，ピアノの録音を時間的に逆に再生すると，オルガンから出てきた音のように聞こえる．しかし，立ち上がりの効果を無視しても，同じピッチの音が全く異なって聞こえることはある．これは一見当たり前のように思える．同じピッチであっても異なる楽器の発する音の波形は非常に異なるだろうから．したがって図 2-3～2-8 に示された波形の周期が同じならば，ピッチは同じだが音色は異なるだろう．しかしながら物理学者で生理学者であったヘルマン・フォン・ヘルムホルツ（Hermann von Helmholtz，1821～1894）は，音色にとって時間的な波形そのものが決定的に重要なのではないことを見いだした．一般的には，異

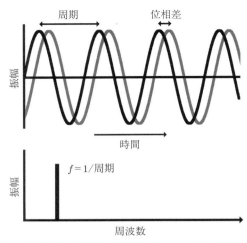

図 2-3 正弦波は，最大振幅，周波数（周期数/s）またはその周期（1 サイクルにかかる時間）と位相によって決まる．この例では 2 個の信号の間には位相差がある．

なる信号は異なる周波数成分を持ち（図 2-5〜2-8）それが音色を決定するものである．対照的に，周波数成分を変えずに波形を変えても（位相変化による．後述）音色は変化しないか，したとしてもごくわずかである．

　周波数成分の構造がどのように波形に影響するのか理解するためには，「フーリエ解析」という数学手法を用いる必要がある．フランスの物理学者で数学者であるジャン・バプティスト・ジョセフ・フーリエ（Jean Baptiste Joseph Fourier, 1768〜1830）は，熱伝導の研究中にこの数学的手法を発明した（Fourier 1822）．熱伝導を記述するために必要な複雑な関数たちを，簡単な三角関数たちで置き換えることができることを発見したのだった．これは現在でも不可欠な方法で，周期的な信号の分析を容易にする（Box 2.1 参照）．周期的信号をさまざまな周波数と振幅，位相を持つ正弦波の和で置き換えることができ，それにより，正弦波の驚くほど簡単な性質を用いて，より複雑な波が空間を伝搬する様子を計算し記述できる．ゲオルク・ジーモン・オーム（Georg Simon Ohm, 1789〜1854）は，その名前が電気抵抗の単位となった物理学者であるが，聴覚系の処理の本質的な側面，特に聴覚系の最初の処理機構であるコルチ器官における周波数解析を記述するのに，フーリエ解析は適切な手法となり得ることに気づいた．

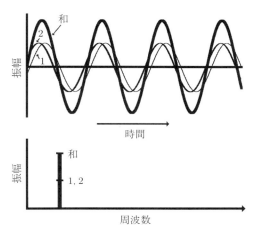

図 2-4 同一の周波数の 2 つの正弦波を足し合わせると，同じ周波数の正弦波となる．その最大振幅は，もともとの最大振幅とそれらの相対的な位相に依存する．位相差が 180° のとき（1 周期の半分），和は 0 となる．

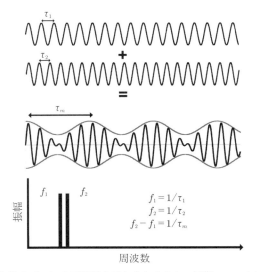

図 2-5 周波数が f_1 と f_2 の正弦波を足し合わせると，周期 $\tau_m = 1/(f_2 - f_1)$ でうなる波形が生ずる．周波数差 $f_2 - f_1$ が 100 Hz より小さければ，得られる信号は粗く（rough）聞こえるが，30 Hz 以下ならば音量の明らかな増減を伴い，30 Hz 以上ならばピッチ（タルティーニピッチ，3.5 節参照）を伴って聞こえる．

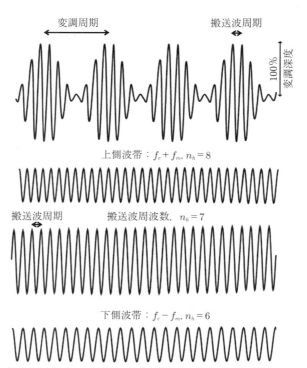

図 2-6 正弦波（搬送周波数が f_c の）を変調周波数 f_m で変調すると，正弦振幅変調（AM 信号）が得られる．同じ信号は周波数 f_c, f_c+f_m, f_c-f_m の 3 つの正弦波を足し合わせても得られる．

図 2-3 は正弦波の基本的な性質を示す．この関数はたとえば振り子の運動を，より一般的に言えば「調和振動子」の振動を記述する．正弦波のパラメータは，音圧つまりエネルギーを表す振幅と，1 秒間に周期が何回繰り返されるか示す周波数である．周波数（f）の反対のパラメータが周期（$=1/f$）であり，1 周期の長さを表す．図 2-3 からわかるように，正弦波には位相も考えることができ，それが正弦波を重ねるときに波形の違いとなって現れる．しかし，ヘルマン・フォン・ヘルムホルツが示したように，位相差は我々の聴覚にはほとんど影響を与えない．

同じ周波数を持つ 2 個以上の正弦波を足し合わせると，異なる振幅で位相も一般には異なるが，周波数は同じ正弦波となる（図 2-4）．異なる周波数の 2 つの波を重ね合わせると（図 2-5），ときには一方の波形のピークが他方のピークと，

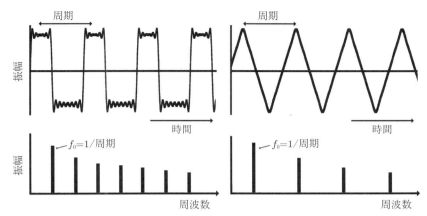

図 2-7 さまざまな振幅と位相の組み合わせの正弦波たち（周波数成分）の重ね合わせにより，さまざまな波形が得られる．上の 2 つの信号は同じ振幅包絡周期を持ち，したがって同じピッチを持つが，スペクトル（下）はかなり違う．周期はそれぞれの基本周波数と同じである．周波数成分の位相を変化させると波形は変化するが，周期は変化しない．

または谷と重なり，振幅は大きくなったり小さくなったり，ときには 0 になることもある[1]．2 つの周波数の差が大きいほどこの過程は速く進む．実際，「うなり」（beat）の周波数はもともとの 2 つの周波数の差である．もし 2 つの正弦波の周波数が 1 つの調和音の隣接する成分の周波数ならば，重ね合わせにより生ずるうなりの周波数は，その調和音の基本周波数と一致する．このとき基本周波数成分はスペクトルには欠如している．

正弦波から複合波を合成することをフーリエ合成という．フーリエは，この合成は 1 対 1 であることを示した．つまり，ある波形を正弦波から合成する方法は 1 つに決まる，ということである．すると，フーリエ解析により信号は一意的に分解されることになる．周期的な複合信号は（図 2-7 参照）多くの正弦波に分解されるが，それらの周波数は基本周波数（信号の周期の逆数）の整数倍である．

周波数 f_c の正弦波（搬送波周波数）の振幅を別の周波数 f_m（変調周波数）で変調すると，正弦振幅変調（AM 信号）が得られる．周波数 $f_c, f_c + f_m, f_c - f_m$ を持つ 3 個の正弦波を重ね合わせても，同じ信号が得られる．図 2-6 のように側波

---

[1] (訳注) これが「うなり」（beat）である．

帯と中心周波数成分の振幅比が 0.5 ならば，変調深度は 100％となる（矢印）．この図は，搬送波の周波数が変調周波数の整数倍である例である．したがって搬送波周波数と側波帯の周波数との差が，（調和）音の基本周波数となっている．もしこの周波数差が約 30 Hz より大きければ，この AM 音は基本周波数と等しい（周期性）ピッチを持つことになる．

Box 2.1 フーリエ解析

もし，ある時間 τ に対し，信号 $s(t)$ が任意の時刻 t に対し

$$s(t) = s(t+\tau)$$

を満たすならば $s(t)$ は周期的であるといい，$\tau > 0$ がそのような数の中で最小のものだとすれば，τ を $s(t)$ の基本周期と呼ぶ．聴覚系による調和性知覚を理解するためには，この周期的信号は基本周期の整数倍でも繰り返すということが重要である．つまり

$$s(t) = s(t+n\tau), \quad n = 1, 2, 3, \ldots$$

フーリエ解析に必須なのは正弦関数，余弦関数などの三角関数である．たとえば，物体が定速度で円周上を回転するときの，その垂直・水平軸の座標を記述するのに用いられる．その角度 α（図 2-1-1 参照）は時間とともに変化する（$\alpha = \omega \cdot t$）．もしその物体が円周上を回って角度 α が 2π（角度 360°のラジアン尺度）増加するのに時間 τ が必要ならば，

$$2\pi = \omega\tau = 2f\pi\tau, \quad \text{ここで}\tau = 1/f$$

が成立する．1 周期が $1/f$ 秒であるから，周波数 f とは 1 秒間の回転数である．

フーリエは，ある条件の下（実用上は大体いつでも成立する）任意の周期信号は正弦関数と余弦関数の和

$$s(t) = a_0/2 + \sum_{n=1}^{\infty}(a_n \cos(n\omega t) + b_n \sin(n\omega t))$$

で表せると考えた．ここで係数たちは

$$a_0 = \frac{1}{\tau}\int_{-\tau/2}^{\tau/2} s(t)dt, \quad a_n = \frac{1}{\tau}\int_{-\tau/2}^{\tau/2} s(t)\cos(n\omega t)dt,$$
$$b_n = \frac{1}{\tau}\int_{-\tau/2}^{\tau/2} s(t)\sin(n\omega t)dt, n = 1,2,3\ldots.$$

で与えられる．定数の直流成分 $a_0/2$ を除いて，すべての周期信号は周波数 $f = \omega/2\pi$ の基本成分と，周波数が $2f, 3f, 4f, \ldots$ である高調波の和に分解される．正弦関数と余弦関数の和は，同じ周波数で異なる位相を持つ（図 2-3, 2-4 を比較）三角関数になる．これらの三角関数（高調波）の振幅と位相は信号の波形による．我々の聴覚系でのように，位相はしばしば大幅に省略される．この場合周期信号は，周波数領域において，周波数に対する振幅として，つまりスペクトルとして表現することが可能である（図 2-8）．非周期的信号であっても，（時間的に制限されていれば）それを周期的に繰り返させることによって，フーリエ解析することもできることは重要である．

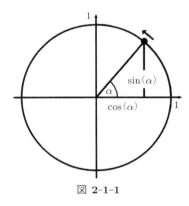

図 2-1-1

2.4　言語音

2.4.1　言語音の生成

人間の言語音のスペクトル幅は広く，その中で周期的成分つまり母音と有声子音と，雑音つまり無声子音とが交代で生じている（Hartmann 1997）．有声言語

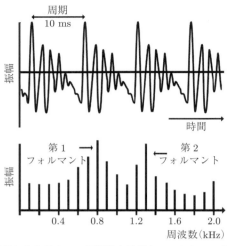

図 2-8 男性の話者による母音 a の周期的な波形とスペクトル．有声音の波形は口腔の共鳴によってかなり複雑になっているが，周期は声帯の振動で決まるものから変わらない．共鳴のピークの周波数（フォルマント）によって異なる母音を聞き分けることができる．

音は声帯の周期的な振動から生じるので（当然ながら）明確なピッチを持っている（図 2-8）．女性の声帯は男性のそれより小さく，女性の声のピッチは男性のそれより平均して 1 オクターブ高い．たとえば 100 Hz に対して 200 Hz である．母音のピッチが声帯の振動数で決まり，またそれによって母音の種類は変わらないので，母音を変えずにピッチを変えて話したり歌ったりすることができる．

咽喉において有声信号の倍音成分は周波数が高いほど大きく減衰する．声道の共鳴空間での調節により，倍音成分によっては他の成分より強調される．振幅が極大となる成分をフォルマント（図 2-8, 2-9）と呼ぶ．我々は，フォルマントの組み合わせの違いを母音の違いとして認識する．一番下の 2 個のフォルマントで母音識別には十分であるが，それより高いほうのフォルマントは話者の特徴を表す．声道の形，なかでも口の開口部や唇の形や舌の位置などが，言語音の性質，すなわち音色（フォルマント）を決定する重要な要素である．たとえば同じ母音でも，女性のフォルマントは一般に男性のそれより少し高い．

訓練を積んだオペラ歌手になると，「歌手のフォルマント」と呼ばれ，言語音や未熟な歌手の声にはないか，あったとしても弱い周波数成分によって，オーケス

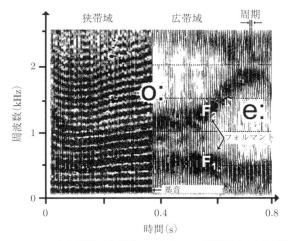

図 2-9 ソナグラム．音声信号の狭帯域スペクトル—時間分析により（左側）倍音成分が黒い帯として見え，広帯域分析により（右側）フォルマントが見える．

トラ全体を圧倒することができる．これは 2,500〜3,000 Hz におけるエネルギーの増大であり，ずっと低い 500 Hz あたりにピークを持つオーケストラを超えて聴こえ，理解されるのである．

2.4.2 言語音の知覚

図 2-9 は，男性の発声による 2 つの母音 [o:]，[e:] のソナグラムで，前半は狭帯域（左側，帯域幅は 100 Hz）フィルタ，それから広帯域（右側，帯域幅は 300 Hz）フィルタで処理された結果である[2]．狭帯域フィルタの結果は，母音が基本周波数とその高調波（基本周波数の整数倍）から成ることを示している．広帯域フィルタによる分析は，母音のフォルマント（F_1 と F_2）と基本周波数の周期を示している．隣接する調波成分同士から発生するうなりの結果として，基音の周期が，スペクトル範囲全体にわたって，縦縞の間隔によって示されている（右側半分）．

母音は，その第 1 フォルマント（F_1）と第 2 フォルマント（F_2）の関係をプロットした「母音相関図」で示すこともできる．典型的には，ある言語の母音たちは，

---

[2] （訳注）ソナグラムを構成するフィルタバンクの各帯域幅．これが広いほど分析時間が短くなり時間分解能は上がる．

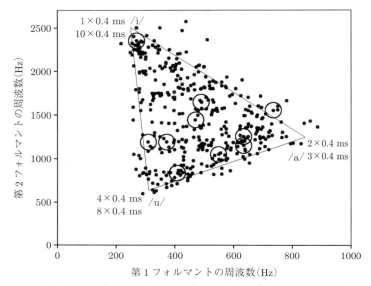

図 2-10 母音三角形．各点は，（インターネットのさまざまなホームページから得られた）25 の言語の全 413 個の母音の 2 つのフォルマントを示す．それらは「母音三角形」と呼ばれる領域に配置されている．ほとんどの点は三角形の中（または近く）にあり，三角形の頂点は 0.4 ms（第 5 章も参照）の整数倍に相当する周期に対応する周波数を表している．白丸は英語の母音の位置を表している．

この相関図の中の「母音三角形」と呼ばれる領域に入る．その三角形の頂点には /i/, /u/, /a/ が位置する（Kuhl *et al.* 1997）．母音のフォルマントは言語によってかなり変動する．しかしながら，十分な数のデータをプロットすれば，ほぼすべてのデータがちょうど入るような三角形を描くことができる（図 2-10）．驚くことに，この三角形の頂点でのフォルマント周波数に対応する周期は，0.4 ms という時定数の整数倍に相当する（F_2 は 1, 2, 4 で F_1 は 3, 8, 10）．この時定数がさらに影響を及ぼしていることの事例は第 5, 8, 9 章で，理論的解釈とともに示そう．

第3章

基音の不在の発見
——Missing Fundamental

「音に属することに関する疑問を，音を通じて以外にどうして解決できようか.」
(August Seebeck, *Über die Definition des Tones*, 1844)

3.1 サイレンの音——"The sound of sirens"[1]

19世紀の初頭，実験音響学の分野は混乱していた．当時の主要な問題は純粋に技術的なもので，正確に再現可能な方法で音の周波数を変化させることが容易でなかった．実験研究は音叉や振動弦，簡単な楽器，たとえば笛などに頼っていたが，これらによる方法は不正確で扱いも簡単ではなかった．したがって，楽音の本質や知覚に関して本質的な進歩は無理だった．

音響学研究の転換点は，科学器械としてのサイレンの発明によってもたらされた．シャルル・カニャール・ド・ラ・トゥール（Charles Cagniard de la Tour）によって最初に発明された（1819）サイレンによって，正確で定量化できる周波数の音を作り出すことが可能になった．音響学が独立した精密科学となるための扉が開いたのは，サイレンが音の生成においてこの正確さと再現性をもたらした

---

[1].（訳注）これが語呂合わせであることがわかる読者は一定の年齢以上の人だろう．

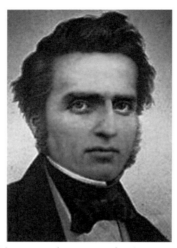

図 3-1　アウグスト・ゼーベック（1805〜1849）．ドレスデン工科大学の理事．音とは何かに関する我々の理解を一変させた一連の画期的な実験を行った．

からである．

　何人かの優れた研究者たちが自分の研究のために独自のサイレンを工夫した．その1人が若いドイツの物理学者，アウグスト・ゼーベック（August Seebeck）で（図3-1），カニャールのもともとの設計にいくつもの改良を重ねた（図3-2は簡単な方であるが）．それにより幅広いピッチにわたって，連続的で明確で定常的な音を発生させることができた．音は容易に再現でき，機械的な計数機によって定量化することができた．さらに，回転する円盤上に開いた穴の幾何学的配置によって音が決まったので，オクターブや他の調和的音程を同時に発生させることもできた．ゼーベックの多声サイレンは，その後何人かのドイツの研究者によって使われたが，特筆すべきはヘルマン・フォン・ヘルムホルツで，自身の音に関する著書の中で，それを図1として提示している（Helmholtz 1863）．

　ゼーベックは1841年にサイレンを使った一連の実験を行ったが，その結論は楽音とは何かという我々の理解を根底から覆すようなものであった．ゼーベックは周波数比が2である音は，常にオクターブの関係を持つ音を発生することを確かめた．これは円盤の回転速度に依存しなかったから，作られる音の絶対的なピッチによらないということである．

30　第3章　基音の不在の発見——Missing Fundamental

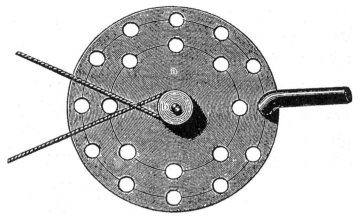

図 3-2　ゼーベックのサイレン．直径 30〜40 cm の回転円盤で，定常的な空気流が細い管から流れ込み，円盤が回転すると次々と小さな穴から吹き込まれる．穴は円周に沿って規則的に並んでいる（Helmholtz 1863：p.21 より）．

振動する弦の音でなくサイレンの音を聞くことにより，音のピッチは個々の穴を通過する空気の流れによって作られる音のパルスの周期性の結果であることが，少なくともゼーベックにとっては明らかとなった．さらに，サイレンの音を聞いたゼーベックは，音のパルスの正確な形はピッチに無関係で，音色にのみ関係するという確信を持った．

3.2　ピッチ論争

ゼーベックの時代を先取りした結論は，すぐに強力な反対に出合った．ゲオルク・ジーモン・オーム（2.3 節参照，図 3-3）がゼーベックのピッチ知覚に対する簡単な説明を最初に公開で否定した人である．我々の多くにとってオームの名前は，電気伝導に関する彼の法則と電気抵抗の単位となったことで親しいが，彼は音響学の研究者としても名高い．彼の音の知覚に対する考えは，残念ながらゼーベックの考えとは非常に違うものだったので，2 人の科学者の間の論争は日増しに苦々しいものとなっていった（Turner 1977）．最終的にはそれがもとでオームは実験音響学から永久に身を引くこととなったが，その前に，ダヴィド・ベルヌーイ（1700〜1782）の考えに基づいて，「オームの音響法則」という法則を提案し

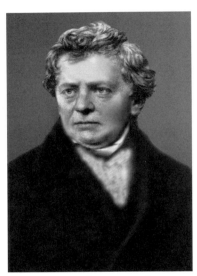

図 3-3　ゲオルク・ジーモン・オーム（1789〜1854）．ニュールンベルク工科大学の物理学教授．彼の電気伝導に関する法則は電圧と電流の関係，音響に関する法則は純音とピッチの関係について述べたものである．

た．それは，純音とピッチの等価性を主張するもので，今日に至るまで音響科学に強い影響力を与えてきた（後述）．

　ゼーベックとオームの見解の相違は正確には何なのであろうか．両者とも，振動する弦やパイプや他の音源から，倍音とか高調波とか呼ばれる正弦波状の振動を伴って，基本周波数の波が発生するという点では一致していた．しかしオームは，これらの付加的な高調波成分は基本波とは独立に存在すると考えた．もし高調波成分が十分強ければ，それらを別々に聞くことができ，それらが基本周波数の知覚に干渉することもないと考えた．ピッチは楽音の知覚上の名前で，それにより楽音が特定されるものであるが，オームは，ピッチは各々の正弦波音波によって個々に決められるものだと考えた．それは，水の流れの中を波が交差して進んでも個々の波は個々のままでいる，というのと同じだと考えた．我々の聴覚系は複合音に対する反応としてそれを正弦波に分解するというのが，オームの音響法則の基本的な考えであり，フーリエ解析の原理に基づいたものである（Box 2.1）．

　ゼーベックがサイレンの実験の報告を行った2年後の1843年にオームが書いた論文の中で，1つのピッチは必ず1つの正弦波に結び付いているという原則に

ゼーベックが異議を唱えたことに，彼が相当ショックを受けた様子が見える．ゼーベックが音のピッチはどのような音パルスであっても，その波形そのものでなく，パルスの規則的な繰り返しによってピッチが生ずるのだと主張したのに対して，オームはそれは間違いだと確信していた．オームにとっては，サイレンの正弦波でない形の波が明確なピッチを持った明白な音を作るということはあり得ないことだった．

オームはまた，ゼーベックがサイレン音の基本周波数成分が弱い場合でも同じピッチを聞くことができると言うのを疑って，ゼーベックは「錯聴」にやられていると言って片づけた．彼は基本周波数成分のみがピッチを生ずると確信していた．この仮説を証明するため，サイレンによって生成し得る波形の計算結果を詳細に述べた論文を発表した．彼にとって嬉しいことに，その音の基本波周波数成分の振幅は無限大という結果だった．オームもこれは物理的に不可能なことだと気がついてはいたが，サイレンの音の中で基本周波数成分が支配的だということを，計算結果が示しているということにした．

ゼーベックはこの論文を詳しく調べて，案の定，致命的な間違いを発見した．「基本波成分の無限大の振幅」は単に計算間違いであった．ゼーベックの計算結果はオームの大胆な結果とは正反対で，倍音成分の振幅のほうが基本波のそれより大きかった．反対意見の高名なオームが，ゼーベックの結果によってどんなに恥ずかしい思いをするか明らかにわかっていたからだろうが，オームに対する賛辞にあふれ，さらに彼の解釈にも正しいところがあるという証拠も示した論文を書いた．しかしそのうえで，彼はオームの理論の間違いを指摘し，数学上の重大な誤りに注意を向けたのだった．オームは自分の誤りは認めざるを得なかったが，それでもゼーベックは錯聴しているのだと主張し，我々の耳はサイレン音の基本周波数を実際より強く，その倍音は実際より弱く知覚しているに違いないとした．この不可解な言葉の後，オームは気まずい思いのまま音の科学から完全に身を引いたので，少なくともしばらくの間，ゼーベックはこの苦い論争の勝利者として認められた．

ゼーベックはオームとは全く対照的に，サイレンの音のピッチを支配しているのは，高調波の重ね合わせによって作られた音圧の周期的な繰り返しであると結論した．さらには基本波（fundamental）が全く欠如していても同じピッチが存

在すると述べた．つまりゼーベックは，後になって 'missing fundamental' 現象と呼ばれるものを発見したことになる．

　本質的にゼーベックは正しかったのだが，音響研究の分野を最終的に支配したのはオームの仮説であった．1世紀以上にわたって，それが我々のピッチ感覚に対する説明としてよく知られたものとなった．今日でさえ，科学者や音楽学者の中にはピッチの現象をオームの法則，つまり蝸牛におけるスペクトル分析のみによって説明する人たちも多い．これは明らかにオームの法則が比較的簡単であるためである．ところがピッチの分析に関連する処理のメカニズムは，それまで想像されていたよりずっと複雑である（第7〜9章参照）．

3.3　ヘルマン・フォン・ヘルムホルツ

　ヘルマン・フォン・ヘルムホルツ（図3-4）は1821年にベルリン近郊のポツダムで教師の息子として生まれた．若い時代物理学の研究に憧れたが，父に説得さ

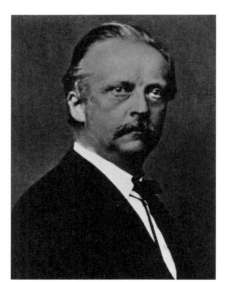

図 3-4　ヘルマン・フォン・ヘルムホルツ（1821〜1894）．彼の科学上の仕事は音響や聴覚の分野をはるかに超えていた．夥しい数の発見や発明により，その当時最も影響力のある高名なドイツ人科学者となった（Ludwig Knaus による肖像写真，1881, Alte Nationalgalerie, Berlin）．

れ医学を学んだ．王国軍の軍医として数年（1843～1848）勤務した後，ベルリン，ケーニヒスベルク，ついでボンで生理学教授に任命された．

　オーム―ゼーベック論争の12年後の1851年から，この若き物理学者かつ生理学者は，聴覚の理論や実験に多くの時間を割くようになった．彼はピアノや他の多くの楽器だけでなく，楽器以外のあれこれ，たとえば音叉，空のグラス，サイレン，後に「ヘルムホルツ球」と呼ばれる共鳴球（図3-5）などを用いて実験した．

　ヘルムホルツは音響や聴覚に関する実験だけに熟達しているのではなかった．彼の研究は多くの科学領域に及び，たとえば光学，視覚，神経・筋生理学，電気力学，数学や哲学にまで重要な貢献をしている．彼は多くの発見や発明によって当時最も影響力が強く高名なドイツ人科学者となった．彼の発明の1つ，検眼鏡は今日でも使われている．彼は生前多くの栄誉を受けたが，1882年ドイツ皇帝から公式にヘルマン・「フォン」・ヘルムホルツという貴族の称号を与えられた．

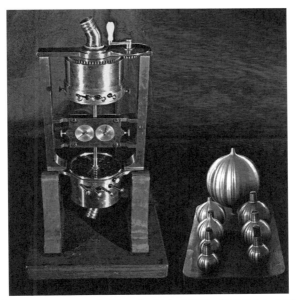

図 3-5　（左）ヘルムホルツのサイレンと（右）共鳴球．現在でもハイデルベルク大学で見ることができる（M. Camargo による写真，ダルムシュタット工科大学）．

3.4 ピッチの機械的な基礎か?

3.4.1 「蝸牛ピアノ」

　ヘルムホルツは，1863 年に記念碑的な本『音楽理論の生理学的基礎としての音の感覚』(Helmholtz 1863, 1954) を出版した．この本の内容は主に，自身の観察や実験の結果や，当時としては革命的な音楽認知や音の生成と知覚に関する理論である．

　これより 12 年前，1851 年にイタリアの解剖学者マルキーゼ・アルフォンゾ・コルティ (Marchese Alfonso Corti, 1822～1876) は強力な新しい顕微鏡を使って，内耳つまり蝸牛の構造を研究した．蝸牛の中を調べ，基底膜やそれに乗っているさまざまな構造，現在コルチ器官 (Box 6.2 参照) と呼ばれている構造を観察した．コルティは，繊毛の生えている小さな細胞 (「コルティの細胞」) を記述しスケッチを描いた最初の人である．ヘルムホルツはこれらの発見の重要性にすぐに気づいた．彼はコルティの観察に基づいて，オームの法則や彼の昔の先生だったヨハネス・ミュラー (Johannes Müller, 1801～1858) の生理学的な見解も取り入れ，新しい理論を作り出した．

　ヘルムホルツの有名な共鳴の理論の中で，コルティの基底膜中の長く伸びた繊維がピアノの弦のような役割を持つとし，後になってこの考えを，カタツムリの鍵盤 (蝸牛ピアノ) のちょっと愉快なイラストで表した．これら繊維の機械的な性質すなわち長さ，厚さ，弾性，張力などによって共鳴が起こるに違いないと考えた．基底膜の特定の繊維は特定の周波数のみにより運動し，それが特定の神経繊維を賦活できると考えた．彼自身の言葉によると「ひとつひとつの明確なピッチを持った純音は特定の神経繊維にのみ受容され，異なるピッチの純音は異なる神経繊維を興奮させる」(Helmholtz 1954: p.147)．

3.4.2　場所と共鳴

　異なる聴神経は異なるピッチを符号化するというヘルムホルツの仮説は，感覚の「特異的エネルギー」に関するミュラーの学説から生まれたものだ．この考えはもともと五感 (聴覚，視覚，味覚，嗅覚，触覚) の間の感覚の差にだけ適用され

たものだったが，ヘルムホルツはこの考えをより精密にし，感覚の細分化にまで拡張した．これは特定の感覚情報，たとえば色，ピッチなどが特定の感覚伝達路において符号化されると主張する．今日ではこの考えは「ラベルつき伝達路」の原則とよく呼ばれる．

　ヘルムホルツはまたトーマス・ヤング（Thomas Young, 1773～1829）の結果も使っているが，この英国の物理学者の視覚についての理論はそれまでほとんど注目されていなかった．ヘルムホルツはヤングの考えを復活・発展させて，今日でも有名なヤング―ヘルムホルツの色知覚理論にまとめた．その理論は，色感覚の定性的な違いは，刺激を受ける神経繊維の違いに帰せられると示唆している．ヘルムホルツの主張は，聴覚系におけるピッチや音の性質（音色）の違いについても，同じことが言えるということであった．

　ヘルムホルツの理論の共鳴に関する部分は，彼の「場所説」が補強した．この原理は，あるピッチは基底膜の特定の「場所」で伝達されるというもので，基底膜の繊維は，――やはりピアノの弦のように――一方（基部）では短くもう片方（頂部）では長くなっているからである．20 世紀の前半に，ゲオルク・フォン・ベケシー（Georg von Békésy）が基底膜上の進行波をついに発見したとき（第 6 章参照），場所説はそれにより一定の支持を得た．ベケシーはさらに，純音はその周波数によって決まる基底膜上の特定の位置で，最大振幅の振動を起こすことも見つけた．その結果，聴覚のメカニズムを述べた現代の教科書の多くも，依然としてヘルムホルツの場所説を支持して，ピッチというのは単に周波数を知覚に置き換えたものではないという事実を無視している（第 2, 4 章も参照）．

　ヘルムホルツはいくつかの鍵となる考え方や発見をまとめ，選択的共鳴に基づいたピッチの機械的メカニズムの理論を作るのに成功した．彼の理論はかなりの注目を集め一般的に受け入れられた．基底膜を横断する繊維には必要な張力が働かず，ヘルムホルツが仮定したように繊維は互いに独立的に動くことはできないことがわかったのは後の時代であった．さらに，ベケシーの進行波はヘルムホルツの場所説の証拠と考えられないこともないが，進行波のメカニズムはヘルムホルツの共鳴する繊維の考え方とは全く違うものである（第 4 章）．

　場所説は部分的にのみ正しいと判明したのは 100 年以上経ってからだった．音量に依存するが，1 つの周波数の音は基底膜のかなり広い部分を振動させる（6.2

節参照)．さらに前章で述べたように，全く異なる周波数領域において同一のピッチが感じられることもある（たとえば図2-9のフォルマント領域）．逆に，1つの同じ周波数領域において，信号の異なる周期によって異なるピッチが符号化されることもあるが，その場合は基底膜の振動箇所は同じである．明らかにヘルムホルツの場所説はピッチ知覚を十分に説明できない．後続の章で明らかにするように，正しい説明には聴覚神経や聴覚中枢における時間情報の符号化を考慮する必要がある．

3.5 結合音と欠如基音

　ヘルムホルツの確信はオームの音響法則と合致しているもので，蝸牛はフーリエ解析を行い，この分析のための特定周波数の共鳴器が，あるピッチの感覚を作り出しているというものであった．つまり「1つの場所に1つのピッチ」．基音が強いので聞こえないが，各高調波はそれぞれのピッチを持つと彼は主張した．彼はゼーベックとは対照的に，音のピッチを決めるのは基本周波数のみであって，高調波は音色に対する影響のみを持つと信じた．その結果として，彼は周期的な複合音を1つの音としてとらえるという考えを断念せねばならなかった．しかしこの考えはピタゴラスの時代から2,000年以上も，研究者や哲学者たちにとって本質的なものであった．

　ヘルムホルツよりずっと前から，音楽家や科学者は，周波数の組み合わせにより，それらに含まれている周波数とは異なるピッチが生ずることがあることを知っていた．よく知られた例にタルティーニピッチ（またはタルティーニ音）がある．名前の由来は発見者の1人，イタリアのバイオリニストで音楽理論家のジュゼッペ・タルティーニ（Giuseppe Tartini, 1692～1770）である．異なる周波数の2音を同時に鳴らすと，それらとは異なる3番目のピッチ，2つの周波数の差の周波数に対応するピッチが聞こえることがある（たとえば図2-5参照）．

　ヘルムホルツは，これは結合音に基づいて説明できると主張した．このような非線形歪みの生成物は，系が，たとえば鼓膜の反応が音の振幅に比例しないで，振幅の2乗に比例する成分をもある程度含んでいるような場合に発生する．ヘルムホルツは音叉の音を共鳴球（図3-5）で増幅して強い音を作り，2個以上の強い音

の同時呈示によって，弱いながらも耳が結合音を作り出し聞こえることを実際に示した．彼の説明によれば，鼓膜が実際に物理的にこの周波数成分を作り出しているのだった．

十分な音量の音の組み合わせで，実際には内耳のみにおいてであるが，微弱な結合音が発生することは現在わかっている．ヘルムホルツの結論の重要な部分は正しい．結合音は現実の物理的な振動であり，他の外からの音と同じように耳を刺激する．

ヘルムホルツはゼーベックが欠如した基音を聞いた可能性は認めたが，それは鼓膜の非線形性か，もしかしたらゼーベックのサイレンに始めから含まれていた，非線形歪みによるものだと主張した．彼はオームの音響法則が成立すると信じていた．すなわち，ゼーベックの聞いた音も含めすべて聞こえる音は，耳の外または内で作られた現実の正弦波振動の音に対応する．総じて，ヘルムホルツはゼーベックと対照的に，音響世界を忠実に表現する，音の性質の信頼できる判定者として，耳を認めないと決めたのである．その結果彼はゼーベックの仕事を否定し，彼の実験の信頼性に疑いさえも抱いた（Schouten 1970）．実際，ヘルムホルツがゼーベックの基本的な発見を誤って否定したことにより，存在しない基音の知覚，いわゆる'missing fundamental'の現象を非線形性の産物と誤解する長い時代が始まったのである．

3.6 和音の機械的な基礎か?

17世紀にすでに，ガリレオ・ガリレイ（Galileo Galilei, 1564〜1642）をはじめとした何人かの科学者たちは，弦の長さだけがピッチを決めるものではないことを発見していた．調和する音を作る弦の長さは簡単な整数比を示したが（図1-4），ピッチの関係を表すにはたとえば弦のゲージ（太さ）は2乗しなければならなかった（オクターブには2:1でなく4:1, 5度には9:4というように）．もっとまずいことかもしれないが，弦の長さでなく振動の周波数を考えるのならば，調和比は2:1から1:2のように逆数にしなければならない．これは調和の知覚に対するピタゴラスの考えに少々疑問を抱かせるものであった．つまり，弦の長さだけでなく，振動周波数やあるいは弦の別のパラメータがピッチの知覚に重要だとしたら，

簡単な整数比が調和知覚に重要だということはあり得るのだろうか.

我々が第9章で見るように，ピッチ知覚に最も関係あるパラメータは音の周期であるとしたゼーベックは正しかった．周期と周波数の測定が等価なのは，波が十分長く繰り返され実際に周波数を測定できる場合である．自然の音の中では，音楽でも言語音でも，周期，したがって我々の感じるピッチは速く変化しやすい．そこで，周波数の測定は平均値を求めるにすぎない．我々の知覚を十分に説明するには周波数は別のパラメータ，たとえば「瞬間周波数」（短期間で測られたもの）に置き換えねばならない．もっと良いのは音の周期である．

音知覚に関する本の冒頭で，ヘルムホルツは「ピタゴラス派が球の調和と関係づけた」，「整数と音楽的協和」の関係の「素晴らしく意義深い謎」を提示している (Helmholtz 1863: p.27)．この謎を解くため，彼は自身の協和の理論を作った．彼は，我々の音楽的調和つまり協和（consonance）の感覚は，不協和が存在しないことの結果であると述べた．不協和はうなりとそれによる音の粗さ（roughness）に関連しており，周波数が多少異なる2個の音が重ね合わせられたときに生ずる（図 2-5 参照）．

2つの同時に提示された楽音 A, B の間の不協和を特徴づけるため，ヘルムホルツはそれらの倍音成分の周波数の差を考えねばならなかった．2個の音の基本波の周波数差が $f_A - f_B$ ならば，これらの音の2つの高調波の間のうなり周波数 $n_1 f_A - n_2 f_B$ は次数 n_1 と n_2 の差に依存する．したがって音の粗さ，つまり不協和度は高調波の振幅と同様，それらの数と周波数差に依存する．

すべての関連する高調波の全体的な不協和度の尺度として，かなり恣意的な定義を使いはしたものの，ヘルムホルツはさまざまな2音の組み合わせに対して，粗さをまとめあげることができた．こうやって，オクターブから半音までの調和関係のランキングのリストを作ったが，これはピタゴラスのテトラクティスと整数法則に合致するものとなった（図 1-5 参照）．全くの偶然ではないにしても注目すべきこの合致にもかかわらず，ヘルムホルツは彼の「最小の不協和による協和」の説明は，「内と外の世界の調和」というピタゴラス派の考えとかけ離れていることに気づかざるを得なかった．1869年のインスブルックの自然科学会議での基調講演において，彼はついにピタゴラスの基本的な概念を否定し，「それは無惨にも木っ端微塵にされた」と述べた (Rieger 2006)．

ヘルムホルツと対照的に，同時代の音楽家たちは，魅力的なメロディーの力などの音楽の喜びは，特定の音の組み合わせによるうなり，つまり粗さの欠如のみで説明できないことを明確に認識していたから，ヘルムホルツの理論を激しく批判した．その中でドイツの重要な音楽理論家フーゴー・リーマン（Hugo Riemann, 1849～1919）は，彼の和音の説明を否定し，さらに彼が短三和音のことを「曇った協和」（Rieger 2006）と呼んだことにも反対した．リーマンによれば，短三和音は長三和音に対して鏡像のような位置にあると述べたが，これは神経の周期性解析から導かれる調和性知覚に関する結論（第11章参照）と同一線上にある見解である．

3.7　ヘルムホルツの音楽への影響

　音楽の本質的な基礎であるメロディーを分析しようとする試みの中で，ヘルムホルツは彼の協和に関する理論の欠陥について説明している（Helmholtz 1863: p.299）．第1に，我々の耳は純音を聞いているときでも調和的な倍音を作り出すこと，第2に，我々はより不協和性の少ない音を作り出す複合音の組み合わせを記憶できると主張した．それによって，ヘルムホルツは「ピタゴラスの大きな謎」を我々の耳の処理の不完全さと聴覚記憶に帰したのである．

　ヘルムホルツの音知覚の理論は，特に20世紀に入ってから和音やメロディーに対する音色の地位を高めてきたのではないかと思われる．和音やメロディーは単に個人的経験・記憶あるいは文化的背景から生じる，何かいかがわしい成分かのごとく考えられるようになった[2]．今日まで，多くの音楽家たちは音色の支配と重要性の概念を受け入れてきたように思える．レオス・ヤナーチェク（Leos Janacek），パウル・ヒンデミット（Paul Hindemith），ジョージ・アイヴス（Georg Ives），アルノルト・シェーンベルク（Arnold Schönberg）らの作曲家に対するヘルムホルツの影響は，音楽科学の文献でよく論じられている（Rieger 2006）．

---

[2]（訳注）著者はここで，20世紀に興った12音音楽など従来の音階や和声を否定した音楽を示唆しているのであろう．

第 4 章

ピッチの謎

4.1 電話説

たとえば人声の母音など広帯域の調和音（図 2-8, 2-9 参照）は基底膜に沿って多くの感覚細胞を刺激するが，通常は 1 つのピッチを持つ 1 つの音として聞こえる．周期的な高速度の振幅変動など聞こえないし，基本周波数と数十個もあり得る高調波の組み合わせとも聞こえない．高調波は別々に聞けばみな全く違うピッチを持っているはずである．ヘルムホルツは共鳴球（図 3-5）を使って，これらひとつひとつの高調波をより分けることができたが，それらが 1 つのピッチを持つ 1 つの音として融合して聞こえるのを説明できなかった．これは 19 世紀から現在まで科学者たちを鼓舞し続けてきた謎である（Stumpf 1890, Ebeling 2008）．

この問題やヘルムホルツの共鳴理論のほかの欠点を克服するため，スコットランドの生理学者ウィリアム・ラザフォード（William Rutherford, 1839〜1899）は代わりの案を出した．1886 年バーミンガムで開催された英国科学振興協会における講演で，彼は耳はまるで電話のように働くと主張した．電話はその 10 年前にアレキサンダー・グラハム・ベル（Alexander Graham Bell, 1847〜1922）によっ

て発明されたばかりの斬新な装置だった．ヘルムホルツが基底膜をピアノの鍵盤にたとえたのに対して，ラザフォードは自分の解剖学的研究を基礎にして，基底膜全体はちょうど電話の受話器の膜のように，同時に振動するはずだと結論した．

したがって，内耳の感覚細胞は機械的な音の振動を拾って電流に変え，その信号を「ケーブル」（聴神経）を通じて受信機（脳）に伝えることになる．その結果として，聴覚信号の主要な部分は時間領域のみで符号化され，神経繊維は時間的信号のみを，さらなる時間的処理のために脳に伝達しなければならない．

この説で問題になりそうなのは，脳まで大変高い伝達速度が必要だということである．ヘルムホルツはカエルの神経のインパルスの速度を測定したが，その結果によると，聴神経での聴覚情報の伝達は約 1 kHz 以下の周波数に制限されているはずである．言語音の理解のため（3 kHz まで）や音楽を楽しむためには（15 kHz まで）これよりもずっと高い周波数が必要なのは明らかである．残念ながらラザフォードは，彼の蝸牛電話がどのようにしてこのような高い周波数を脳に伝えるのか，答えられなかった．いつものことながら，新しい説が作られると，さらなる疑問が答えを待っているのだ．

しかしながらラザフォードの電話モデルは，ヘルムホルツの共鳴説に対する最初のまともな問題提起であり，真実の一端を含んでいること，また医学的意義があることも——1世紀後になって——わかった．今日では，世界中の数万か数十万かの聴覚障害者が電話のような電子装置，人工内耳（蝸牛インプラント）を使っている．耳の後ろに埋め込まれたコイルに電磁的に誘導された音信号は，蝸牛に置かれた電極から聴神経に伝達され，場合によっては患者が生まれて初めて音を聞けるようになる．多くの患者が，電話の会話のときのように読唇が使えない場合でも，実際に会話についていけるようになった．

この医学上の奇跡も，最初のいくつかの装置では信号を1個の電極チャネルのみに送るのに成功したので，蝸牛の場所による情報伝達の原理を完全に無視していたことになる（Hochmair and Hochmair 1986）．したがって，時間的情報しかなくても我々の脳は言語信号を処理できることに，少しの疑いもないことがわかった．現代の人工内耳では，周波数—時間の符号化をうまく利用するため，複数の電極を基底膜に沿って置いてある．十分な訓練を積めば，多くの患者は音声言語を理解できるようになり，また音楽も楽しめるようになる．

4.2 「残留音(residue)の再考」

ベケシーの進行波の発見と,その後共鳴モデルが否定された後でも,ヘルムホルツの場所説による蝸牛周波数分析の考えが,この分野を支配していた.研究者たちは,この複雑な問題に対してそれは単純すぎる答えだと長年感じていたのだが,1969年の夏になって初めて「聴覚における周波数分析と周期検出」のシンポジウムがドリーベルゲン(オランダ)で開催された.その主要な目的は,ピッチがスペクトルか周期によるものかについての長い論争について議論することだったので,先端を行く研究者たちからいくつかの試みが提出された.本書にとって最も重要なのは,オランダの生物物理学者ヤン・フレデリック・シャウテン(Jan Frederik Schouten)(図4-1)が行った'The Residue Revisited'(Schouten 1970)という

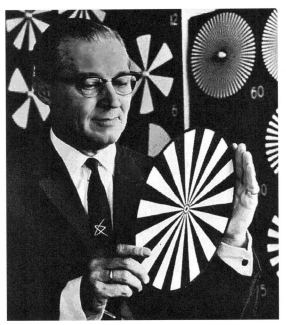

図 4-1 ヤン・フレデリック・シャウテン(1910〜1980).アイントーフェン工科大学(オランダ)の生物物理学の教授で,電子・光学的サイレンを作り,それで光信号を周期的信号に変換し,'missing fundamental'の問題について高精度な実験で取り組んだ(この写真は彼の光サイレンの部品を手にするシャウテンで,アイントーフェン工科大学 Don Bouwhuis 氏の提供).

注目すべき講演である．彼はいくつかの論文を要約したが，最初の論文はほとんど 30 年前のものであった（Schouten 1938, Schouten et al. 1962）．シャウテンはヘルムホルツの場所説の限界を強調し，複合音の基本周波数でなく，信号の振幅包絡の周期がピッチの生成にとって本質的であるという，ゼーベックの 'missing fundamental' に関する考えを再評価した．これは基本波成分を持たないすべての周期信号について成立することで，たとえば振幅変調（AM 信号，図 2-6, 4-4）を受けた正弦波は 3 つの周波数成分しか持たない．シャウテンは，基音が欠如した調和音のピッチや AM 信号のピッチなどを含む，「残留音」の概念を導入したことになる．

　ドリーベルゲンでのシンポジウムにおいて，シャウテンは「残留音」を周期的音信号の高次の高調波成分を重ね合わせたときに生ずる音感覚とし，「狭い周波数帯域」の中で信号の周期を分析する「平行に並んだピッチ抽出器の一組」を提案した（Schouten 1970）．たとえば 5 ms 間隔で提示されたクリック音列が蝸牛でどのように表現されるか示した（図 4-2）．シャウテンによると，空間的に広がった蝸牛の感覚細胞の活動に関する，スペクトル的・時間的両方の情報を，聴神経は符号化するはずである．基底膜に沿ったスペクトル情報は，音の音色にとって重要で，周波数分解能が制限された，信号の（擬）フーリエスペクトルに対応している（図 4-2b）．一方，時間情報は音のピッチにとって重要で，フィルタのかけられた波形の周期や間隔のパターンを符号化する（図 4-2c）．

　蝸牛フィルタの分解能には限りがあるので，基底膜の 1 箇所が調和音の複数の周波数成分に反応する可能性がある．隣同士の高調波の周波数の差は基本周波数だから，反応の振幅包絡の周期は（図 4-2c のフィルタ後の波形）信号全体の周期と同じである（またそれは基本波のみの周期とも同じ）．シャウテンによれば，この時間的フィルタの効果により，各フィルタの出力を別々に聞けばそのピッチは全体の信号のピッチと同じで，また基音が欠如しているときでさえ基音の周波数と同じになることが説明できる．

　ヘルムホルツは，ゼーベックが存在しない基音を聞いたのは非線形性の産物だとして，彼の考えを退けたことを思い出そう．現在では，通常の条件で健康な耳では，非線形性の歪みは一般にとても弱い（Zwicker and Feldtkeller 1967）ことがわかっている．さらには，電子機器の到来によって，たとえばシャウテンの電

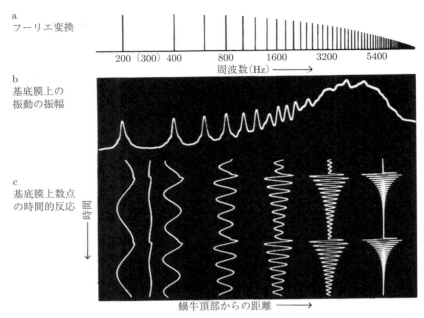

図 4-2 (a) 周期信号（周期 5 ms のクリック音）のフーリエ解析結果（訳注：絶対値あるいはパワー表示）はその高調波の列を示している．(b) このクリック音が作る基底膜の振動振幅のパターン．擬フーリエスペクトルといってよいだろう．(c) 基底膜の振動の様子を時間的（縦方向），空間的（横方向，基底膜の (a) で示した各周波数の場所に対応) に示したもの．すべての振動の振幅包絡の周期は基本周期と同じであるから，それらを単独に提示すれば同じ（残留）ピッチを生成する（Schouten 1970 を改変）．

子—光学的サイレンにより，高精度，高再現性の複雑な音響信号を合成して，よくコントロールされた心理物理学的実験を行うのが可能になった．

さらに現代の技術により，歪み音を高い周波数の音の残留音ピッチの原因の候補から外すこともできる．そのためには，低周波数領域で十分強いマスキング雑音を加え（図 4-3），可能性のある歪み音をかき消してしまえばよい．そのようにしても欠如した基音のピッチ，つまり残留ピッチが残った（Licklider 1951）．この結果は同時に，ヘルムホルツの場所説では残留ピッチが説明できないことも証明した．つまり，残留ピッチは低いピッチであったが，それは基底膜の低周波数領域ではなく，高周波数領域で起きた現象であったからである．

要約すると，シャウテンの残留音の発見は，複合音の高調波はそのピッチの知

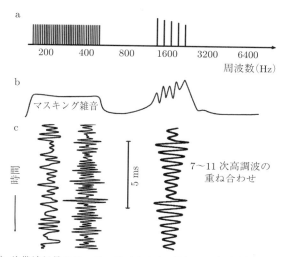

図 4-3 (**a**) 狭帯域信号のフーリエスペクトル (図 4-2a を改変) に低い周波数のマスキング雑音を重ねたもの．雑音は非線形性による残留ピッチの可能性を除くためのもの．(**b**) 基底膜上の振動振幅パターン．(**c**) 基底膜上の各点での振動の時間的・空間的表示．低周波の雑音成分と残留ピッチを作る周期的振幅変化する成分．実験では，低周波雑音が非線形性による低周波成分を完全にマスクするにもかかわらず，低周波の残留ピッチがはっきりと聞こえる．

覚に寄与するというゼーベックの仮説を支持した．しかしシャウテンは，調和音の高周波成分は基本周波数のピッチを強調するだけでなく，とても目新しい知覚である残留音，同じピッチだが異なる音色を持ったもの，を生み出すことにも気づいたのだった．

4.3 「支配的領域」

　スペクトルフィルタは基底膜の周波数軸に沿って特性が良くなっていくが (図 6-6 参照)，基底膜上での調和音のスペクトル分解能は，低次高調波に対して高く，高次高調波に対しては低くなっている (図 4-2b)．蝸牛上の周波数は対数的な並びになっているため，(差が一定の) 高調波が次数の増加とともに重ね合わせられることにより (図 4-2c で左から右へ)，時間的変調は周波数とともに大きくなり高周波領域で最も目立つ．低次高調波に対しては弱いかほとんど見えない．したがってシャウテンの周期性理論によれば，ピッチは高次の高調波ほど明確になる

はずである．ところが彼が驚いたことに，そうではなかった．実際，ピッチ抽出には「支配的領域」がある．それは調和音の基本周波数に依存していて大体4次高調波の周りにある．したがってピッチ感覚が最も明確になるのはこの比較的低い周波数の領域である（Ritsma 1967, Schouten 1970）．

支配的領域の存在は，シャウテンの説ではピッチ知覚のすべての面を説明できないことを示した．何かがまだ不足しているのだ．第9章で見るように，聴覚性の脳幹のピッチ処理には，スペクトル分解された高調波と分解されない高調波両方が，それぞれに特化した神経によって同時に符号化され処理されねばならない（Langner 1988）．

4.4　ピッチ移動

シャウテンのもともとの説では，音のピッチはその振幅包絡の周期が一定である限り一定のはずであった．しかし，彼と共同研究者が振幅変調した正弦波（AM信号）をテスト信号として用いたところ，この予想は正しくなかった．AM信号は振幅包絡の周期が同じでも，そのピッチはさまざまに変わり得ることがわかった（図4-4, 4-5, Schouten et al. 1962, Ritsma 1970）．

シャウテンは，今では「ピッチ移動の第1効果」と呼ばれるものを重要な実験で発見した．聴者はAM信号のピッチを調和音のピッチと比較した（図4-5）．シャウテンによるとその結果は「2羽の鳥を1つの石で殺す」（Schouten 1970）ようなものだった．つまりAM信号のピッチは，振幅包絡の周期でもスペクトル成分でも正しく決められなかったからである．

搬送波周波数が f_c で変調周波数が f_m の AM 信号は，f_c と 2 つの側波帯 $f_l = f_c - f_m$, $f_u = f_c + f_m$（図 4-4a）から成っている．もし f_c と f_m の比が整数 $n_h = f_c/f_m$ ならばこの信号は調和的となる．振幅包絡（図 4-4b の細線）の周波数は変調周波数で決められるが，信号にこの周波数成分は含まれない（図 4-4a）．しかしシャウテンが見たように，残留ピッチ P_r はいつでも変調周波数 f_m とほぼ等しい周波数 P_m であった．

ところが搬送波周波数を少量 Δf_c だけ動かして AM 信号を非調和的にすると，知覚されたピッチ P_r は P_m から少し，しかし系統的にずれ（図 4-4c, d），P_r は

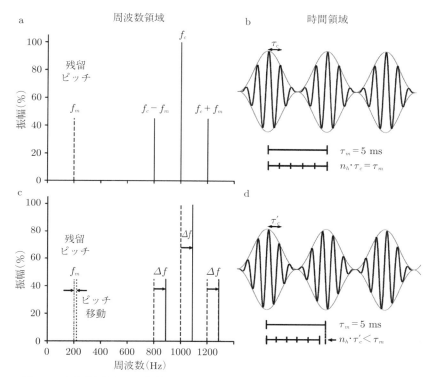

図 4-4 (**a**) 調和的な AM 信号のスペクトル．変調周波数 $f_m = 200\,\text{Hz}$, 搬送波周波数 $f_c = 1\,\text{kHz}\ (= 5 \times f_m)$ により，2 つの側波帯 $f_l = f_c - f_m$, $f_u = f_c + f_m$ が生じる．変調周波数 f_m は AM 信号の成分として含まれないことに注意．(**b**) 変調周波数は信号波形の振幅変化（細線で示したもので，エンベロープ，包絡線などとも）として見える．波形の下に示す区間は，変調周期 τ_m が搬送波の周期の 5 個分であることを示している．残留ピッチは変調周波数のピッチと等しい（(**a**) 中の破線）．(**c**) 搬送波周波数を Δf だけ増加して AM 信号が非調和的になると，変調周期が搬送波の周期の 5 倍より大きくなり，残留ピッチは f_m より増加する（(**c**) の破線）．

搬送周波数の分数調波（subharmonics）で近似できた（$P_r = f_c/n_h$）．ピッチの移動量が約 $\Delta P_r = \Delta f_c/n_h$ であることを，「ピッチ移動の第 1 効果」と呼んでいる．第 1 の効果が示すように，変調の周期が（非調和的な）AM 信号のピッチを決めるとはいえないが，シャウテンはこのピッチの謎の答えは，やはり「時間領域での周期検出のやり方」（Schouten 1970）にあるはずだと主張した．彼の確信するところによると，脳には「時間的ピッチ抽出器」があり，さらにピッチ感覚

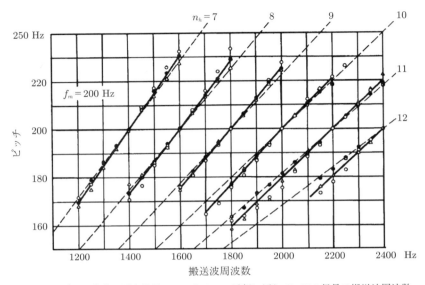

図 4-5 ピッチ移動の測定結果．シャウテンの予想に反して，AM 信号の搬送波周波数を変調周波数の整数倍 (n_h) からずらすと残留ピッチが変化した ($f_c = 1{,}200 \sim 2{,}400$ Hz, $f_m = \text{constant} = 200$ Hz, $n_h = 7 \sim 12$)．1 次近似としては，ピッチは搬送波周波数の分数調波 (f_c/n_h，破線，変調周波数 200 Hz に近いが等しくはない) で決まる．この関係は「ピッチ移動の第 1 効果」と呼ばれた．しかし，実際の実験結果（太線）は，わずかだが系統的にこの近似からずれる．このずれは「ピッチ移動の第 2 効果」と呼ばれた（Schouten *et al.* 1962 を改変）．

は「純音は蝸牛での分析で，複合音は脳で，などというように全く違う 2 つのメカニズムで行われるのではない」．

　しかし，これがピッチの謎の話の終わりではなかった．シャウテンの発見の 16 年後，彼の弟子の 1 人エドヴァルド・ド・ベール（Edward de Boer）は彼の実験を繰り返し（de Boer 1956），シャウテンの発見を確認した．しかし，データをもっと詳しく見てみると，非調和的 AM 信号の知覚ピッチの値は，シャウテンの予想よりわずかだが系統的なずれを示していた．

　シャウテンらによって確かめられたとおり（Schouten *et al.* 1962, Ritsma 1970），シャウテンの予測値からわずかだが系統的なずれがあり，これを彼らは「ピッチ移動の第 2 効果」と呼んだ（図 4-5）．それ以降，さまざまなスペクトルまたは時間的なモデルが作られ，このピッチの謎に挑んできた．そのうちいくつ

かは本書の第 9 章で示される．

4.5 スペクトルの符号化

　ゼーベック以降，高い周波数成分しか含まない音でも，低いピッチ（音声や音楽にとって特に重要な帯域にある）が聞こえることは，ますます明らかになってきた．明らかに我々の脳は，残留ピッチつまり欠落している基本波のピッチを，これらの高い周波数成分のスペクトル，またはそれらの時間的な特徴のどちらからか，あるいは両方から抽出しているに違いない．

　すでに見たように，ピッチを持つ信号の 1 つの明白な時間的特徴は，その振幅包絡である．同じ振幅包絡周期を持つ調和音は，スペクトルの詳細な部分の違いには関わりなく，同じピッチを持つ．しかし，ピッチ移動の第 1 効果を考えると，ピッチの謎の答えとしての振幅包絡の役割が疑わしくなる．なぜならば非調和音の場合，振幅包絡の周期を一定に保っても，ピッチが変わる場合があるからである．さらに，ピッチ移動の第 2 効果は，残留ピッチは単に AM 信号の搬送波の分数調波で決まるという可能性も怪しくしてしまった．

　数人の理論家がこの謎解きを試みた．ドリーベルゲンの会議の数年後，いわゆる「パターン認識」モデル，あるいは「パターンモデル」と呼ばれるピッチ知覚モデルが発表された（Ernst Terhardt 1972a, 1972b, Julius Goldstein 1973, Frederic L. Wightman 1973）．これら 3 つのモデルは現在でも人気があるが，周期性ピッチを抽出するため，音のスペクトルを表現している基底膜上の複雑な空間的パターンを，脳が解析するという仮定に立脚している．これらのモデルにはもちろん違いはある．たとえばゴールドシュタインのモデルでは，蝸牛から得られるスペクトル情報は，最初に時間的符号化によって強調されると仮定している．しかし本質的にこれらのモデルは，中枢の聴覚系はスペクトル領域で一種の相関分析を行っていると仮定している．

　パターンモデルの 1 つの問題点は，基底膜上のスペクトルの分解能に依存していることである．そこで，周期的ピッチが聞こえるときにはいつでも，周期信号の周波数成分が十分分解されているかという疑問が生ずる．ヘルムホルツ共鳴器で増幅すると，少なくとも調和的信号の低次の高調波ははっきりと分解されること

がわかった（図 3-5）．現代の心理物理学は，大体 12 次以下の高調波[1]は部分的に分解されて，条件が良ければ聞くことができる（Moore et al. 2006）という意味で，ヘルムホルツの意見を支持している．しかしながら，我々の聴覚系の分解能では隣接する高調波の周波数成分の干渉を完全に阻止できず，少なくともある程度影響を受ける（図 4-2c）．実際，7 次より上の高調波はすでに干渉の影響を受ける（Moore et al. 2006）．加えて，パターンモデルには苦しいのだが，12 次を超えた明らかに分解不可能な高調波の領域でも周期ピッチは存在する（Kaernbach and Bering 2001）．これはこれらのモデルでは全く説明ができない．

4.6　時間的符号化

パターンモデルが作られた頃にはすでに，我々の脳は高精度で音信号を時間的に処理できることはわかっていた．その最も良い証拠が音の定位で，我々は水平方向に 1° だけしか離れていない音源の位置を識別できるのである（Zwicker and Feldtkeller 1967）．1,000 Hz 以上の周波数の音では，我々は頭が耳に対して影になることを利用できるが[2]，1,000 Hz 以下だとそれは難しくなり，時間的な処理が使える唯一の手段となる．両耳に到達する音の時間差がわずか 10 μs という音の方向を知ることができるのである（Jeffress 1948）．

過去 30 年の間に，聴覚神経繊維はピッチ分析のために十分な精度で，時間情報を符号化できることがわかってきた（第 6, 7 章）．そこで，分解される低次の高調波からのみならず，分解不可能な高次の高調波からもピッチを聞けるという事実により，いろいろなモデルが作られた（第 9 章参照）．これらのモデルはパターンモデルと対照的に，低次と高次の両方の高調波の時間情報を使っている（Moore 1982, Plack and Oxenham 2005）．

もし我々の聴覚系が実際に時間間隔を分析することで周期信号のピッチを決めているならば，ピッチの測定値のみならずピッチ実験での信号パラメータは，時間領域で表すべきである．つまり，周波数の代わりに時間間隔とか周期である

---

[1]．（訳注）n 次高調波は基本周波数の n 倍の周波数の高調波のこと．
[2]．（訳注）その結果生ずる音量差を利用する．

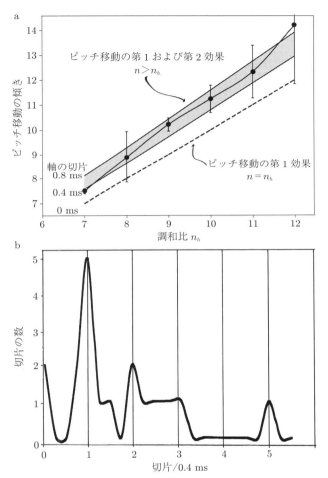

図 4-6 (**a**) ピッチ移動のスペクトル領域で書かれたデータ（図 4-5）を時間領域で書き直し，線形回帰分析を行った結果．つまり残留ピッチ周期 τ_p を AM 信号の搬送波周期 τ_c に関連づけるもの．図中のデータ点は，観測されたピッチ移動の傾き（n）を表す．シャウテンのピッチ移動の第 1 効果に従えば，ピッチは搬送波の分数調波となるから，傾きは破線上に並ぶはずである（$n = n_h =$ 調波の比，$\tau_p = n_h \cdot \tau_c$）．しかしピッチ移動の第 2 効果により，ピッチ移動は調波比より少し大きくなり（$n > n_h$），回帰直線の切片に寄与する τ_k は 0.4 ms から 0.8 ms の間にある（$n = n_h + \tau_k/\tau_c$，図 4-4d も参照）．(**b**) 詳しい解析の結果，グラフの切片は 0.4 ms のいくつかの整数倍に集まることがわかる．

4.6 時間的符号化

(Langner 1981, 1992, 1997). そこで図 4-6 では図 4-5 のピッチデータについて時間座標を用いて線形回帰を計算し直した. AM 信号の搬送周波数 f_c は搬送波周期 τ_c $(=1/f_c)$ で，ピッチの測定値 P はピッチ周期 τ_p $(=1/P)$ で置き換えた. 図 4-6a のデータ点は知覚ピッチの移動の平均の傾き (n) を時間領域で示したものである $(\tau_p = n \cdot \tau_c - \tau_k)$[3]. シャウテンのピッチ移動の第 1 効果によれば，点は高調波の比 $(n = n_h)$ を表す破線上にあり，ピッチ移動量の線形回帰線の縦軸の切片 τ_k は 0 となるはずである. しかし，ピッチ移動の第 2 効果のために傾きは高調波比より少し大きく $(n > n_h)$，切片も 0 より大きく 0.4〜0.8 ms の間に収まる.

より詳しく見ると，ピッチ曲線の傾きには個人差があるだけでなく，各曲線の上半分と下半分でも異なっている. 対応して線形回帰分析を行うと，切片は 0.4 ms の整数倍のところに集まる（図 4-6b）. これと同じ時間定数が図 2-10 で，母音三角形の角にすでに現れていたことに注意してほしい. 次章ではこの知覚の定数が現れる例をさらに紹介し，第 9 章では神経における相関分析の考えを基礎として説明する. そこでは内部振動の周期も 0.4 ms の整数倍となっている.

---

[3] (訳注) これより $n = \tau_p/\tau_c + \tau_k/\tau_c = n_h + \tau_k/\tau_c$ を得る. 図 4-6 はこの関係を示す.

第 5 章

聴覚における時定数

「簫も笙も同じ法則に従う.」

（1600 年頃,『東周列国志』にある中国の童話より）

(Hornbostel 1928)

5.1 ピッチ知覚の素量的効果

　前章では，信号とピッチ知覚の両方の尺度として，周波数でなく周期を用い，シャウテンによって測定されたピッチ移動を分析した．時間領域で得られたピッチ移動の線形近似により，搬送波周期の整数倍を抽出できるような聴覚系のメカニズムの存在を明らかにした．

　その結果はさらに，信号の周期には関連しない知覚の時定数が存在するということを見せてくれた．実際にはそれらの時定数もまた信号の周期ではないある時定数 0.4 ms の整数倍であるので，その 1 個の時定数を考えればよいことになる．以下で示すようにこの値は聴覚系特有のもので，なんらかの水準器のような働きがあるように見える．しかも人間の言語や音楽においてのみでなく，動物の情報伝達にも関連するようだ（第 9 章参照）．

　仮定された聴覚時定数の存在は，「ピッチの第 3, 第 4 効果」とも呼べる知覚上

の効果（Langner 1981, 1983）によってさらに確からしいものとなった．AM 信号のピッチと純音のピッチを比較したとき（図 4-4），確かにピッチは搬送波周波数 f_c が増加するとともに増加したが，連続的でなく階段のような変化をしたと報告する被験者も多かった．ピッチ変化の段差を時間領域つまり時間間隔で計測すると，小さかったが一定であった．

図 5-1 はそのような実験の結果の例である（Langner 1981）．2 人の被験者が AM 信号の搬送波周波数を変えたときのピッチを，等音量の純音のピッチと比較

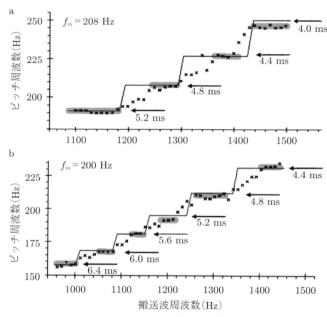

図 5-1 AM 信号の搬送波の周波数とピッチ周波数の関係．搬送波周波数が増加すると知覚されるピッチは約 0.4 ms の段差を持って増加する傾向にある．（**a, b**）2 人の被験者の実験結果を示す（**a**：$f_c = 1{,}100 \sim 1{,}500$ Hz, $f_m = 208$ Hz, **b**：$f_c = 960 \sim 1{,}440$ Hz, $f_m = 200$ Hz）．これらの結果をまとめれば，0.4 ms の整数倍への引き込みの有意性は非常に高い（ガウス検定，0.40 ms ±0.03 ms, $p < 0.01$）．図示された階段（細線）は「素量的ピッチ移動」（定ピッチの領域は灰色で示す）を近似している．どちらの例でも，その効果は（灰色の部分）各段の後半の部分でより目立つことに注意．つまり（**a**）$6\tau_c < n \cdot 0.4$ ms または（**b**）$< n \cdot 0.4 - 0.2$ ms．（**a**）各段の中央で搬送波の周期は条件 $6\tau_c = n \cdot 0.4$ ms（$n = 10 \sim 13$）を満たす．（**b**）この場合条件は $6\tau_c = n \cdot 0.4$ ms -0.2 ms（$n = 10 \sim 15$）．0.2 ms の差は，ここでは変調周期（$\tau_m = 5$ ms）は（**a**）におけるより 0.2 ms 大きいことで説明できる．

したものである．どちらの被験者も搬送波の大体 6 次の分数調波に対応するピッチを聞いた．つまり彼らが比較のために選んだ音の周期は，搬送波の 6 周期を近似したことになる．しかし，ピッチの周期が 0.4 ms の整数倍に近づくと，そのピッチに聞こえると報告した．したがって，ピッチの増加には約 0.4 ms の段差を伴い，図 5-1 の階段状の曲線のようになった（細線）．

この素量的なピッチ移動は，搬送波と位相同期した神経応答と，AM 信号の変調信号と位相同期した神経応答との同時性によって説明できるかもしれない．そのメカニズムには，周期が 0.4 ms の整数倍であるような同期した神経の内部振動によって起きる遅延も含まれる（第 9 章参照）．

振動は明らかに信号の周期決定の基準となるし，ある条件の下でピッチ知覚を支配することにより，ピッチが一定のところと段差ができるところを作るのかもしれない．第 9 章ではこの振動が，中枢聴覚系（詳細は第 6 章）の最初の中心である，蝸牛核内の特化した神経（チョッパー型）で作られることを見る．

5.2 引き込み現象と絶対音感

上記の素量的なピッチ知覚効果は，ある物理的ないしは生物学的振動の，いわゆる「引き込み現象」を思い起こさせる．そのような振動においては，相互同期の結果として，互いに引っ張り合うように共鳴周波数が変化する．1665 年にこのような現象を最初に観測して詳細に記録したのは，オランダの物理学者クリスチャン・ホイヘンス（Christiaan Huygens）である．彼が驚いたことには，2 つの振り子時計が互いの振り子の周波数を調整して長い間にわたって同期していた．経験豊かな物理学者であったが，これらの時計がどのようにして相互作用するのか見つけるのは大変だった．最初は空気を通じてかと思ったらしいが，実はそれらが固定されていた木の壁を通じてであった（Bennett 2002）．

引き込み現象が起こるのは，2 つの振動子がホイヘンスの時計の振り子のように，共鳴周波数が非常に近い場合のみである．2 つのうち 1 つの振動子の共鳴周波数がわかっている場合には，引き込み現象を見れば，他の振動子も同じ周波数であるに違いないことがわかる．つまり，1 つの振動子が他の振動子に対する基準の役割をする．そこで聴覚における引き込み現象（素量的なピッチ移動）から

導かれる当然の結論は，我々の聴覚系は時間の絶対的な基準となるような内部の振動子（第 9 章）を利用できるということである．

　大体の人間はピッチを相対的に知覚する．絶対的なピッチ値を知覚するのでなく，ピッチの旋律的または和声的な関係を認識し記憶するのである．ところが非常に少数の者は[1]絶対音感（absolute pitch または perfect pitch）を持っている（Ward 1999）．これらの人は，他に基準音を必要としないで，聞いた音のピッチを難なく即座に言い当てることができる（Bachem 1995）．

　しかしながら，どのような種類の絶対的測定もなんらかの基準が必要である．したがってピッチを絶対的に決定するには，聴覚系に時間的な基準があることが不可欠と思われる．原理的に，誰でもそのような内部のピッチ基準を自由に使える可能性があることは，素量的なピッチ移動によって示されたことになるし，絶対音感の能力も同じ内部の時間の物差しによる可能性が大きい．

5.3　母音フォルマントにおける聴覚時定数

　0.4 ms の聴覚時定数はピッチの高度な実験でのみ現れるのではない．この知覚時定数のより広い役割の例として，第 2 章では母音のフォルマント平面内での二次元分布の隅が，0.4 ms の整数倍と関連している可能性があることを見た．これはニュージャージー州マレーヒルのベル研究所のゴードン・E・ピーターソン（Gordon E. Peterson）とハロルド・L・バーニー（Harold L. Barney）による古典的な研究結果を同様に解釈した結果と同一線上にある（図 5-2）．彼らは 1954 年に米国の多くの地域の話者のいろいろな母音を集め，母音平面にプロットしたところ，母音ごとに大体分かれるが分布は広く，部分的に重なり合っていた．矢印（原図に著者が入れたもの）が示すように，2 つのフォルマントはどちらも 0.4 ms の整数倍の周期に集まっている（詳細は図 5-2 の説明参照）．提案した時定数は，音声言語，特に母音の生成や認知でも役立っているのかもしれない．

　図 5-2 において母音の境目が，なぜフォルマント F_1, F_2 を表す座標軸と平行な，水平や垂直な直線でないのかと思われるかもしれない．この理由ははっきりしな

---

[1] （訳注）訳者の経験ではそれほどわずかとはいえないと思う．

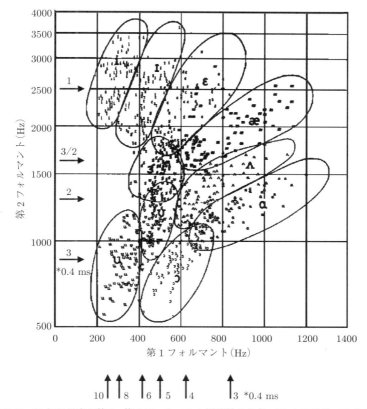

図 5-2 10 個の母音の第 1, 第 2 フォルマント周波数の分布. 33 人の男性, 28 人の女性, 15 人の子どもによる発声（Peterson and Barney 1952 を改変）. 米国の広い地域からの標本で, 話者の大部分は「一般米国英語」（General American English）を話した. その結果, 曲線で囲った個々の母音の周波数領域は広く, 部分的に互いに重なっている. それでもこれらの領域の中心は明らかに特定の周波数と関連している（F_2 : $2,500, 1,667 = 2 \times 833, 1,250, 833\,Hz$, F_1 : $833, 625, 500, 417, 313\,Hz$）. それらの周期は 0.4 ms の整数倍で 3 例では 1.5 倍である. 倍率をまとめると F_2 は 1, 1.5, 2, 3 で, F_1 は 3～6, 8 である.

いが，合成され簡単化された母音については，そのような直線的な境界が存在することは示されている（Chistovich and Lublinskaya 1979, Hose et al. 1983）.

これは，少なくともそのような合成音声の母音については，各フォルマントを別々に用いて母音の種類が分けられることを示す．より正確に言うと，そのようなある母音の片方のフォルマント，たとえば F_1 がある周波数領域にあるとすれ

5.3 母音フォルマントにおける聴覚時定数　　59

ば，他のフォルマント F_2 が与えられればそれだけで，いくつかの可能性の中からどれが知覚されるか決定できるし，いくつかのほかの母音が F_1 の境界線を共有することもあり得る．結論は，母音（少なくとも合成の）の認識はフォルマントの個々の処理といくつかの重要な周波数に依存していて，その周波数は聴覚時定数 0.4 ms の整数倍に対応する周期を持つものである．

この解釈は，言葉をまねるマイナ鳥の，脳の神経の研究結果からも支持される．哺乳類の一次聴覚皮質に相当する部位である領域 L（Field L）内で調べられた神経のうちの約 10% は，特定の自然音声の母音に選択的に反応する（Langner *et al.* 1981）．人工音声の母音や各フォルマントを別々に呈示して実験することで，この選択性は，これらの神経に複数の興奮性および抑制性の周波数チャネルが集まっていることに起因することがわかった．1 つのフォルマントがある興奮性の周波数帯に入っていたならば（図 5-3 のフォルマント軸に沿って示されるように），他のフォルマントもやはり興奮性の周波数帯か，少なくとも中立の周波数帯に入っていなければ，応答を示さない．さらに，どの母音でも，もし 1 つまたは両方のフォルマントが抑制性帯域に入っていたら，興奮は抑制されその母音は拒否される．

聴覚時定数 0.4 ms が言語生成と知覚に対して役割を持つという仮説は，人間の母音の最初の 3 つのフォルマントの周波数分布によりさらに支持される．図 5-4 のデータはインターネット上のさまざまな情報源（たとえば helsinki.fi/speechsciences, home.cc.umanitoba.ca, linguistics.ucla.edu, yorku.ca）からの，27 個の言語といくつかの言語の 15 種類の方言から集められた数百の母音から得られた．インターネット上のデータの品質や信頼性にはばらつきがあるが，結果は興味深い．ピーターソン―バーニーの研究結果（上を参照）から導かれた結論と同様，各フォルマントの分布には明白なピークがあり，それらは 0.4 ms の整数倍の周期に対応している（詳細は図 5-4 の説明を参照）．

最後に，図 5-5 はこの対応はすべての知られている母音の種類に当てはまるかもしれないことを示している．たとえば英語には大体 11 種類の母音があり，一方すべての言語を考えれば大体 25 種類の母音があるといってよい．フォルマント周波数の個人差は非常に大きいかもしれないが，それらは 0.40 ms の整数倍の周期と関連づけられる（例外としての 3/2 倍についてはすでに図 5-2 で説明した）．図 5-5 には隙間がないことに注意されたい．つまり，すべての 0.40 ms の整数倍の

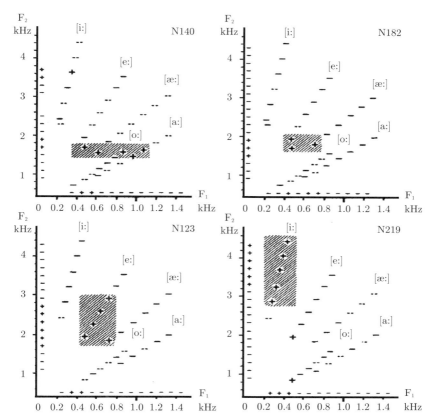

図 5-3 話す訓練を受けたマイナ鳥の，人間の母音に対する聴覚「皮質」(領域 L) 神経の選択的応答．合成音声の母音（高調波を 6 個しか持たない）に対する 4 個の神経の反応が，フォルマント平面にプロットされている．(神経の自発活動に対して) 興奮性反応が + で，抑制性反応が - で示される．反応は，各軸に沿ってプロットされた個々のフォルマントに対する反応の，単純な組み合わせになっている (Langner *et al.* 1981 を改変).

すべての可能な組み合わせが，何かの母音の種類に対応している．一方では，この対応の境界は，F_2 は 800 Hz より大きいこと，また F_1 より大きいこと（これは定義から）を示している．さらに，下の境界は，F_1 はその母音の基本周波数よりずっと高いことを示している．さらに第 3 フォルマントは 0.4 ms と明白な関係を持つこと（図 5-4 参照）が付け加えられる．

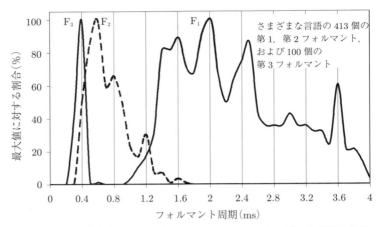

図 5-4 15 の方言を含む 27 の言語の 3 つのフォルマントのピッチ周期の分布．分布の極大点は 0.40 ± 0.01 ms の整数倍の周期への偏りの有意性が高いことを示す（ガウス検定：$p < 0.001$）．F_2 の分布の最大の極大は 0.6 ms にあるが，これは周波数逓減（つまり周期倍増：$2 \times 0.6\,\mathrm{ms} = 1.2\,\mathrm{ms}$）による可能性がある．

	F_2								
1	2500	[i]	[iː]	[ɪ]	[ə]	[e]	[ɛ]	[ɛː]	
3/2	1667	-	[Y]	[yː]	[y]	[œ]	[ɜ]	[eː]	[æ]
2	1250	-	-	[uː]	[ʊ]	[øː]	[aː]	[ʌ]	[a]
3	833	-	-	-	[u]	[o]	[ɔ]	[oː]	-
	[Hz] [Hz]	250	278	313	357	417	500	625	833	F_1
		10	**9**	**8**	**7**	**6**	**5**	**4**	**3**

左端縦軸：$1/(F_2 \cdot 0.4\,\mathrm{ms})$　下部：$1/(F_1 \cdot 0.4\,\mathrm{ms})$

図 5-5 25 種類のすべての標準的な母音の 2 つのフォルマント周期．0.4 ms の整数倍（例外として 1.5 倍がある．図 5-2 も参照）に近いフォルマント周期に関連づけられることがわかる．母音の実測値には，特に異なる言語において大きな変動があるが，この表から，可能なすべての母音の種類と 0.4 ms で区切られたマトリクスの間には，1 対 1 の関係があるように見える．

5.4　声調言語である中国語における時定数

2007 年にカリフォルニア大学のサンディエゴ校のダイアナ・ドイチェ（Diana Deutsch）教授の研究室で，聴覚系における時間的処理について講演する機会を与えられた．ダイアナ・ドイチェは言語と音楽の知覚や記憶に関する研究や，また非

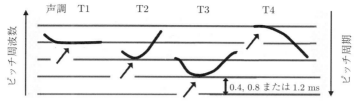

図 5-6 中国の声調言語であるマンダリンの，4個のいわゆる声調のピッチの輪郭の模式図．矢印はピッチが多少とも一定の部分を示すが，それらの間には 0.4，0.8 または 1.2 ms の差がある傾向がある（図 5-4 も参照）．図 5-8 での計算で用いられたピッチ一定の部分での標準偏差は 5% 未満であり，T1 に至っては 1% 未満であった．

常に多くの驚くべき聴覚の錯覚やパラドックスの発見で非常によく知られている．私の訪問した頃には，彼女は特に絶対音感について興味を持っていた．彼女の話では，個々の音を特定し音名をあてるこの驚くべき能力は，マンダリン（中国語）やベトナム語などのような声調言語を話す人たちの間では多く見られ，非声調言語の話者の間には少ない（Deutsch et al. 2006）ということだ．絶対音感が時定数となんらかの関連があると密かに考えていた私は，聞かせられた言語音の標本のピッチを彼女に尋ねた．果たせるかな，この標本の中心的な周波数は 250 Hz で周期 0.4 ms に相当していた．この発見は私のこの分野への関心に火を付け研究を始めた．問題はこのピッチ値が単なる偶然だったのか，それとも声調言語である中国語と聴覚時定数との間になんらかの関連があるのだろうかということだった．

幸運にもオハイオ大学のリー・シュー（Li Xu）教授から，この疑問に答えるに十分な数の中国語の話者から言語音の膨大なコレクションの提供を受けた．シュー教授の研究目標は，電気刺激下の聴覚，言語認識のメカニズムを明らかにして（Xu and Pfingst 2008），人工内耳（4.1 節参照）治療を受けた患者の言語や音楽認知の能力を高めることであった．残念ながら現在の技術では，マンダリンのような声調言語の微妙なピッチ変化を伝達して，意味の違いを伝えることはできない（Zhou et al. 2013）．

マンダリンには 4 種類のいわゆる「声調」があるにすぎない（T1, T2, T3, T4）．それらすべてのピッチ変化には，図 5-6 の簡単化した模式図に示すように，多少とも一定値を示す区間が存在する．T1 は大体一定のピッチ，T2 は大体上がり，T3 は最初下がって上がり，T4 は大体下がる．[ma:] という発音ならば T1 では

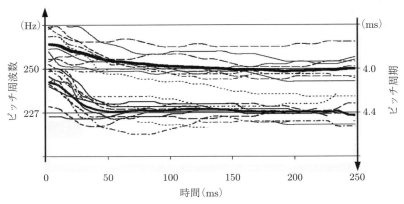

図 5-7 2人の中国語話者の「声調」T1 の 11 回の繰り返し発声時のピッチ周波数変化．平均的に（太線），ピッチ周期は 0.4 ms のある整数（10, 11）倍に収束した．

「母」，T2 は「麻」，T3 は「馬」，T4 は「不平を言う」という意味となる．

　ダイアナ・ドイチェがすでに示したとおり，同一の話者による同一の声調の繰り返しではピッチの変動は非常に少なく，違う日に話しても半音（約 6％）以下であった（Deutsch *et al.* 2006）．図 5-7 に 2 人の女性の話者の T1 のピッチ変化を示すが，その変動の少なさと，一定のピッチへの収束状態がわかる．2 人とも，ピッチは聴覚時定数 0.4 ms の整数倍（×10, ×11）の周波数に収束していく．その一方では，各話者は自分の各声調に対し特定のピッチに完全に固定されているわけではなく，また子ども，女性，男性などのグループ内での個人間変動も 1 オクターブ以上あった．これはリー・シューらの綿密なピッチ測定結果でも明らかだった．彼らの膨大なデータに基づき，私は 56 人の女性と 35 人の男性の成人の中国系米国人の 4 声調の 11 回の繰り返しと，180 人の中国人の子どもによる 40 回の繰り返しの結果を分析した（図 5-8）．成人被験者については，T1 の各繰り返しにおいてピッチの標準偏差が 1％未満の時間区間（150 ms の継続時間）で，T2〜T4 では 5％未満の区間（64 ms の継続時間）で，一定ピッチを保っているとした．それに対し，子どもの被験者の数は多かったので，各被験者と声調について 1 つの平均ピッチ値を用いることができた（同じ長さの区間において）．

　その結果，声調の支配的なピッチの分布を見ると，予想されるように子ども，女性，男性のピッチ分布は異なるが重なりがあり，女性は男性よりオクターブ高

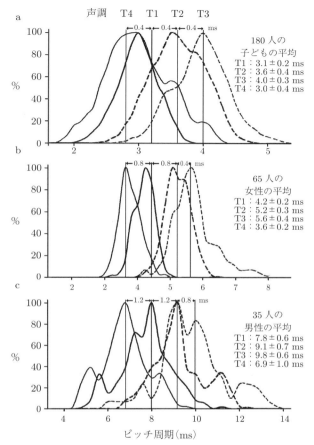

図 5-8 中国系米国人によるマンダリン方言の 4 声調のピッチ周期分布．各図の 4 本の正規化曲線は，(a) 4 つの声調のそれぞれの繰り返し数 40，または (b)(c) 10 のものである．当然ながら声のピッチの範囲は子ども，女性，男性で異なるが重なりもある．さらにピッチのヒストグラムは各グループにおいてピッチ軸に沿って大体規則的な間隔で配置されている．(図中の平均値はヒストグラムの極大の位置とは多少異なることに注意．) (a) 180 人の子どもについては，4 本のヒストグラムの最大値は，0.4 ms の整数 ($n = 7, 8, 9, 10$) 倍を示す縦線と関連づけてもよいように見える．(b) 65 人の女性，ヒストグラムの最大値は 0.4 ms の整数 ($n = 9, 11, 13, 14$) 倍を示す縦線と結び付けられる．ピーク間隔は 2 つが 0.8 ms，1 つが 0.4 ms である．(c) 35 人の男性．極大は 17, 20, 23 ×0.4 ms のところにあり，間隔は 1.2 ms である．すべてのグラフのすべての曲線には横に小さなピークがあり，それらも 0.4 ms の整数倍に近い．これは男性のグラフで最も顕著で，声調 T3 のグラフは 25 × 0.4 ms の近くに大きな横ピークがある．

い．さらに，4つの声調のピッチ一定の時間帯でのピッチの分布は，0.4 ms の整数倍の近くにピークを持つ．しかも子どもグループでは，ピーク間隔はある程度規則的で約 0.4 ms である．女性，男性グループでは最初の2つの間隔（T4～T1，T1～T2）が等しく，女性で 0.8 ms，男性で 1.2 ms であり，3番目の間隔（T2～T3）はそれぞれ 0.4 ms, 0.8 ms であった．ただし男性グループの T3 のピークとしては，9.2 ms で T2 と重なる本来のピークでなく，10 ms にある横のピークを考えた場合である．さらに，いくつかの曲線は副次的なピークを持ち，しかもそれがやはり 0.4 ms の整数倍の近くに位置している．不思議なことに，女性と子どもグループの T1 は，最も長い定ピッチ時間と最小のばらつきを示すにもかかわらず，我々の目標の位置から最も大きく外れている．これはおそらく，その両隣の 0.4 ms の整数倍点に偏る個人が多いからであろう．たとえば図 5-7 の例における 4.0 ms と 4.4 ms のように．

要約すると，すべての被験者グループに対するピッチの一定領域はかなり広くて重なっているが，それらが聴覚時定数と関連していることは明白である．1人の被験者についてさえ，いろいろなピッチを用いることがあるにもかかわらず，これは成立している．声調の生成のために話者は 0.4 ms の整数倍を水準として利用しながらも，ピッチ変動の自由もあるように思える．

5.5　笛調律の不思議

前世紀のはじめ，音楽民俗学の父と呼ばれる有名なカール・シュトゥムフ（Carl Stumpf, 図 12-1）とエーリッヒ・フォン・ホルンボステル（Erich von Hornbostel）は非常に奇妙な発見をした．さまざまな楽器，たとえば南太平洋で収集された笛，インドネシアからのガムラン楽器などが驚くほどの精密さで同一の音に調律されているということである（Hornbostel 1928, Kunst 1948）．同じことがボリビア，ペルー，ソロモン諸島のパンの笛についてもいえた．カール・シュトゥムフは彼の認識論の本の中で（Stumpf 1940），これらの発見について述べ，しかし説明困難だとしている．彼の最終的な結論は「共通の起源を持つ」ということだった．「世界で遠く離れている人々が，一般的な，特に聴覚の要求によって楽器を同じ音に調律するというような必然性は考えにくい」（Stumpf 1939 の翻訳）というのが，

主な理由だった．

明らかに，カール・シュトゥンプフは普遍的な調律に対する正しい説明として，聴覚の性質についても考えてはいた．しかしながら，絶対的で同一のピッチを用

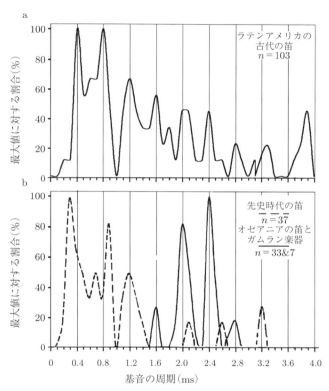

図 5-9 (a) 南米とメキシコの 103 本の古代の笛の基本周波数の分布．あるものは 2,000 年以上古い．52 本の笛の基本周波数は音響的に測定され（ドイツ，シュツットガルト，古代アメリカ博物館のウルリッヒ・ホフマン氏の厚意による），51 本については形状の測定から計算された（Ellen Hickmann 2007）．0.4 ms の整数倍の基本周期への調律の偏りには強い有意性がある（ガウス検定 $0.40 \pm 0.01, p < 0.001$）．(b) カール・シュトゥンプフは南太平洋，南米 (33)，インドネシアのガムランの (7) 笛は，しばしば同じピッチで調律されていることを発見した（Stumph 1939）．図で見られるようにそれらは 0.4 ms の整数倍の周期に集まっている（$n = 4〜7$，ガウス検定：0.40 ± 0.01 ms，$p < 0.001$）．クロードレ-ティソー（Clodoré-Tissot 2009）らの形状測定（長さと内径）によると，より有意性は低いが，37 本の先史時代の笛も事情は同じであった（$n = 1〜8$，ガウス検定：0.4 ± 0.1 ms, $p < 0.005$）．

5.5 笛調律の不思議

いた調律の基礎として，いまだに知られていない世界的規模の異文化交流という，ちょっとありそうもない仮説のほうを選んだのだった．ここまで来れば，我々には彼の排除した仮説のほうが正しいと思えるのではないか．実際，ホルンボステルとシュトゥムフによって収集された笛（33）とガムラン楽器（7）の製作者たちは，0.4 ms の整数倍（4〜7）を好んで調律の水準器として用いた．これは図 5-9b の実線によって示されている．さらに図の破線は多くの先史時代の笛のピッチの分布である（Clodoré-Tissot 2009）．ピッチは長さと直径で決められたものである．驚くべきことに，このような極めて古い（2,000 年以上前）楽器の基本的な音でさえ，0.4 ms の整数倍付近（1〜8）に集まっているのである．

最後に図 5-9a に示されるように，ドイツのシュツットガルトの古代アメリカ博物館で，さらに対応するカタログ（Hickmann 2007）で私が見つけた，南米やメキシコの 103 本の笛の基本周波数にも同じような傾向がある．これら 2,000 年近い古い笛の半分のピッチは音響的に決められ，残りは形状の測定から計算された．ここでも，調律が 0.4 ms の整数倍の基本周波数に偏りを示すのは明らかで有意性も高い．

カール・シュトゥムフとエーリッヒ・フォン・ホルンボステルの驚くべき発見から 1 世紀後でも，有史時代どころか有史以前にまで遡る，世界中のこれほど多くの場所からのこれほど多くの楽器が，ある特定の明確なピッチに調律されているのはなぜか，いまだに謎のままである．明らかに笛の製作者たちは，このように調律するという欲求だけでなく能力も持っていたのだ．したがって必然的な結論は，彼らはなんらかの絶対音感を持っていたことになるだろう．明らかにそれは，440 Hz の標準音を中心とした我々の全音的音階に同調していたのでない．彼らは自然の内部的な基準である 0.4 ms の聴覚時定数を持っていたに違いない．

5.6　鳥の鳴き声の聴覚時定数

数年前，ドイツのダルムシュタットで行われた「新音楽のための日曜教室」で，ある韓国の作曲家が革新的な作曲に対する賞を受賞した．聴衆が驚いたことに彼は受賞の挨拶で，まず自分の音楽の価値について自信がないと切り出した．なぜかというと，彼が自分の作曲した曲を弾くと，彼の犬はいつもソファの下に潜っ

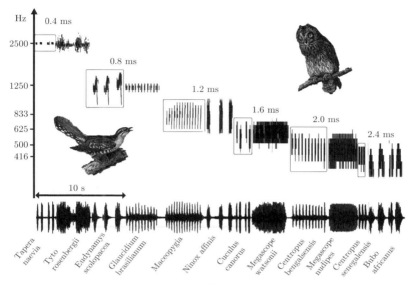

図 5-10 さまざまな種類のカッコー（枠内）とフクロウの発声のソナグラム（上）と時間波形（下）．種類による違いは大きく約 200 Hz から約 4,000 Hz までの範囲にわたっている（種の名前は下のオシログラムの下に示した）．ここで選択されたものからは，鳴き声の中心的な周波数が，0.4 ms の整数倍の周期に対応する周波数に偏っている可能性を示唆している．

てしまい，クラシック音楽を弾くとやっと出てくるからということであった．実際，動物，特に犬は音や音楽にうるさいといわれる．ある犬は絶対音感を持つらしいという報告さえある．さらに，オオカミとネズミは自分の群れの仲間を見分けるのに，絶対音感による情報を使うのではないかといわれている（Levitin and Rogers 2005）．

ある種の鳥の能力のほうがよく知られているだろう．たとえばムクドリは絶対的ピッチを基準にする（Hulse and Cynx 1985）．したがって，鳥の発声において 0.4 ms の時定数が見つかっても驚くべきことではないだろう．さまざまなインターネットの情報源（たとえば eulenwelt.de, soundbible.com など）を用いて，いろいろな種類のカッコーやフクロウの発声の例を，満足できるほどの統計量を得るまで集めることができた．図 5-10 はいくつかの発声の例をソナグラム（声紋）とオシログラム（時間波形）で示したものである．種々の鳥の声の周波数範

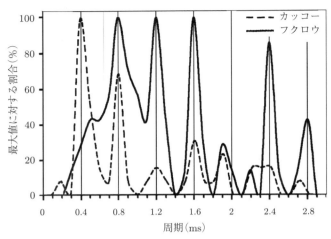

図 5-11 種々のカッコーとフクロウの発声のソナグラム．128 羽（72 羽のフクロウと 56 羽のカッコー）の発声のスペクトルの極大は，0.4 ms の整数倍（$n=1\sim 7$，ガウス検定はカッコーで 0.4 ± 0.05 ms, $p<0.001$，フクロウで $p<0.01$）に対する偏りが有意であった．

囲は約 200 Hz から約 4,000 Hz の広きにわたっているが，かなり多くの鳥の声が 0.4 ms の整数倍の周期の近くで保たれている．これらの鳥のかなりの数（128）のスペクトルのピークの分布から，これは明らかに見える（図 5-11）．鳥たちは比較的長い，ときには純音さえ発声し，変調は限られた周波数範囲にあることから（図 5-10），スペクトルのピークという簡単な尺度でうまく表せる．明らかに，分析された鳥の鳴き声のスペクトルは，やはり 0.4 ms の整数倍の付近にかなり集まる．したがって，少なくともある種の鳥たちは，人間と同じ聴覚の水準器を用いている．第 8 章では実際に，聴覚系の基礎にある時間間隔は，鳥を含む多くの動物の神経生理学的実験で示すことができることを述べる．おそらくそれは，聴覚系の最初の処理中心である蝸牛核における，内部振動の結果である．

最後に，他のどんな鳥（あるいは哺乳類）がカッコーやフクロウなどのように特定の周波数に偏った発声をするのかは，未解決問題である．標準的なコンピュータとインターネットの使用環境があれば，経験豊かな読者にとってもっと多くの例を見つけるのは容易だろう．

第6章

聴覚の伝達路

6.1 蝸牛から皮質まで

　外耳から内耳へと受け渡された音響信号は，蝸牛の中で神経の信号を誘発し，それは聴覚の伝達路を神経インパルスとして伝わっていく．インパルスは上昇する繊維路を通って脳幹から中脳へ達し，そこから視床を経由して大脳皮質まで行く（図6-1）．これらの繊維路のひとつひとつは何千もの神経繊維（軸索）を含み，それらは聴覚処理中枢（核）にある神経細胞に接続している．

　聴神経は蝸牛と中枢聴覚系への入り口である蝸牛核（CN: cochlear nucleus）とを結んでいる．ここから音響情報は直接的，間接的両方の経路を通って下丘へ達する．この中脳内の核は皮質へ行く途中での主要な情報処理の中枢である．下丘は両側のCN，外側毛帯の核，上オリーブ核群（両耳性の情報を含む）などから入力を受けている．後に見るように（第8～11章），下丘は周期性の処理で中心的な役を担っている．したがって，本書でも中心的な存在である．

　聴覚系の次の段階は視床内の内側膝状体である．この核は側頭葉の一部を形成する聴覚皮質への門としばしば考えられている．ここでは，下部の処理中枢です

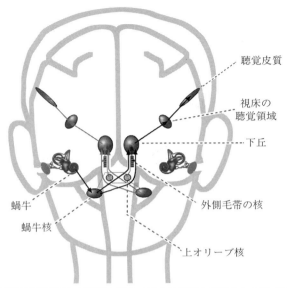

図 6-1 音響情報が外耳から聴覚皮質まで達する様子の簡単化した模式図．ここで示されていないが，ほとんどの核から大量の逆投射がある．特に皮質から視床までの間に著しい．

でに分析された音色，ピッチ，音量，定位などの基礎的な音響の特徴量をさらに処理する．最後に，下降する（遠心性の）伝送路が皮質や他の聴覚領域から下降して，下部の処理中枢の動作に影響している．その動作は負帰還つまり抑制的な制御で，これらの核の感度や選択性に影響を与える．

6.2　耳

6.2.1　受容系

　人の耳は外耳，中耳，内耳の3つの部分から成る（図 6-2）．外耳の耳介と外耳道は音波を集め鼓膜へ導く．音響波はこの膜とそれに付いている中耳内の耳小骨の振動を引き起こす．それらは我々の体の中で最小の骨で，基本的には機械的なテコとして働く．それらの特徴的な形状から，それが非常に小さいにもかかわら

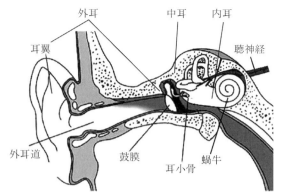

図 6-2 耳の構造．外耳道を通った音響波は鼓膜とそれに付いている中耳の耳小骨，すなわち槌骨，砧骨，鐙骨の振動を引き起こす．これらの骨の並びが内耳の蝸牛に音の信号を伝える．蝸牛中の受容細胞は音響情報を神経信号に変換し，それはスパイクとして聴神経を伝って脳に送られる（Pickles 1988 を改変）．

ず，槌骨，砧（きぬた）骨，鐙（あぶみ）骨（ラテン語では *malleus, incus, stapes*）と呼ばれている．

　鐙骨がこの鎖の中の最後の骨で，その足板に相当する部分は，内耳のラセン状の蝸牛の液体で満たされた空洞に（蝸牛の）骨に開いた小さな卵円窓（または前庭窓）と呼ばれる穴を通じて接触している．耳小骨のテコとしての働きと，さらには卵円窓が鼓膜よりずっと小さいことにより，卵円窓での圧力（変化）は鼓膜でのそれより 22 倍大きい．他方，振動変位は小さくなっていて，結局全体の変換過程は，環境中の空気と蝸牛中の液体の音響インピーダンス（音による気圧と音響媒体の分子の速度との比）を整合することになる．その作用がなければ，音のエネルギーの大部分は蝸牛の液体から反射されてしまう．なぜならば，空気と比較してその液体は重く（密度が高く）非圧縮性だからである．

6.2.2 蝸　牛

　蝸牛は音信号に含まれる情報を神経活動に変換するすべてを行う場所である．鼓膜と中耳の機械的振動は液体の圧力波に変換され，受容細胞によって活動電位（スパイク，Box 6.1 参照）に変換される．

Box 6.1 神経細胞

すべての神経系における基本単位は神経細胞，すなわちニューロンである．通常はニューロンの細胞体からは2種類の枝が伸びていて，一方は樹状突起で他方は軸索である．1つのニューロンにはその樹状突起や細胞体の上に数千ものシナプス入力を受ける場合もあるが，出力を伝える軸索はいつも1本で，それはいくつもに枝分かれする場合もある（側枝）．ニューロン同士の情報交換は標準化された電気信号，すなわち活動電位（スパイク）を軸索を通じて送ることによって行われる．

細胞内外のイオン濃度差のため，すべての細胞は約 −60 mV の負の膜電位（静止電位）を持っている[1]．膜の一部のナトリウムチャネルがシナプス活動後に開いてナトリウム陽イオンが流れ込み，細胞の膜電位を上昇させる（脱分極）．脱分極の程度が大きいために直後のカリウム陽イオンの流出によって打ち消されないときには，電位感受性のナトリウムチャネルが開き，さらにナトリウムイオンの流入が起こることにより脱分極が進む．膜電位が一定の閾値（約 −30 mV）を超えると，開いたナトリウムチャネルの数は雪だるま式に増加し，1ms 以内に膜電位は −60 mV から約 90 mV 変化して +30 mV になる．この過程全体は「ホジキン・ハクスレー・サイクル」として知られている[2]．ナトリウムチャネルが再び閉まると，細胞内のカリウムの貯蔵庫からのイオン流出により細胞は再分極するが，細胞が静止電位に達し「スパイク」がまた出せる状態になるには数 ms かかる（不応期）．

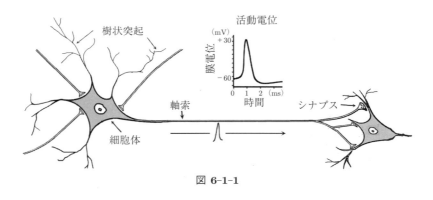

図 6-1-1

---

[1] (訳注) 膜電位とは細胞外を基準とした細胞内電位である．
[2] (訳注) ホジキン（Hodgkin）とハクスレー（Huxley）は詳細な実験からこの過程を微分方程式で表現することに成功し，その後の神経科学を一変させた．

細胞膜の興奮は神経繊維を伝わって広がって行く．「スパイク」の速度（1～100 m/s）は繊維の太さにも依存するが，「ミエリンの髄鞘」の有無による絶縁性の差に，より強く依存する．スパイクが軸索の終末のシナプスに到達すると，神経伝達物質がその貯蔵庫（小胞）から放出され，それらが接触している細胞の膜のイオンチャネルを開ける．ナトリウムチャネルを開ける作用の伝達物質（たとえばグルタミン酸）を持つ興奮性シナプスと，カリウムチャネルまたは塩素チャネルを開ける伝達物質（たとえばGABAやグリシン）を持つ抑制性シナプスがある．もし受容側の細胞が抑制性より興奮性の入力を十分多く受ければ，活動電位を発生する（前述）．

　鐙骨の足板部分が音に応じて振動すると，卵円窓は内側と外側に向かって動かされ，液体の充満した部屋，「前庭階」と「鼓室階」に圧力波を引き起こす（図6-3）．これらの2つの階はラセンの頂部の小さな開口部でつながっている．鼓室階の基部にはもう1つの開口部，正円窓（または蝸牛窓）があり膜に覆われていて，卵円窓が内側に押されるとこの膜は外側へ動く．これが2つの階中のほぼ非圧縮性である液体（外リンパ液）の圧力変化を受け止めている．

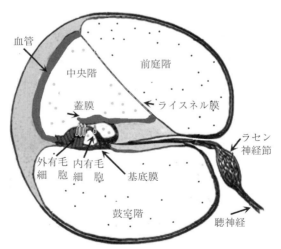

図 6-3　ラセン状に巻いた蝸牛の断面図．液体が充満した3つの管状の分割は，前庭階，中央階，鼓室階である．基底膜の上にはコルチ器官が乗っている．3列の外有毛細胞と1列の内有毛細胞の上を蓋膜が覆っている．

器官全体は大変小さいので，2つの階を充満する外リンパ液はほんの数 ml である．前庭階と鼓室階は蝸牛管または中央階と呼ばれる3つめの管で分離されている．この管を満たす液体は内リンパ液と呼ばれ，外リンパ液とはイオン組成が多少異なっている．この管の内リンパ液は前庭階の外リンパ液とは薄いライスネル膜により隔てられ，鼓室階の外リンパとは「基底膜」で隔てられている．

6.2.3 進行波

第3章で見たように19世紀の中頃，ヘルマン・フォン・ヘルムホルツは共鳴説を提唱したが，そこでは蝸牛がフーリエ分析器の役割を持つと仮定した．つまりその主要な役割は音響信号のスペクトルを表現することだった．1928年にブダペストにあるハンガリー郵便の電信技師であったゲオルク・フォン・ベケシーは，基底膜の機能をより正確に理論づけた．それは蝸牛による音処理に関する我々の理解を一変させた．30年以上後の1961年にフォン・ベケシーはノーベル生理学賞を受賞したが，彼は現在までその栄誉に浴した唯一の聴覚科学者である．

蝸牛の機械的モデルを用いた驚くほどエレガントな一連の実験で，彼は金属の管を水で満たし，管の長さ方向に膜を張った．すると振動により膜上に起こされた波が走って行くのを観察した．これを「進行波」と呼んだ（図6-4）．銀粉をマーカーとしてストロボ写真を用いることにより，人や動物の屍体から取った耳の基底膜で，実際に同様な波を観察することができた．動物の中にはブダペスト動物園の象もいた．

我々の耳の中で，基底膜は蝸牛全体の長さ（約 36 mm）にわたって延びているが，その剛性と幅のどちらも長さに沿って変化する．蝸牛の外観から想像するのとは反対に，基部（つまり卵円窓のところ）では基底膜の幅はわずか 0.1 mm で，その頂部では 0.5 mm に広がっている（Pickles 1988）．そのうえ，その剛性は基部から頂部までの間に 1/10,000 にまで減少する．これらの機械的な性質により，純音は蝸牛中に基底膜に沿って進行する波を引き起こす．振動振幅が最大になる基底膜上の場所を決めるのは，音の周波数である．この最大点の後では，摩擦の力により波は減速し，すぐに崩れ去ってしまう．

したがって，入力の各周波数に対して，基底膜上で特定の場所が最大の応答を示し，その結果我々は異なる周波数を識別できることになる．ヘルムホルツが最

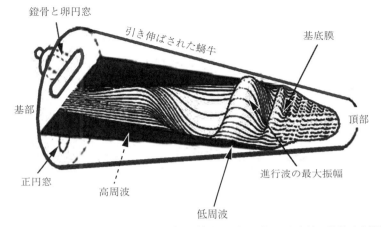

図 6-4 蝸牛を引き伸ばしたものの模式図（各部の長さの比は不正確）．鐙骨は音響振動を卵円窓を通じて蝸牛に伝える．純音は基底膜に単純な進行波を起こす．音の周波数を高いほうから低く変化させると，波の最大の場所は基部近くから頂部近くへと移動する（Tonndorf 1960 を改変）．

初に仮定したようにベケシーは，高い周波数の音は基底膜の基部の感覚細胞を興奮させ，低い周波数の音は頂部へかけての感覚細胞を興奮させることを証明した．蝸牛でのこの周波数の規則的な表現は，現在ではトノトピー構造（ときにはより正確に 'cochleotopy'）と呼ばれている．現在では蝸牛での分析が，皮質までのすべての聴覚処理中枢における，周波数のトノトピー表現の基となっていることがわかっている（後述）．

聴覚処理のほかの多くの側面と同様，進行波の力学の研究には純音刺激を用いたものが多かった．しかしながら蝸牛の主要な役割は，人間や動物間の情報伝達において実際の複合音の分析をすることである．前の各章で見たように，これらの音は多くの周波数成分（高調波）を持つ調和音であることが多い．したがって蝸牛の主な役割はそのような信号を分解することである．この分析は簡単に言えば，各周波数成分を基底膜に沿った応答最大の周波数特異性を示す場所と対応づけ，これらの場所にある神経（有毛細胞，Box 6.2 参照）の応答がそれらの成分の振幅を符号化することで行われる．

Box 6.2　コルチ器官

　コルチ（氏）器官は基底膜の上に位置して，有毛細胞，支持細胞（図中には示されていない），聴神経の終末を含んでいる．蓋膜で覆われている（示されていない）．全体で約 15,000 個の有毛細胞が基底膜の長さ方向に 4 列に規則正く配置されていて，1 列が「内」有毛細胞，3 列が「外」有毛細胞である．

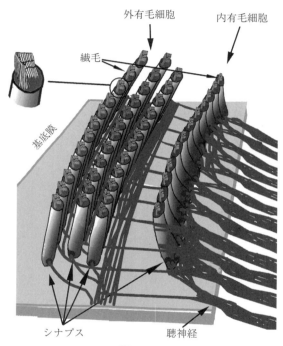

図 6-2-1

　各内有毛細胞には 20〜50 本の小さな突起である繊毛がオルガンのパイプのように美しく配置され，細胞の頭から突き出している．繊毛は数列に配置され，「ティップリンク（先端連絡繊維）」によって隣同士結ばれている．基底膜，蓋膜，周囲の液体の相対的な運動が刺激周波数のリズムで繊毛を偏らせる．

　繊毛が外側に曲がると先端連絡繊維が引っ張られ，振動と同じリズムでイオンチャネルを開閉する．有毛細胞の周囲の液体は高い濃度の陽イオン（主にカリウムとカルシウム）を含んでいるので，チャネルが開くと，イオンが電界勾配に従って

細胞内に流れ込む．結果として生ずる細胞の脱分極は受容器電位と呼ばれる．それは細胞に伝達物質グルタミン酸を，細胞の基部に接触している聴神経の終末に向けて放出させる．

　我々の聴覚系の主要な受容器は「内有毛細胞」であり，それらが音響信号を神経符号に変える．これらの細胞のひとつひとつは約 20 本の神経繊維に接触されている．対照的に，「外有毛細胞」の主要な役割は，細胞自体の長さを入ってくる音波と同じリズムで能動的に伸縮させることで，弱い音響振動を増幅することである．この増幅は，脳幹からやってくる神経支配によって制御されている．そのための神経繊維は基底膜に沿ってラセン状に走っていて，多くの外有毛細胞に連絡している．

　蝸牛における調和音の分解は不完全である．なぜならば，うまく分解して進行波の最大振幅が分かれるのは，最低次から 3 つか 4 つまでの高調波だけだからである．基底膜上の周波数の位置対応は対数的であるから，高調波は次数の増加とともに重なり合い，部分的にあるいは完全に分離不可能となる．

　それらの振動の和は複雑さがさまざまなうなりのパターンを作り出す．しかし 2 つの干渉し合う振動の作るうなりの周波数は，いつでもそれらの差の周波数である．第 2, 3 章からわかるように，調和音のすべての成分の周波数は基本周波数の整数倍である．したがって，基底膜に沿ってうなりのパターンを見ていくと，基本波の周波数と同じ周波数であるところが多くあるだろう．忘れてならないのは，少なくとも音強度が強すぎず歪み成分が無視できるかぎり，これは完全に時間的な現象であって，スペクトル成分には何の変化もないということである．本書では波のこの時間的側面に対し「周期性」という言葉を用い「周波数」と対比する．

6.2.4　コルチ器官

　蝸牛の最重要部分は，繊細で非常に感度の高いコルチ器官で，名前はその発見者アルフォンゾ・コルティ（Alfonso Corti, 1822〜1876）に因んだものである．コルチ器官は，基底膜に沿って 4 列に並んだ多くの感覚受容細胞から成る（Box 6.2 参照）．これらの細胞の頭からは毛のような繊毛の一房が突き出しており，そのため有毛細胞と呼ばれる．それらの機能は音響情報を神経情報に変換することである．

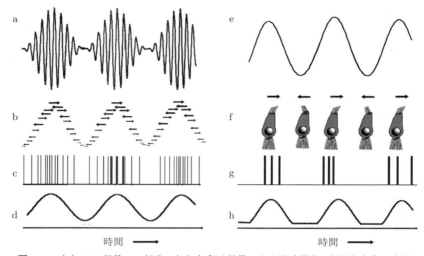

図 6-5 (**a**) AM 信号の一部分．(**b**) 矢印は信号による繊毛運動の振幅と方向の時間経過を示している．(**c**) 活動電位を簡単化して直線で示す．信号振幅が大きいときに活動電位が発生する．(**d**) 平均応答は信号の振幅包絡（envelope）を反映する．(**e**) 信号の拡大図．(**a**) の中の 3 個の波のみを示す．(**f**) 繊毛の運動．その結果音と同じ周期でイオンチャネルが開閉する．(**g**) 繊毛が右方向に傾いたとき活動電位が発生する．(**h**) 応答は信号の時間的に微細な構造も反映する．

進行波に対応して，麦の穂が風にそよぐように有毛細胞の繊毛は曲がる．基底膜の上向きの運動によって繊毛間をつなぐ先端連結線が引っ張られ繊毛にあるイオンチャネルが開く．その結果内向きのイオンの流れによる有毛細胞の膜電位の脱分極が起こり，逆に基底膜の下向きの運動は逆の結果になる（図 6-5）．そこで接続している聴神経のほとんどのスパイクは上向きの運動中に起こり，下向きの間は発火は停止または低下する．

音信号の振幅がより大きければ進行波の振幅は大きくなり，繊毛もより大きく曲がる．これによってより多くのチャネルが開き，イオン電流さらに脱分極が増加し，聴神経の活動もより大きくなる．

さらに信号の振幅が周期的に変化すれば，平均的な応答はそれに従って変調を受け，したがって信号の振幅だけでなく振幅包絡の周期にも反映し，同時に信号の微細な時間的構造にも反映する（図 6-5）．これが起こるのは，位相の結合すなわち同期の上限周波数の，約 5 kHz より下の周波数帯域である．

6.2.5 蝸牛増幅器

我々が聞くことができる音強度の広大な幅はまさに驚くべきである．聞こえるか聞こえないかの音（ネズミの足音とか）と痛みの閾値にまで達する音（ジェット機の爆音とか）の間の音強度，あるいは音量の違いは周波数に依存するが，1兆倍（10^{12}倍）にもなり得る．我々の耳の途方もない感度の良さは進行波の受動的な受容のみでは説明できない．明白な証拠はなかったが，内耳には，聴神経の感度の高さや同調特性の鋭さを説明できるような，未発見の仕組みがあるに違いないと，科学者たちは何十年も推測してきたのだった．蝸牛増幅器とでもいうべきもので，弱い音信号を約10,000倍，すなわち40 dB（Box 6.3参照）能動的に増幅できるものがあればよい．ジム・ハドスペス（Jim Hudspeth）がこの増幅器を3列の外有毛細胞に見いだしたのは，わずか30数年前である（Box 6.2）．

Box 6.3　デシベル尺度

知覚できる音強度は広い範囲にわたっているので，対数尺度であるベル（B）で測られる．あるB値 x は，音強度 I（Watt/m^2）が基準の音強度 I_0 と比較してどれだけ大きいかを示す．もし I_0（音圧 p_0）が1 kHzにおける人間の可聴閾値だとすれば，単位はSPL（sound pressure level）と呼ばれる．

実用的な目的で，Bの代わりに対数を10倍してdB（=B/10）を用いる．音強度の代わりに音圧（単位はN/m^2）を用いるときは10倍でなく20倍を用いる．なぜならば音強度は音圧の2乗に比例するからである：

$$X\,\mathrm{dB\ SPL} = 10\log\left(\frac{I}{I_0}\right) = 10\log\left(\frac{p^2}{p_0^2}\right) = 20\log\left(\frac{p}{p_0}\right)$$

我々の可聴閾値は約0 dB SPLで痛覚閾値は約120 dB SPLであるから，聴覚のダイナミックレンジは音強度比で 10^{12}（1兆）となる．我々のささやき声，話声，叫び声は，それぞれ約20, 65, 80 dB SPLである．

20 dBの増加は音圧でいえば10倍，強度だと100倍である．3 dBは強度で2倍，音圧で2倍は6 dBということになる．

ハドスペスの驚くべき発見までは，約 12,000 個の外有毛細胞の役割は全くの謎だった．なぜならば脳に情報を送る神経のほとんどすべて (95%) は，約 3,500 個の内有毛細胞と接触しているからである．外有毛細胞は脱分極すると，刺激の周波数のリズムで能動的に収縮する．長さの急激な変化は筋肉の収縮と似ており，エネルギーを必要とする．エネルギーは内耳の外壁に密に存在する血管から供給される（図 6-3）．

外有毛細胞の能動的な運動により基底膜はより強く運動し，その結果，隣接する内有毛細胞はより強く応答する．外有毛細胞が特定の周波数で共鳴するので，蝸牛の特定の位置で進行波の振幅も周波数同調特性も強化されるのである（Hudspeth 1997）．最後であるが，聴神経の少数派（約 5%）は外有毛細胞と接触していて，それらの応答を制御することにより，聴覚の感度を適応させるのに重要な役割をしている．

6.3 聴神経

6.3.1 スペクトルの符号化

聴神経（神経節細胞）の細胞体は蝸牛の中心のラセン神経節に位置する（図 6-3 参照）．聴神経の電気生理学的測定から，蝸牛はフィルタバンクとして機能し，聴神経繊維はその出力チャネルであり，有毛細胞からの周波数・時間情報を脳幹の神経細胞に伝送するということがわかる．聴神経が基底膜の異なる位置（有毛細胞）から信号を受ければ，それらが一番良く応答する周波数（特徴周波数，CF：characteristic frequency）は異なり，発火の頻度はこれらの周波数の信号の振幅に依存する（図 6-6）．したがって，聴神経中の活動の分布は，信号の音スペクトル像を形成する．

我々は 1% 以下の周波数の差でも識別可能である．たとえば 1,000 Hz の音と 1,003 Hz の音を区別できる．これから聴神経繊維も同様な同調特性を持つと想像するかもしれない．しかし，同調特性は周波数が高くなるにつれ良くはなるが，5 kHz 以下の範囲では同調曲線は CF に対してかなり幅広くなっている．この傾向は 1 kHz より下の周波数ではより目立つようになり，振幅を大きくするとさら

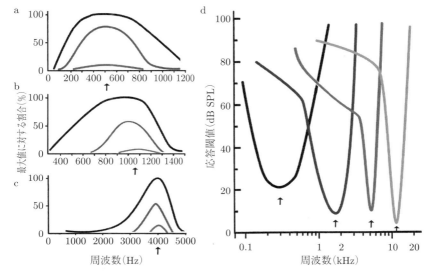

図 6-6 (a)〜(c) 聴神経繊維の代表的な応答の模式図(たとえば Rose *et al.* 1971 によって詳細に測定されたリスザル).各曲線は異なる音強度に対する応答である(閾値付近は薄い灰色,中振幅は灰色,高振幅は黒色).最小の振幅で応答するには刺激は特定の周波数(CF,矢印)を持つ必要がある.特に 1 kHz より下では,応答曲線は低振幅のときより,中,高振幅となるにつれずっと幅が広くなる.(d) 聴神経繊維の 4 つの代表的な応答の模式図(たとえば Javel 1986 によるネコの詳細な測定).各曲線は活動が始まる限界の閾値を周波数に対してプロットしたものである.曲線の先端(矢印)はその繊維の CF を示している.応答曲線 (a)〜(c) と閾値曲線 (d) の広い幅は,我々の高い周波数弁別能(< 1%)を説明するには,中枢の聴覚系でさらなる時間的分析が必要なことを示している.

に増大する(図 6-6 a, b),我々の鋭い周波数弁別能は,少なくとも 5 kHz 以下では蝸牛の周波数分析のみには依存できないと思われる.聴神経において時間的符号化も行い,それを聴覚中枢で分析することが不可欠なのは明らかだ.

　幸いなことに聴神経はスペクトル符号化のみに制限されているわけではない.加えて,その活動パターンは 2 つの耳での音響信号のタイミングに関する情報や,5 kHz くらいまでの振動,変調,ゆらぎに対して同期した活動を含んでいる.この時間的な情報は信号の識別に役立つが,同時に,たとえば蝸牛によって異なる周波数チャネルに分離された母音のフォルマントのような,複雑な信号の成分を結び付けるためにも必要である.中枢での聴覚処理の主要な役割は,脳幹のさま

ざまな位置（ニューロン）からの互いに適合する情報を統合・結合することである．音信号の時間的な変調やゆらぎは幅広い周波数領域にわたって同期する傾向にあるから，この結合処理にとって必要な札（tag）となってくれる．

6.3.2 狭いダイナミックレンジ

我々の聴覚系の能力は，音響情報を何千もの多くの神経繊維で伝送することに基づいている．それに対し，神経繊維どれ1つとっても，符号化の複数の側面において能力は限られている．その1つがいわゆるダイナミックレンジである（図6-7）．音強度（音量）の情報は聴神経の平均発火頻度で符号化されている．音がより大きければ，繊維中に作られるインパルスの単位時間あたりの数はより多い．しかし，音がどれほど大きくても，神経繊維は毎秒数百のインパルスしか発火できないから，我々が扱える音強度の範囲は，どの聴神経でも1つで覆えるものはない（高閾値，低自発頻度を持つ少数のグループが特別な役割を持っている可能性はある．これらは大多数のほかの繊維をこの面で凌駕しており，60〜80 dB SPLのダイナミックレンジを持つことがあるからである）．

代表的な神経繊維（図6-7）は強度の範囲として30〜40 dBを符号化しているが，音が強くなるにつれ，聴覚系は，より高い閾値を持つ繊維や，少し異なる周波数に同調しているので賦活されるにはより強い入力を必要とする繊維なども取り込んでいく．

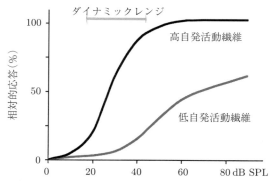

図 6-7 モルモットの神経繊維の典型的な応答のダイナミックレンジは30〜40 dBに限られている（Winter *et al.* 1990 より改変）．

さまざまな繊維からのそのような情報が中枢の聴覚系でどのようにして統合されるのか，正確なところはよくわかっていない．しかし実際に中枢神経系ではより広いダイナミックレンジを持つニューロンが見つかっている．狭いダイナミックレンジは強度の符号化には不利であるが，時間的な処理に対しては必要な前提なのである（第7～9章）．

6.3.3 時間的符号化

有毛細胞の振動は，可聴最高周波数に至るまで音波の山と谷を正確にたどる（図6-5）．その結果，有毛細胞の膜電位も高い周波数においても同期している（図6-8）．有毛細胞の振動運動の一方向ではイオンチャネルが閉じるという，一種の整流作用があるにもかかわらず（図6-5h），この性質には変わりはない．

各スパイクの継続時間は約1 msで，その後には不応期が数 ms 続く（Box 6.1）．その結果，速いニューロンであっても最大のスパイク頻度は1 kHz よりずっと低い．それでは，どのようにして5 kHz 以上の周波数がニューロンで符号化されるのだろうか．

面白いことに，ウィリアム・ラザフォードが19世紀に耳は最近発明された電話のように働くのだと提案したとき，この問題をどうにかしなければならなかった．

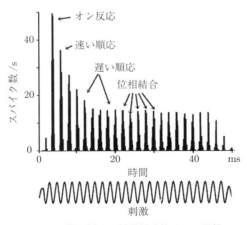

図 6-8　代表的な聴神経の同期の様子．刺激周波数はこの繊維の CF である 500 Hz である（チンチラを使った実験例，65 dB SPL，50 ms のトーンバーストの200 回の繰り返し）．

というのは，動物の神経で観察されたインパルス頻度は，せいぜい数百 Hz くらいだったからである（4.1 節参照）．半世紀以上後の 1949 年に，アーネスト・グレン・ウィーヴァー（Ernest Glen Wever）は可能な解決方法として，有名な周波数符号化の原理を提案した．これは現在では「ウィーヴァーの連射原理」として知られている（図 6-9, Wever 1949）．

素晴らしいアイディアがしばしばそうであるように，連射原理も非常に簡単である．位相符号化は統計的だから，隣同士の繊維はある確率で音響信号の異なる山で発火する．聴神経のどれ 1 つをとっても高い周波数の音の波のすべての山谷を符号化できるものはないが，それぞれが信号の波の異なる山で発火する，十分な数の繊維の発火を合わせれば，5 kHz 付近までの周波数の時間情報を符号化できる．

したがって連射原理によれば，約 5 kHz までの周波数の時間情報は，聴神経を通して伝送される．これは，ピッチ知覚の基礎になる神経機構は，時間的処理を含むことを示唆している（Greenberg 1988）．これは，音程認識能力から決められる音楽ピッチの知覚の周波数の上限は，約 5 kHz（Semal and Demany 1990）であることと対応している．

しかしながら，繊維のグループのスパイクの連射によって運ばれる時間的情報は，脳での周波数情報の解析にとって有用かもしれないが，重要な問題がいくつ

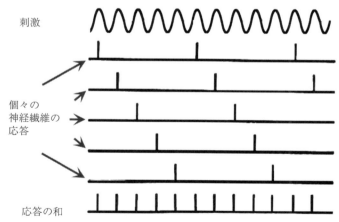

図 6-9 「ウィーヴァーの連射原理」．複数の隣接する神経繊維において平行して符号化することによって，5 kHz くらいまでの信号を時間的に符号化できる（この原理にとって，スパイク間隔がすべて等しいことは必要でない）．

も残っている．この符号は脳内の中枢でどのように復号されるのだろうか．脳のどのニューロンがこの符号をどのように利用することができるのか．第9章に可能な答えを示す．

6.4 蝸牛核

6.4.1 機能的構造

聴神経の繊維は脳幹での最初の聴覚処理中枢である蝸牛核（CN）に終端する．この核は人間を含む全哺乳類で非常に類似していて，聴覚信号に関する情報を聴神経から受ける．その役目は，続く中枢で音の必要なパラメータを抽出しやすいように情報を変換し，いくつかの平行な神経伝送路に送ることである．

CN は3つの副核に分かれている．すなわち前腹側蝸牛核（AVCN），後腹側蝸牛核（PVCN）と背側蝸牛核（DCN）である（図6-10）．CN に到達した聴神経繊

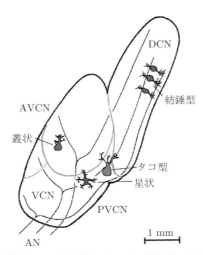

図 6-10　蝸牛核．背側（DCN）と腹側（VCN）蝸牛核に分かれ，後者はさらに前（AVCN）と後（PVCN）に分かれている．またニューロンの4つの主要型も示されている（細胞のさらなる分類は示されていない）．図示したすべてのニューロンは投射型である．たとえば星状細胞と紡錘型細胞は直接下丘に投射し，タコ型細胞は外側毛帯の腹側核に投射している（Moore and Osen 1979 を改変）．

維は背側と腹側に枝分かれし，同一の聴覚情報がこれら異なる領域に入る．多くの動物の詳細な研究により，蝸牛で現れたトノトピーはCNの3つの核すべてで規則的に表現されていることがわかっている．CNの4種類の型の主要なニューロンが，脳幹全体にわたる核へ幅広く投射している（Cant and Benson 2003）．

多くの研究では，解剖学的技術として細胞内西洋ワサビペルオキシダーゼ標識と呼ばれる方法を用いて，形態学的な細胞型と生理学的な反応パターンとの関係を調べてきた（Kavanagh et al. 1979, Rhode et al. 1983a, 1983b, Rouiller and Ryugo 1984, Oertel et al. 1988 など）．それによって現在では，叢状細胞はオリーブ核に投射し，両耳性の処理のための非常に精確な方向情報を与えることがわかっている．ピッチの時間的分析に重要なことだが（第9章），星状細胞のある群（T-星状細胞）は中脳の逆側の聴覚領域（下丘）に投射している（Osen 1969）．タコ型細胞が，哺乳類，とりわけ人間で目立つ（Adams 1997）外側毛帯の核の背側部に投射していることも，周期の処理にとっては重要なことである．

異なる型の細胞の反応の性質の違いは，部分的にはその形態や膜の性質の違いに由来し，また部分的にはこれらの細胞の間の入り組んだ接続に由来する．蝸牛核については4つの主要な反応の型が報告されている（図6-11 a～d）．つまり一次型（primary-like, 叢状細胞），チョッパー型（T-星状細胞），オンセット型（タコ型細胞，D-星状細胞），ポーザー（pauser）型細胞（紡錘型細胞と巨大細胞）である．これらの反応の型はすべてさらに細かく分類されている．

AVCNの叢状細胞の反応は接続している聴神経の繊維の反応と非常によく似ている（図6-11a）．特徴はオンセット反応[3]とその後漸次減少する持続性（tonic）反応である．

PVCNにあるT-星状細胞については，刺激の周期とは関係ない非常に規則的な（チョッパー型）反応が知られている（図6-11 b）．反応は過渡的だったり継続的であったりし，また振動の周期は細胞によって0.8から約10 msまで変わる．

PVCN中のタコ型細胞は純音に対し強いオンセット反応を示し，その反応は非常に正確（一過性）で潜時は常に短い（図6-11c）．

PVCN中の紡錘型細胞や巨大細胞も強いオンセット反応を示すが，その潜時は

---

[3].（訳注）刺激の開始直後に過渡的に現れる反応．

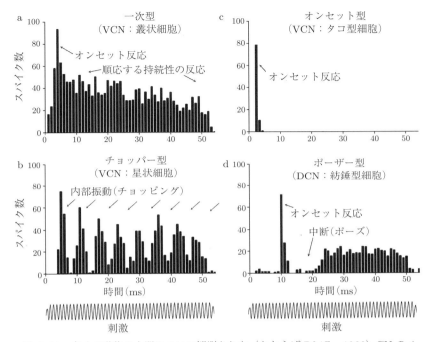

図 6-11 多くの動物や人間について観測された（たとえば Pfeiffer 1966）CN の 4 つの主要な反応の型の模式図．反応は，ニューロンの CF における純音刺激で起こされる．下部の刺激の波形はその時間構造を示すため異なる時間軸を用いている．

より長く，その後に数 ms の停止（pause）期間があり，続いて連続的な（持続性の），ときにはスパイク間隔が極めて規則的な反応が続く（図 6-11d）．

6.4.2 腹側部

聴神経は，VCN の前部の球形の叢状細胞と非常に大きなシナプス接触（巨大シナプスあるいはヘルドの終末球と呼ばれる）をしている（Osen 1988）．この接触部位は中枢神経系全体のなかでも最も大きく，叢状細胞の膜の主要部分を占めることもある．この接触が確実であるため，聴神経のスパイクが巨大シナプスに伝わるごとに叢状細胞がスパイクを発生する確率は高い．そこで叢状細胞の反応は聴神経のそれと非常に似ていて（図 6-11a），その理由から一次型（primary-like）細胞と呼ばれる（Bourk 1976）．その結果，時間的符号化は非常に正確となるの

で，両耳に音が到達する時間の差を μs（マイクロ秒）の精度で，聴覚系で検出するのを可能にする．

1966 年にファイファー（R.R. Pfeiffer）は CN において不思議な振動的反応を発見し，チョッパー型反応と名づけた（図 6-11 b）．彼は，各チョッパー型細胞が音響信号の振幅や周波数とは全く無関係に，ms（ミリ秒）の範囲の自身の特徴周期を持つことを見いだした．

現在では聴覚生理学者たちはチョッパー型細胞を 3 種に分けている（Bourk 1976, Blackburn and Sachs 1989）．「持続的（sustained）」チョッパー型細胞は，そのスパイク間隔が極めて一定しているという特徴を持ち，自身の持つ特徴周波数で刺激の提示時間中ずっと振動し続けることもある．それに対して，「過渡的」チョッパー型細胞のスパイク間隔は刺激提示中ある程度変化する．もう 1 つのチョッパー型細胞は「オンセット型」チョッパー型細胞と呼ばれるタイプで，振動成分に加えてオンセット反応が大きいことが特徴である．チョッパー型細胞の振動に伴う遅延は，周期信号の分析のための時間的基準となるのに適している（9.4.3 項参照）．

オンセット反応に関する限り，どのタイプの細胞もタコ型細胞を凌駕することはできない（図 6-11c）．樹状突起の伸びる様子がタコの脚のように見えるところから，ノルウェーの著名な解剖学者キルステン・オーセン（Kirsten Osen 1969）が命名した細胞である（図 6-12）．長い脚により多くの聴神経と連絡できるので，多くの周波数に対して同様に強く反応できる，つまり大変幅広い同調特性を持つ（図 7-5a）．この細胞は周波数のことはあまり「気に」かけないでもっぱら時間の正確性に集中している．1.5 kHz 以上の純音に対して，同期の非常に明確な一発のスパイクで反応し，その後はおおむね静かになる（Godfrey *et al.* 1975, Rhode and Smith 1986）．対照的に，低周波数や，周期的変調やクリック音列に対して，CN 中のすべてのニューロン中で最強の同期的な応答を見せる（図 7-5〜7-7 参照）．このニューロンは周期的情報の符号化だけでなく，単独の音響事象（過渡現象）の処理においても，重要な役割を持つと考えてよいだろう．第 9 章では，タコ型細胞がチョッパー型細胞に正確な時間的情報を伝送する可能性について論じる．

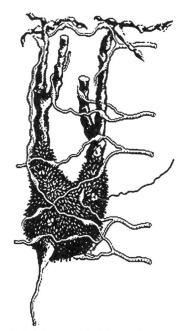

図 6-12 タコ型細胞．樹状突起の脚が広く伸びて多くの神経繊維から入力を受けるため，同調特性は幅広い（Morest *et al.* 1973: Fig.2 を改変）

6.4.3 背側部

VCN の構造と機能的特異性は十分に複雑なのだが，背側蝸牛核（DCN）のそれはもっと複雑である（図 7-11 参照）．キルステン・オーセン（1969）はこの小さな核を「蝸牛核の小脳」と呼んだ．理由は，高度に規則的な構造が小脳のそれを思い出させるからである（Oertel and Young 2004）．小脳は，運動動作の正確な時間的協調のために特化した，我々の脳の 1 つの大きな構造である．

DCN の 2 つの出力細胞（主細胞）である紡錘型細胞と巨大細胞の応答特性は非常に似通っている（図 6-11d）．小脳のいわゆるプルキンエ細胞のように，紡錘型細胞は樹状突起を並べて長い列を作り，それに対してやはりこの核に存在する顆粒細胞がこれらの樹状突起と垂直方向に走っている．

主細胞もやはり聴神経から入力を受け，それぞれの閾値より 20〜30 dB を超え

ない入力に対して，特定の周波数，すなわちそれらの CF において最大の応答を示す．それよりも大きな純音入力に対しては，CF においてさえもほとんどの場合抑制される（Evans and Nelson 1973）．主細胞は，その際立った時間的応答特性により，ポーザー型細胞（pauser）とも呼ばれる．反応の開始は時間的に正確なオンセット型で，短い中断（pause）の後徐々に増強するより弱い応答が続く．純音に対する抑制された反応とは非常に対照的に，雑音に対しては活発に時間的に正確に反応する（Goldberg and Brownell 1973, Young and Brownell 1976）．他方では，主細胞は純音には抑制されるにもかかわらず，周期的音には極めて良く同期でき，したがって音響信号のゆらぎや変調を忠実に符号化することも可能である（第 7 章参照）．そのような理由で，これらの細胞は時間的符号化と周期性分析に重要な役割を持つことを第 9 章で提案したい．

6.5　オリーブ核群

CN の多くの型の細胞は，より上位の処理中枢に情報を伝達するが，そこにも異なる反応特性，異なる投射経路と標的を持つさまざまな型の細胞が存在する．叢状細胞からの，音の定位に関する両耳性の時間および強度情報を受け取るのは上オリーブ核群である（図 6-1）．これらの核は直接・間接に脳の両側から入力を受けるので，それらの核内のニューロンは信号の特定の特徴について両耳の比較ができる．

音源の位置が片側に寄っているために，片方の耳に対する信号音を頭がより強く遮るとき，外側上オリーブ（LSO）のニューロンは 2 つの耳の反応の強さの差を比較できる．音信号の波長が頭の大きさ程度かそれより小さい 1,000 Hz 以上の音に対しては，これでうまくいく．1,000 Hz より下では，強度測定が時間測定に置き換えられる．内側上オリーブ（MSO）のニューロンは，両耳での活動の時間的な差に敏感で，両耳に到達する時間差 $10\,\mu s$ にまで正確に反応する．その結果として，我々は音の方向について数度の範囲で特定できる．この両耳性の高い精度は，聴覚系における時間処理能力の疑いようのない証明と考えることができよう．

これら両オリーブ核において，時間差や強度差に対する感度は，核の空間軸に沿って分布し，トポグラフィックな写像を示す．これらは神経の処理または計算

結果を写像したものと考えられるから，しばしば「計算的写像」とも呼ばれる．我々は時間情報のための同様な計算的写像を中脳の聴覚部位で見ることになるが，これは信号の周期性に関するものである（第 10 章）．

6.6　外側毛帯

　タコ型細胞は星状細胞と DCN の主細胞とは対照的に，下丘に直接には投射しない．これは第 9 章で提示するピッチ理論の本質的な部分である．さらに，それらは軸索を大体において脳の逆側へ送っている．それらの主要な標的は，下丘の直下に位置する外側毛帯の繊維中に埋め込まれている，細長い細胞群の背側部である．外側毛帯の腹側核（VNLL）以外に，背側核（DNLL）が認められており，動物解剖学者によっては 3 個の核まで認め，それらが下丘に抑制性の投射を送っているとしている（Zhang et al. 1998, Riquelme et al. 2001）．

　CN 中の一次型細胞と同様，VNLL の細胞は巨大シナプスを介して情報を受けている（Vater et al. 1997）．それにより，シナプス接合しているタコ型細胞は（明らかに重要な）情報を，時間的に非常に確実に伝えることができる．したがって当然のことに，VNLL の多くの細胞はそれらの入力であるタコ型細胞の性質を反映して，音の開始と周期性を忠実に符号化する（Zhao and Wu 2001, Zhang and Kelly 2006）．

　外側毛帯の核は超音波反射を定位（エコー定位）に用いるコウモリで特に発達しているが，おそらく蛾など小さな獲物たちからの超音波の反射からそれらの位置を特定するのは，非常に高度な時間的信号処理を必要とするからであろう．これらの動物の詳細な研究により，VNLL は下丘における同期的な抑制の主要な発生源となっていること，したがってこの核での時間的解析で重要な役割を担っていることがわかってきた（Huffman and Covey 1995）．

　サラマンカ大学の解剖学者たちが発見したことであるが，VNLL にはもう 1 つユニークな構造上の特徴がある．それは同心円状の 7〜8 回転するラセン構造を持つことである（Merchan and Berbel 1996, 図 11-10 参照）．第 11 章で見るように，この注目すべき構造は，ピッチのみならず和音の時間的な分析で重要な役割を持つようである．

6.7 下　丘

6.7.1 機能的構造

　皮質まで行く途中，脳幹からのほとんどすべての聴覚情報は，中脳の主要な聴覚核群である下丘（IC）を必ず通過することになる．したがって，脳幹における信号処理がどんなに多様性を極めていたとしても，下丘はその結果のすべてを受け取らねばならない．オリーブ核経由で下丘までくる聴覚情報もあるが，CN からの情報の流れの主要部分はオリーブ核をよけて，下丘に直接到達する．星状細胞，紡錘型細胞，巨大細胞は，すべて軸索を逆側の下丘内の細胞に直接接触させているが，同側の下丘に対する投射もある．

　下丘は解剖学的にまた機能的に異なるいくつかの部分から成っている．多くの聴覚に関する会議で，電気生理学者たちと神経解剖学者たちは，下丘の下部構造の分け方やその数についてしばしば熱い論議を戦わせてきた．しかし彼らの意見は，「中心核」と呼ばれる下丘の主要部が上昇する入力の大部分を受け取っているという点では一致する．

6.7.2 中脳におけるトノトピー

　下丘中心核では，蝸牛における周波数の秩序正しい空間的表現，すなわちトノトピーが保存されている．下丘におけるトノトピーは，カリフォルニア大学サンフランシスコ校のミリアム・リード（Miriam Reid）とマイケル・マーゼニック（Michael Merzenich）によってネコについて示されたのが最初であった（1974年）．彼らは背側から腹側へのニューロンの CF の連続的な勾配を見つけた．つまり中心核の背側部のニューロンは低周波数に，腹側部のニューロンは高周波数によく反応した．

　我々が知る限り，この配置はヒトを含むすべての哺乳類に共通で，ちょっと考えると，背側―腹側の勾配に沿った，連続的な空間的構造があってもよいのではないかと思えてくる．詳細な研究の結果，それは正しくないことがわかった．中心核の構造は，入力の繊維と主細胞の樹状突起から成る非連続的な層状構造となっている．30 の別々の，平行で厚さが 0.1～0.2 mm の「繊維―樹状突起層」が認め

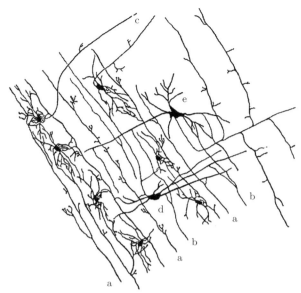

図 6-13 ネコの下丘の中心部．(a, b) 入力の繊維は大体 30 の層（ここでは 2 層のみ示す）を成す．核には 2 種類の細胞，円板型と星状の細胞がある．円板型細胞は入力を狭い範囲の求心性繊維から受け，その (c) 軸索は神経層を直角に渡って視床まで届く．(d, e) 星状細胞の樹状突起は多くの層を交差し，そこで多くの入力を受ける (Oliver and Morest 1984 を改変)．

られていて (Rockel and Jones 1973, Oliver and Morest 1984)，背側─腹側周波数勾配に対して大体直角の方向に並んでいる（図 6-13, 6-14 a）．下丘の 2 つの主要な細胞型である円板型細胞と星状細胞は，軸索をこれらニューロン層を直角に横切るように，視床の聴覚関連部位（内側膝状体）へ送っている．円板型細胞は樹状突起を特定の層に納めていることが多いが，星状細胞の樹状突起は多くの層を横切ることもある（図 6-13）．

下丘におけるトノトピー構造を効率的に示す方法に，2-デオキシグルコース法がある (Sokolov 1974, Scheich 1979)．この方法では，音響刺激で賦活されたニューロンは放射性のグルコースを摂取する．そのうえで脳の切断面から得た放射性の切片に X 線フィルムを 1 週間かけて曝露すればよい．図 6-14b において，下丘の繊維─樹状突起層に沿った濃い帯状の部分は，ニューロンが音響信号に反応して放射性物質を蓄積した部分を示す．これらの帯の大きさと方向は層状構造

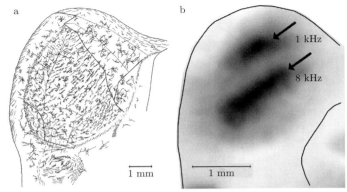

図 6-14 （**a**）ネコの左の下丘の中心核．大体 30 個の繊維─樹状突起層が特徴的である．切断面中の線は部分核群を区切るもので，それらは解剖学的基準で識別できるものである（Oliver 2005 を改変）．（**b**）2 つの音（1 kHz と 8 kHz, 65 dB SPL）による音刺激後に代謝的手法（2-デオキシグルコース法）でラベリングしたアレチネズミの下丘のニューロンの活動（Langner 2004 を改変）．

に対応している（図 6-14a）．示された例のラベルづけした帯の幅がかなり広いのは，音が大きくていくつかの隣接する層のニューロンを賦活したからである．

6.7.3 トノトピーの微細構造

下丘中の層は今でもしばしば「等周波数平面」と呼ばれるが，これはある層中の何千ものニューロンが，1 つの周波数に選択的に反応するかのような印象を与える．これはどう考えても奇妙な考えである．約 3,500 の内有毛細胞はすべて異なる周波数に同調している．したがって下丘の約 30 の層に平均的に入力がやってくるとすれば，約 120 の異なる有毛細胞から情報を受け取ることになり，当然周波数の幅を持つはずだからである．

このことから，1 つの層の中でもまた規則的なトノトピー配置があるのではないかという疑問が湧く．この疑問に答えるため，クリストフ・シュライナー（Christoph Schreiner, カリフォルニア大学サンフランシスコ校）と私は，ネコの中心核のニューロンの CF と位置を計測した．我々は，CF はトノトピーの勾配に沿って連続的に変化するのでなく，跳躍的に変化することを見いだした（Schreiner and Langner 1997）．さらにネコの研究から明らかになったのは，神経層の中に微細なトノト

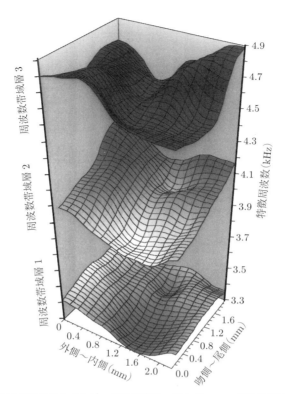

図 6-15 ネコの下丘のトノトピーの微細構造．選んだ 3 つの周波数帯域に対応する層が，下丘の周波数勾配の主軸に対して垂直方向に並んでいる．各層中の単一ニューロンまたは少数のニューロンの群の CF は狭い範囲（1/3 オクターブ程度）内で規則的に変わる．x 軸, y 軸は空間座標で表されているが，z 軸は周波数で表されていることに注意（ニューロンの CF, Schreiner and Langner 1997 より）．

ピー構造があり，下丘での周波数勾配の主軸と直行する方向だということだった（図 6-15）．各「周波数帯層」の中では，ニューロンの CF は狭い範囲（1/3 オクターブ以下）で規則的に変化していた．我々と同様な結果がラットの下丘についても報告されている（Malmierca et al. 2008）．

6.7.4 トノトピーの微細構造と臨界帯域

層状の解剖学的構造と，機能的な性質の層内および複数の層にわたる特定の分布

との関係は，情報処理上の複雑な課題を簡単化することができる．おそらく，下丘の中心核は，聴覚系がいわゆる臨界帯域[4]を生成する場所なのであろう（Ehret and Merzenich 1985, Egorova and Ehret 2008）．雑音中の信号を検出したり音量を判断するために，聴覚系はスペクトル帯域に分かれたエネルギーを統合できるらしいことがわかって以来，ここ数十年は臨界帯域または臨界帯域幅は聴覚心理学者の好んで扱ってきた研究トピックである（Fletcher and Munson 1933, Zwicker et al. 1957）．もしマスク雑音の帯域幅が臨界帯域よりも狭いときには，テスト信号をマスクする効力は弱くなる．

この周波数の微細構造は非常に興味深いものに違いないが，氷山の一角である．第8,9章で下丘の複雑な神経機構についてさらに述べることになる．ただし話を簡潔にするために，下丘中での，他の信号特徴，たとえば両耳性の情報のマッピングや，振幅や持続時間や周波数変調などに対する処理の話はしない．その代わりに第10章では，蝸牛での周波数分析に加えて，下丘の神経層に対して写像されるピッチ情報の空間的表現について詳述する．

6.8　視床，皮質への門

下丘の中心核は聴覚系の次の処理中枢である内側膝状体（MGB）に投射している．視床は，実質的にすべての感覚情報が通過するので，一般的に皮質への門と呼ばれている．脳のこの部分（だけではないが）に関しては，いまだに答えより疑問のほうが多い．おそらくMGBは一種の中継局のようなもので，隣接する視床の網様体核や皮質の処理中枢や辺縁系の助けを借りながら，どの情報を通し，どの情報を強調するか抑制すべきか（Kimura et al. 2007）決定しているのではないか．たとえば，カクテルパーティーで自分の名前が呼ばれたとき，皮質に注意を喚起し関連情報を提供するのに，視床にあるニューロンが中心的役割を演じているのだろう．

MGBはそれ自体複雑な構造を持ち，いくつかの下部構造があるが，腹側部分と

---

[4] （訳注） critical band. 音響心理学で重要な概念．詳述できないが，ある純音に対してそれをマスクできる音の周波数範囲として測られたのが最初で，「聴覚フィルタ」の帯域幅とされる．

呼ばれるその主要部分は，予想されるとおりトノトピー構造を持っている．それだけでなく腹側部分にはトノトピー微細構造があり，それは下丘の層状のトノトピー構造に並行しているように思われる（Cetas et al. 2001）．さらに，これはまだ未確認ではあるが，ピッチの空間表現もあるはずである．なぜならば，中脳で表現されたピッチの空間的情報は最後に皮質まで到達するからである（第10章）．

6.9 皮 質

6.9.1 皮質におけるトノトピー

我々の聴覚で必要な情報のすべては，聴覚伝達路の到達点の聴覚皮質に伝達される．この処理中枢の場所は，皮質半球の後部で，側頭葉の上部平面上にある．他の感覚皮質と同様，一様な1つの構造ではなくいくつかの領域に分かれていて，そのうちの1つが現在一次聴覚野（AI）と呼ばれる．

これらの領域がトノトピー構造を持つかどうかについて長い間論争があった（Ehret 1997）．これは，皮質のトノトピーの最初の証拠はすでに前世紀の前半，ネコ（Woolsey and Walzl 1942）やイヌ（Archie Tunturi 1944）について得られていたことを考えると，実に驚くべきことである．

より最近の詳細な電気生理学的研究の結果が図6-16に示されている．これはアレチネズミの聴覚野のさまざまな領域におけるトノトピー構造を示す．アレチネズミの聴覚野の構造は非常に入り組んだものであり，その分割はネコや霊長類と同程度に複雑である．広い一次聴覚野（AI）に隣接して，さらなるトノトピー構造が見いだされた．たとえば前聴覚野（AAF）におけるトノトピー構造は，AIにおけるそれ（矢印方向）と鏡像関係にある．一方，背側後野（DP）では同心円的構造をしており，CFは周辺から中心部へ増加している．さらに，これらのさまざまな皮質の領域では，周波数以外にも多くの音のパラメータ（たとえば同調の帯域幅，両耳性の感度や強度）が，空間的にまた時間的に表現されている（Schreiner and Mendelson 1990）．周期的ピッチの表現は特に簡単で，トノトピーの勾配に大体直角方向の一定勾配に沿って，ピッチが増加している（図10-8～10-13）．

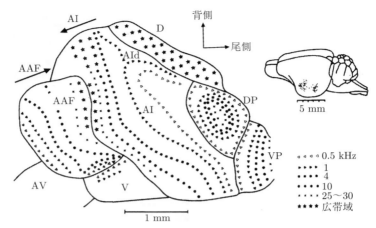

図 6-16 アレチネズミの聴覚皮質の周波数構築．9 個体からの電気生理学的記録をまとめたもの．連続した曲線は，生理学的に決められた領域の境界である（Thomas et al. 1993 を改変）．

6.9.2 ウェルニッケ野

　音響情報の処理は聴覚皮質の領域で終わらない．聴覚情報は他の感覚系からの情報と比較され組み合わされねばならない．それにより我々は感覚入力から正しい結論を得て，正しい運動反応を起こすことができる．皮質の片側（右利きの場合大体左，左利きの場合大体右）に，ウェルニッケ野と呼ばれる領域がある（発見者であるドイツの神経生理学者カール・ウェルニッケ（Carl Wernicke, 1848～1905）にちなんで名づけられた）．

　ウェルニッケ野は聴覚音声言語の処理に特化した領域である（Wernicke 1874）から，一次聴覚野に近い側頭葉に存在するのは理解できる（図6-17）．音声言語の理解に関わっていることは明らかなようだが，この中枢で数百万の細胞が一体何をやっているのか誰も知らない．我々が2番目の言語を学習するとウェルニッケ野が大きくなり，またいくつかの部分は新しい言語のみに使われる．また，この部分に梗塞を起こすと言語理解の障害を病むことになる（ウェルニッケ失語症）．

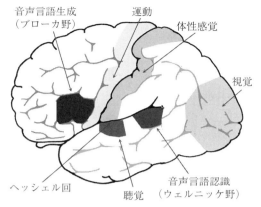

図 6-17 聴覚皮質は，触覚や他の体性感覚情報の処理のための皮質領域の下に位置していて，さらに深くヘッシェル回に入り込んでいる．言語信号はウェルニッケ野で受容され，処理される．運動の協調の中枢である運動野の近くには，音声言語生成の中枢のブローカ野がある．

6.9.3 ブローカ野

言語に関わる脳の領域にはもう1つあるが，ここのニューロンは我々が話すときや歌うときに賦活する．この運動言語中枢は前頭葉にあり，ブローカ野と呼ばれている（発見者であるフランスの医師ピエール・ポール・ブローカ（Pierre Paul Broca, 1824～1880）にちなんで）．ウェルニッケ野と対照的に，言語理解より言語生成にとって重要である．

理解できることだが，ブローカ野は，言語生成に関わる筋肉の制御命令も生成される皮質の運動中枢の近くに存在する（図6-17）．ここに欠損のある人々は，音声言語を理解できても，正常な流暢な言葉を発するのが困難である（ブローカ失語症，あるいは表出性失語）．単語は発せられるのだが，患者の言葉は切断され文章構成や抑揚が貧弱なために，聞き手には意味が通じない．

6.9.4 「何が—，どこで—」の流れ

上で述べたとおり，視床の段階ですでに情報の前選択が行われていた．したがって，皮質はより低いレベルの聴覚中枢に到達するすべての情報を受けるわけではない．これは不要な情報を無視し必要な情報に集中するために有利である．しか

し想像できるように，実際には状況のある一部を無視してしまい，それが後で重要であることがわかる場合もあるだろう．一方では，音が意識に登って聞こえるためには聴覚皮質の反応は必要であるが，それだけでは不十分であることが示された．聞くものが意識されるためには，前頭前野が同時に，さらにはおそらく同期して活動することが必要である．

非常に時宜にかなったことだが，神経生理学者たちはいわゆる「何が─，どこで─」の流れの，人間の皮質や人間以外の霊長類の皮質での処理を示した（Rauschecker and Tian 2000, Rauschecker and Scott 2009）．情報を脳の後ろから前へと送るのが，このような「皮質間の流れ」の役割である．皮質の背側部は我々の体に達するある視覚的または聴覚的刺激がどこから来るのか，という問題にもっぱら関わっているらしい．さらに刺激の時間的な順序にも関連している．他のより下部または側方の部位は，それらがどのような種類の情報なのか決定するという課題に関わっているらしい．これらの処理の流れが音声言語の生成と理解に必要であると考えられる．

この興味ある知見によって，皮質のある部位の機能や機能障害の可能性などについて，より良く理解できるようになった．それにもかかわらず，何十億個の皮質ニューロンが何兆個もの入り組んだ結合を使って一体何をやっているのか，本当のところは誰にもわからないのである．確かにいえることは，我々が自身の脳を理解しようにも本質的な情報がまだ不足しているということである．私の意見では，不足しているのは，皮質の各領域や視床や脳幹の皮質下構造を結合する，動的過程に対するより深い理解である．そしてその結合は，同期した振動に大きく依存していると思われる（第12章）のである．

6.9.5 音楽中枢？

聴覚皮質のいま1つの興味深い性質は，音楽処理の左右差である．多くの実験結果は，音楽は主として右皮質で処理されていることを示している．たとえば，右脳を麻酔しても患者は話せるが歌う能力は失われる．この左右差は音楽家より非音楽家のほうが著しいことも注目すべきことである．

機能イメージング技術によって，経験を積んだ音楽家は音楽的な課題に対して，左右両脳をより広範囲に使っていることが示されている．また彼らの両皮質の結

合は，皮質の両側を結ぶ繊維の束である脳梁を通じて，より強いことも示されている．最後に，脳の前部には音楽刺激によって最大の賦活を示す皮質部位があることも示されている（Zatorre and Samson 1991, Liégeois-Chauvel *et al.* 1998）．

第7章

脳幹における周期性の符号化

7.1 聴神経における周期性の符号化

7.1.1 時間情報の符号化

　前章で見たとおり，純音は基底膜の特定の場所を最大に活性化し，この場所の有毛細胞がその信号の周波数を，自身の基底膜上の位置によって符号化する．しかし，この直線にラベルづけするような「場所情報」だけでは，我々の知覚の精度を説明するには不十分で，中枢の聴覚系は聴神経の発火の時間的パターンを使わねばならないこともすでに見た．

　蝸牛における周波数分解能が限られていることは，たとえば調和音の時間的な分析にとって実は有利である，ということもすでに見た．その周波数範囲が十分広ければ，調和音の高調波成分の重ね合わせの波形によって，多くの周波数チャネルにおいて神経の反応が引き起こされる．その結果，有毛細胞はそれ自身が同調している周波数成分の存在や振幅だけでなく，その重ね合わせの時間的情報も聴覚中枢へ伝える．調和音のすべての成分は基本周波数の整数倍であるから，重

ね合わせの波形の周期は基本周波数（もしある周波数成分が欠如しているならば，その整数倍）に対応する．その結果，調和音の基本周波数は，物理的に欠如していたとしても，聴神経の発火の時間パターンの中に符号化されている．だから中枢の聴覚系での時間処理の後に，我々はシャウテンが 'missing fundamental' と呼んだものを知覚することができるのである．

聴神経が基本波を符号化できるならば，神経系においてその符号がどのように復号されるか，また神経系やニューロンの性質がどのようにこの復号化に役立っているのか，という疑問が生ずる．聴神経は，蝸牛核（CN）や，より上位のニューロンと比較すると，その反応の多様性が低いことを見るだろう．それにもかかわらず，同じ周波数に同調している繊維でも反応の差異があり，それはその後につづく時間処理に役立っている．

反応閾値と自発放電頻度に基づいて，少なくとも2種類の聴神経を区別することができる（Liberman 1978, Kim and Molnar 1979）．第1のグループ（約80%）の反応閾値は聴覚閾値に近い（低閾値繊維）．それらは毎秒20回以上発火する高い自発活動性も持っているし，また我々の興味にとって重要なことは，振幅包絡（envelope）に対して高い感度を持っていることである．第2のグループ（約20%）は高い閾値と低い自発活動性を持つ（高閾値繊維）．これらの振幅包絡の周期性の符号化の精度はより低く，信号のより詳細な時間的構造を伝えるのが主目的のようである（Horst *et al.* 1985）．明らかに，時間的処理の第1段階として，聴覚系はまず音信号の振幅包絡と搬送波とを分離する．

前章で示したように，聴神経は5kHz以下の周波数に同期する．このいわゆる「位相結合の上限」は，すべてのニューロンの時間的な正確さの自然の限界を反映したものである．それにもかかわらず，聴神経の繊維は変調周波数が5kHzを超える音信号の，周期的振幅包絡に同期することが示されている（Palmer 1982）．他方では，中脳の聴覚系より下の階層の処理中枢のニューロンは，周期信号に対する選択性が低い．それに対応してすべての聴神経は，単に変調周波数に対する低域通過型フィルタのように振る舞う（図7-1）．つまり変調伝達関数（MTF, Box 7.1参照）には特定の変調周波数に対する選択性はなく，ある上限より低い周波数ならば通過する形である（遮断周波数，Møller 1976, Javel 1980, Frisina *et al.* 1990）．この上限の周波数は繊維の同調特性の帯域幅の絶対値が大きいほど高い．

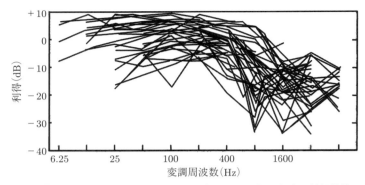

図 7-1 代表的な哺乳類としてのモルモット（guinea pig）の蝸牛の神経繊維の変調伝達関数（MTF）．y 軸の利得は，反応の変調深度（図 2-6 参照）と刺激のそれとの比である．全体としては低域通過型の特性を示し，遮断周波数は約 800 Hz である．しかし，変調周波数が 5 kHz 付近でも反応に変調がいくらか残る（Palmer 1982 より）．

この帯域幅は同調特性の中心周波数が高いほど大きいが，変調伝達関数の遮断周波数は 1.5 kHz 以上にはならない（Joris and Yin 1992）．聴神経の平均活動は特定の変調周波数に選択性を示さないので，音響信号の変調に関する情報を抽出するには，それらの時間的反応パターンを分析する必要がある．これが脳幹および中脳の聴覚領域での周期性処理の役割である．

Box 7.1 変調伝達関数（MTF）

MTF はニューロンが変調周波数の変化に対しどのように振る舞うかを示すものだが，2 種類の型の MTF を用いるのが便利である．搬送波周波数を一定とし変調周波数を変化したときの同期 MTF は平均的同期を，頻度 MTF（rate MTF）は発火頻度を示すものである（Rees and Møller 1983, Reimer 1987, Langner and Schreiner 1988）．もし MTF が 1 つの明確な最大値を持つならば，それは「帯域通過型 MTF」と呼ばれ，最大値を取る周波数は「最適周波数」（BMF）と呼ばれる．「低域通過型」ニューロンはある最高の周波数より下のすべての変調周波数，「高域通過型」ニューロンはある最低周波数より上のすべての変調周波数に反応するものである．さらに「帯域阻止型」はある変調周波数範囲外に対して反応する型である．

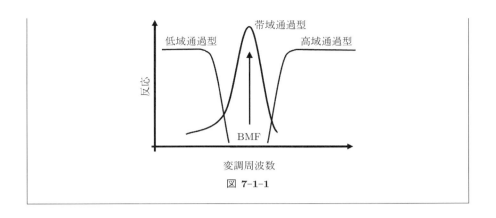

図 7-1-1

7.1.2 強度の影響

　低閾値神経繊維による振幅変調 (AM) 信号の時間的符号化は,信号強度に依存する (図 7-2).変調周波数が十分高くなると,AM 成分間の周波数間隔が,繊維の同調曲線の幅と同程度になる可能性がある.その結果として,AM 信号の振幅に依存して,繊維の発生するスパイクのパターンは変調に関する情報を含む場合もあれば,側波帯は抑制されて搬送波の周波数しか符号化しない場合もある (Delgutte 1980).信号が閾値に近いほど小さければ,その繊維は搬送波のみ取り出すことさえあり得る.対照的に振幅が適当ならば,AM の 3 つの成分は繊維の応答範囲に十分入って,周期ヒストグラム中に変調が見えるようになる (図 7-2 の右).

　強度が最大となると,低閾値繊維は変調符号化のもう 1 つの効果を示す.高閾値繊維とは対照的に,それらが活動を増加するのは刺激のかなり狭いダイナミックレンジの範囲のみである (図 7-6, 7-7).これは「飽和効果」と呼ばれ,低閾値繊維の符号化能力を閾値上 30〜40 dB のダイナミックレンジ以内に制限している.この強度を超えると,変調に対する応答は漸減し,そのうち搬送波のみに対する応答に似てくる (Evans and Palmer 1980, Horst *et al.* 1990).要約すると搬送波周波数は,信号が低振幅で側波帯が同調曲線の外にはみ出る場合のみでなく,飽和する高振幅のときにも分離される.

　このような強度による時間情報の符号化に対する制限は多くの聴神経について

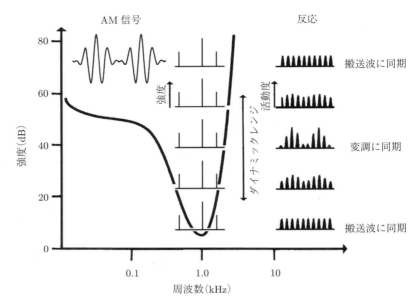

図 7-2 低閾値細胞のモデルの変調信号に対する応答．信号の強度がそのダイナミックレンジ（ここでは 20～40 dB）以内のときは，反応も変調されている．信号強度が低いとき（曲線の底付近）には側波帯が同調曲線の外に出るので，搬送波が分離される．逆に強度が高くて繊維が飽和するとき（上部）には，変調による振幅の大小の区別ができないので，この場合にも変調が符号化できない．

記録されている（Javel 1980）．しかしながら，この時間的情報符号化に対する制限に対し，それを補償するような仕組みもいくつかある．たとえば，繊維のダイナミックレンジは 40 dB で，異なる繊維の閾値がさらに 40 dB のダイナミックレンジを持つことにより，信号は聴神経全体で 80 dB 以上の強度範囲で表現できるのである（Horst *et al.* 1986）．

7.1.3　集団的符号化と側抑圧

周期性の符号化にとって必要なことは，音強度が生理学的範囲にある限り，いつでもダイナミックレンジ内で活動する神経細胞がまだ数多く残っているということである（図 7-6, 7-7, Bahmer and Langner 2009）．AM 信号の振幅が大きくなるにつれ，その搬送波周波数またはそれに隣接する周波数に同調している

細胞は，だんだん飽和するようになる（前述）．するとその次にはさらに離れた同調周波数を持つ繊維の集団が，少しずつ，飽和しない状態で応答するようになる（Palmer 1982, Shivapuja et al. 1990）．

飽和効果を打ち消すことができる他の効果もある（Sachs and Kiang 1968）．たとえば繊維の比較的弱い反応は，隣接する周波数範囲における活動によって抑えられることがある（側抑圧）．これらの機序の働きにより，個々の細胞の生理的特性による制約にもかかわらず，神経繊維の大きな集団においては，変調信号に関する時間的情報は非常に広い強度範囲にわたって確実に符号化される．

7.1.4　母音の時間的符号化

刺激として自然あるいは合成の母音を用いた研究結果から（Sachs and Young 1979, Young and Sachs 1979, Reale and Geisler 1980, Sinex and Geisler 1983, Delgutte and Kiang 1984），聴神経における時間情報の符号化に関して，重要な知見が得られる．第2章で述べたように，母音は調和的信号で，声帯の周期的振動で作られ，口の共鳴によるフィルタがかけられたものである（図2-9）．

フォルマント周波数（共鳴の極大）に同調する神経繊維は，基本波に対応する変調の反応を全くあるいはほとんど見せない（図7-3）[1]．その代わり，フォルマント周波数成分と位相結合するか，隣接する高調波が繊維の応答領域に入り他の隣接する成分より強ければ，それらの成分と位相結合する（Horst et al. 1990）．側抑圧の働きで（7.1.3項参照），ある繊維の応答領域内の最大の周波数成分は，その周囲のより弱い成分に対する応答を抑圧する可能性もある（Javel 1980）．結果として，聴神経の反応の時間的な微細構造は，母音の各高調波に関する，特にフォルマント付近の高調波に関する情報を担うことができる（Young and Sachs 1979, Delgutte 1980, Miller and Sachs 1984）．

フォルマント付近の高調波の符号化は，母音認識にとって明らかに重要に違いない．それと補い合う側面として，基本周波数すなわちピッチの符号化がある．母音のより高い高調波は基底膜上で重なり合い，母音の基本周波数に相当する変調を生成する（図4-2参照）．したがって，多くの神経繊維の反応は基本波の周期

---

[1].（訳注）図中 CF=0.85 kHz のグラフを参照．

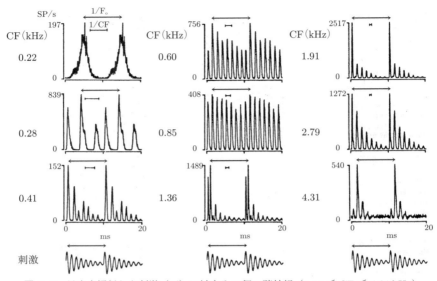

図 7-3 母音を疑似した刺激（下）に対する 9 個の聴神経（$0.22 \leq \text{CF} \leq 4.31\,\text{kHz}$）の応答の周期ヒストグラム．母音の搬送波は 100 Hz，単一フォルマントを 800 Hz に持ち，強度は 60 dB SPL．信号の振幅包絡の周期（$1/F_o$）はすべてのニューロンによって，特に CF の低いものと高いものにおいて顕著に符号化されることに注意．しかし，0.8 kHz 付近に CF を持つ繊維はもっぱらフォルマント周波数を表現している（Delgutte 1980 を改変）．

で変調を受け，母音のピッチに関する時間的情報を蝸牛核のニューロンに伝達する（図 7-3 の長い矢印）．

7.2 蝸牛核における周期性の符号化

7.2.1 忠実な同期

ウィーヴァーの連射原理によると（図 6-9），聴神経の集団の同期的な活動により，約 5 kHz までの純音や，調和的および変調信号の周期的振幅包絡を符号化できる．聴神経繊維は，多くの周波数チャネルに分布したこの時間的情報を CN にのみ伝送する．中枢聴覚系で周期分析を行うためには，聴神経によって伝送された時間的情報がこの核でなんらかの方法で保存されることが必要である．しかし

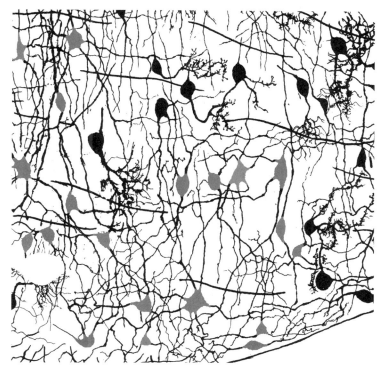

図 7-4　PVCN 中に近接して存在するタコ型細胞（黒色）と星状細胞（灰色）．ここで用いられたゴルジ法では，実際にある細胞のごく一部しか染色できないことに注意（Lorente de Nó 1981 の fig.4.2 より星状細胞を灰色に改変）．

ながら，実際には特徴的な変更も受ける．蝸牛核のニューロンの型によって，周期性の符号化の方法にもかなりの多様性がある．

CN の個々のニューロンでさえ 800 Hz ときには 1,000 Hz までの振幅包絡の周期を符号化できることがここ数十年間知られており（Glattke 1969, Vater 1982），この反応の時間的な性質を調べるのにさまざまなシステム解析の手法が使われてきた（Møller 1972）．それにもかかわらず多くの聴覚科学者にとって，聴神経から CN への処理段階で時間的情報が単に保存されているだけでなく，しばしば非常に増強されていることは驚きであった（Rhode and Greenberg 1994）．

アーゲ・メラー（Aage Møller）は変調された純音や雑音を用いて，CN の応答の MTF や周期ヒストグラムを系統的に調べた最初の人であった（Møller 1974a,

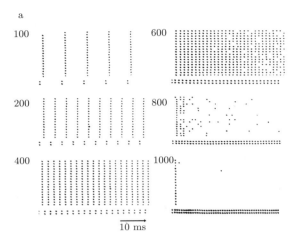

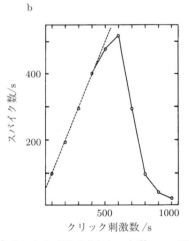

図 7-5 （**a**）ラットの CN のオンセット型ニューロン（「過渡型細胞」）の応答の「点プロット」．高い頻度で繰り返されるクリック音に対して同期しているのが見える．繰り返し周波数が少なくとも 600 Hz までは，系列中の各クリックに対して 1 発のインパルスを発火できるのがわかる（各点が 1 個のインパルスを表す）．毎秒のクリック繰り返し数が挿入された数字で示されている．各記録系列の下に，2 点で 1 クリック刺激を示す（クリックの継続時間は 30 ms）．（**b**）繰り返し頻度の関数として毎秒の活動電位の個数の平均を表したもの．破線は，刺激と反応の 1 対 1 の関係を示すもの．この例では，反応強度は刺激の頻度が毎秒 600 クリック以上で急激に減少する（Møller 1970 を改変）．

1974b, 1976).まず彼は，ラットの CN のニューロンの変調の符号化におけるダイナミックレンジ（図 7-6, 7-7）は，しばしば聴覚神経のそれより大きいことを見いだした．同じことが純音に対するダイナミックレンジについても言えた．さらに彼の結果によると，ニューロンの発火の変調（刺激の変調によって起こされる）は，音響刺激の変調よりもずっと大きいことがある．そこで CN のニューロンは，音の強度の変調の速さや大きさ，つまり信号の振幅包絡に関する明確な情報を提供すると結論した．

刺激の強度が閾値上 60 dB のときでさえ，ニューロンの応答の変調は強調された．対照的に聴神経繊維で変調が効率的に符号化できるのは，その繊維の閾値上 30 dB 以下である（図 7-2）．つまり，CN においては変調の効率的な符号化が可能な信号の強度は，聴神経が効率的に符号化できる強度と比較して少なくとも 1,000 倍にもなるということである．

上で見たように神経繊維の MTF は大体低域通過型の特性を持っている（図 7-1）から，ある上限以下のすべての低周波数に対してはニューロンは似たような反応をする．蝸牛核中のニューロンについても，低強度の信号については同じであるが，強度が高いときには，選択性はかなり広いがしばしば特定の周波数に同調する（図 7-7, 7-9 参照，Frisina et al. 1985, 1990）．対照的に，非常に高い信号強度あるいは大きな変調深度のときを除けば，振幅変調はニューロン応答のインパルス間隔に忠実に再現されている（Hirsch and Gibson 1976, Møller and Rees 1986）．この種の忠実な時間的符号化に対する周波数の上限は，約 1,000 Hz である（Møller 1972）.

7.2.2 周期性の符号化の多様性

第 6 章では，CN の細胞の応答の多様性を純音に対する時間的応答特性の特徴の中に見た．しかし，それに続く周期性の分析にとって重要なのだが，異なる型の細胞は周期性の情報の符号化の仕方もさまざまである（Frisina et al. 1990）．たとえば AM 信号に対する同期の能力はニューロンの型によって大きく異なる．興味深いことに，純音に対する反応が聴神経と異なれば異なるほど，変調音に対して同期しやすい（Frisina et al. 1985）．さらに，一次型，オンセット型，チョッパー型ニューロンは，高い強度において変調の符号化の能力が大きく異なる．オンセット型とチョッパー型ニューロンは，聴神経さえよりも，良い同期を示す（図 7-7, 7-9）.

7.2.3 叢状細胞

叢状細胞の巨大入力シナプスは，時間的情報の符号化を正確に行うのに役立っている．それらの特性，特に周期的信号に対する同期は，聴神経のそれに非常に似ているので，「一次型」と呼ばれる．したがって，それらは振幅変調音だけでなく調和音の振幅包絡の周期を保存する（Moore and Cashin 1976, Caspary et al. 1977, Rupert et al. 1977）．（少数の）聴神経を集めているので，入力繊維の活動の共通の周期を加算（平均）し，特に高強度において，振幅変調を聴神経さえよりも明確に伝えることができる（Frisina et al. 1985）．

第6章で見たように，叢状細胞はオリーブ核群に投射していて（Warr 1982），後者は，それだけではないとしても，主に両耳性の情報処理に関わっている．その理由から，叢状細胞は音響パターン，特に周期性分析のための神経処理における役割は小さいと結論してもよいだろう（Frisina et al. 1990）．それらの反応パターンは聴神経のそれと見分けがつかないほどだから，主な役割は入力の増幅，タイミングの強調を行った結果をオリーブ核に送り，そこで反対の耳からの情報と比較させることだろう．明らかなように，これらのニューロンの機能的役割は，両耳性の定位のために情報を準備することだから，本書の主要な範囲の外の聴覚処理の領域に属する．

だからといって，周期性に関する情報が音響定位にとって不要だというわけではない．我々は2つの耳からの音信号の，強度または到着時刻の差を評価することができる．わずかな到着時間差（< 1 ms）により片方の耳と音源との距離が他の耳より近いことがわかるのである．音源が顔の前にあるとき，我々は $10\,\mu s$ の到着時間差まで識別できる（Klumpp and Eady 1956）．

それに加えて，頭は音波に対して音響的な影を作ることになるので，2つの耳の間にわずかな音強度差も作る．1 kHz以上の純音の場合，音波の長さは我々の頭の大きさと同じくらいかそれ以下になるので，耳への到着時間は曖昧になる．このときには強度差が定位のために残された唯一の手段となる．しかし，定位に関する約1 kHzの周波数限界は純音については正しいが，複合音に対しては正しくなく，したがって我々の音響のほとんどの場合については成立しない．このような信号の定位には，変調の到着時間の左右の耳での差を使うことができる．唯一の条件

は変調周期が約1msより長いこと（変調周波数<1kHz）である．だから，CNの叢状細胞の周期性の正確な符号化は，音の定位にも重要である可能性はある．

7.2.4 タコ型細胞

腹側CN（図6-10, 7-4参照）の星状細胞に近接するタコ型細胞（オンセット型ニューロン）が最初に記述されたのは1960年代であった（Pfeiffer 1966）．高い周波数音に対し，音の開始後短潜時で1個の活動電位を「発火」する（図6-11c, 7-6b）．しかし，刺激が周期性を持ちそれに同期できる場合には，全く違った振る舞いをする．1970年にはアーゲ・メラーはラットのオンセット型ニューロンを測定・記録していた．しかし彼は当時それらを「過渡型細胞」と呼んでいた．そのようなニューロンが，単一のクリック音のみならず，ある頻度以下で繰り返される各クリック音に対してまで，1個の活動電位を正確な時刻に発火するのは，現

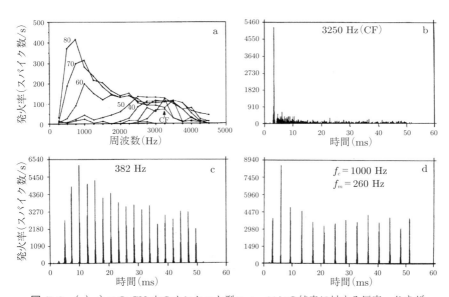

図 7-6 (a) ネコのCN中のオンセット型ニューロンの純音に対する反応．さまざまな音強度に対するもので，2オクターブを超える大変広い同調特性を示す．(b) 特徴周波数（CF）に対する反応は強いオン反応に支配されている．(c) 対照的に低周波音は刺激の間ずっと高度に同期した反応を示す．(d) AM信号に対しても同様で，1,000 Hzの搬送波を260 Hzで変調した場合である（Greenberg 1988を改変）．

在それを見ても大変興味深い（図7-5a）．繰り返し頻度がその限界より高くなると，それらの反応強度は急に減少する（図7-5b）．タコ型細胞によっては，同期の上限頻度は少なくとも800/sにまで達する．

　タコ型細胞は大変広い周波数範囲にわたって入力を統合しているので（図7-6a），それらが周波数分析・表現に大きく寄与しているとは考えられない．周波数の差については大した情報は提供できないのである．対照的に，それらの解剖学的配置や接続は，それらの多くの入力繊維に達する同時性のインパルスを足し合わせるのに大変適している．それらの大きな樹状突起は，周囲に集中して並んでいる聴神経繊維に対して伸びている．その結果として，タコ型細胞は50以上の繊維と接触していて，多くの神経繊維から入力を受け取っていると推定される（図6-12, Willott and Bross 1990）．これらの繊維は蝸牛の広い範囲から来ており，その結果タコ型細胞は周波数識別にはあまり役立たないが，その入力の周波数領域での振幅のゆらぎに大変敏感である．

　タコ型細胞は純音（またはクリック）の開始に反応するだけではなく，約1.5 kHz以下の低周波の純音に同期することもできる（Godfrey *et al.* 1975, Bourk 1976, Britt and Starr 1976, Rhode and Smith 1986）．それらの特徴周波数からかなり離れている周波数に対してさえも，各刺激周期のある位相において正確に1発のスパイクを発生させることもできる（図7-6c, d, Greenberg 1988）．さらに，それらはAM信号に確実に同期した反応を示し，複合音の基本周期を極めて高い時間精度で符号化できる（Rhode 1994, 1998, Oertel *et al.* 2000）．実際，CNのニューロンの中でタコ型細胞は，振幅変調に対する位相ロックが最強である（Frisina *et al.* 1985）．

　さらにタコ型細胞は，接続している聴神経よりも，同期，最大発火頻度，変調利得（増幅率）の面ではるかに上回っている（Rhode and Smith 1986, Oertel *et al.* 2000）．聴神経が振幅変調を40 dBの強度範囲でしか符号化しないのに対し，あるタコ型細胞は（星状細胞も），少なくとも90 dBというずっと広い強度範囲にわたって同期した反応を示し続けることができる（図7-7）．その理由もやはり，タコ型細胞は多くの入力を集めていて（上述），その正確な同時性検出器として働くからであろう．この目的のため，非常に高速度のカリウムチャネルを持っていて，それが大変低い閾値で働くことが，膜の0.2 msという非常に短い時定数に寄

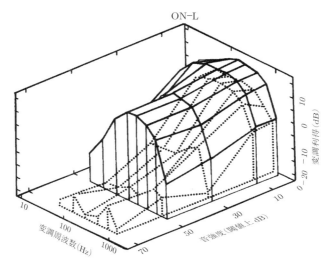

図 7-7 アレチネズミのタコ型細胞（オンセット型ニューロン）と聴神経繊維の変調応答特性の三次元表現．各軸は変調周波数，強度，変調利得である．オンセット型ニューロン（実線，CF=12.0 kHz，変調深度=35%）の変調利得は，聴神経繊維（点線）よりも，またチョッパー型ニューロンよりも（図 7-9 参照）大きい．オンセット型ニューロンは，90 dB を超える強度範囲にわたって応答を同期させることができる（上図では部分的にしか示されていない，Frisina et al. 1990）．

与している（Golding et al. 1999, Bal and Oertel 2001, Rothman and Manis 2003）．タコ型細胞の時間的符号化の特性から，それらが周期分析とピッチ知覚に重要な役割を持つことが示唆される．それらの符号化の特性は，基底膜のある程度広い範囲にわたって同期している振幅変調を検出するのに最適である．それらは音の過渡状態を検出でき，変化の大きな信号に大変速く応答できるから，注意にも寄与し，驚愕反応，ショック反応と呼ばれる一連の反応の引き金を引くのにも一役買っていそうである．

7.2.5 星状細胞

6.3 節で星状細胞は，CN において重要で大きなニューロン群を成すと書いた．T-星状細胞（「チョッパー型ニューロン」）はいろいろな種類の刺激に対し，持続的あるいは過渡的な振動の応答をする（Rhode et al. 1983b, Langner 1992, Oertel

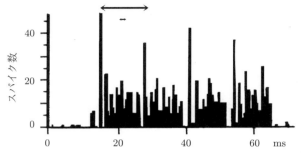

図 7-8 アレチネズミの CN のチョッパー型ニューロン（T-星状細胞）の活動の刺激前後時間ヒストグラム（PSTH：peri-stimulus time histogram）．振動的な反応が見られる．刺激は搬送波の周波数をそのニューロンの最適周波数とする振幅変調波（50 ms 継続時間）である．x 軸は時間で，刺激の開始時刻を 10 ms とした．y 軸はスパイク密度（1 ビンあたりの個数）である．長い矢印は変調周期，短い矢印は内部振動の周期を示す．内部振動は変調の各波によって引き起こされる（Frisina et al. 1997）．

et al. 2011）．それらは中脳に投射し，9.4 節で述べる周期性モデルによれば，周期分析に関わっている同時性細胞を刺激する．他方，D-星状細胞は「オンセット・チョッパー型」とも呼ばれるが，左右の CN の聴覚処理にのみ関わっている．

タコ型細胞とは非常に対照的に，T-星状細胞への入力の聴神経繊維の数は大変少なく（4〜6），それらの特徴周波数も互いに近いので，同調特性は狭い（Ferragamo et al. 1998）．したがって，これらが音の周期的な変調に非常に良く同期するのは驚くべきことである（図 7-8, 7-9, Frisina et al. 1997）．これは，純音の変調（振幅変調）に対しても，調和音の基本周波数を反映する振幅包絡に対しても同様である．そのような同期した反応の例として，音響刺激としての合成母音に対する，星状細胞の応答の電気生理学的記録がある（Sachs et al. 1988）．対照的に星状細胞の純音に対する位相ロックは，明らかに一次型細胞のそれよりも不正確である．

驚くことに星状細胞は，自身の内部振動を持つにもかかわらず，タコ型細胞を除けば，CN のニューロン中で最も良い周期性の符号化を示す（Frisina et al. 1985, 1990）．純音に対しては，聴神経繊維とちょうど同じように（上述），閾値上わずか 10〜30 dB で飽和する．周期性の符号化では，入力の繊維より勝っている．実際，時には閾値上 90 dB にまでわたって変調に対する同期が可能である（Bahmer

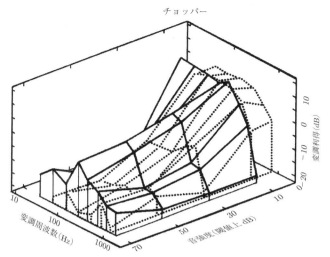

図 7-9 アレチネズミの CN のチョッパー型ニューロンと聴神経繊維の応答（図 7-7 と比較）．ニューロン（実線，CF=9.9 kHz，変調深度=35%）は典型的な聴神経繊維（点線）よりも大きな変調利得を示す（Frisina *et al.* 1990 より）．

and Langner 2006a, 2006b, 2007, 2009)．

タコ型細胞と同様に，星状細胞反応では振幅変調を増幅もするが，それは聴神経ですでに見られる増幅をはるかに凌ぐ．この増幅度は音強度とともに増大するほどである．音強度が大のときに，タコ型細胞とともに星状細胞も，特性はかなり広いとはいえ，ある変調周波数に同調するのは注目すべきである（図 7-6, 7-8）．

星状細胞は変調音に対する同期に関して聴神経繊維を凌いではいるが，それらの時間的な応答は，実は自身の内部振動に支配されている（図 7-8, Frisina *et al.* 1997）．「内部 (intrinsic)」という言葉は，それらの振動周期は刺激波形に含まれるどのような周期とも無関係だということを意味する（Pfeiffer 1966, Rhode *et al.* 1983b, Rouiller and Ryugo 1984）．したがって，星状細胞のチョッピング周波数[2]と同期しやすい変調周波数との間には明らかな関係はないようである（Frisina *et al.* 1990）．その代わり，変調信号が内部振動を引き起こすときには，変調のひ

---

[2]（訳注）内部振動の周波数と同じである．

とつひとつの波によって振動が引き起こされる傾向がある（図7-8）.

　星状細胞の符号化の性質からわき起こる疑問は，聴覚の時間的信号処理のすべてのモデルに対する挑戦である（Langner 1981, 1985）. これらの疑問とは，内部振動はどのように引き起こされるのか，なぜ星状細胞は周波数同調特性が狭いにもかかわらず，広い同調特性を持つタコ型細胞とほとんど同様，高い信頼性で変調を符号化できるのか，なぜその「一次型」の入力活動を新しい振動パターンに変換するのか，そして脳はそのような面倒な変換をして何を稼げるのか，などである．これらの疑問に第9章で詳しく答えることにしよう．

　マウスのCNの切片中の解剖学的に決定された細胞の細胞内記録を基にして，フェラガモら（Ferragamo et al. 1998）は，T-星状細胞の同調特性が狭い理由は，それらがわずかな数の聴神経繊維によって刺激されるからだと提案した．計算機シミュレーション（Bahmer and Langner 2006a, 2006b, 2007, 2009, 図9-5と図9-6も参照）の結果もあわせると，これはT-星状細胞同士が結合しており，近い周波数に同期している他の星状細胞を刺激することを示唆している．これによる正帰還の結果，ニューロンたちは内部振動するのである．

　この回路に関しては，互いへの刺激は自己持続的なものなのか，どのように振動が開始され終了するのかなどという疑問が出てくる．私は第9章において，タコ型細胞が内部振動の引き金を引くと提案する．また振動の抑制は，広い同調特性を持つD-星状細胞やDCN中のほかの抑制性の介在ニューロン（tuberculoventral細胞，Wickesberg and Oertel 1990, Bahmer and Langner 2007）からの，わずかに遅延した抑制性入力によるのである．

7.2.6　背側蝸牛核（DCN）

　DCNの詳細やその構成ニューロンの型などはよく知られている．DCNニューロンへの入力の多様性，ニューロン間の結合，出力の投射先などすべて詳しく調べられてきた．T-星状細胞とともに，主細胞[3]が下丘に対する主要な入力となっているが，それらのDCNでの標的は知られていない．6.4節で述べたように，聴神経繊維の規則的な空間的投射が，主細胞，紡錘型細胞，巨大細胞に対して周波数

[3.]（訳注）図7-10の紡錘型細胞と巨大細胞のこと．

トノトピー構造を与えている．それにもかかわらず，聴覚処理における DCN の役割はいまだに非常に不明確である．

主細胞の純音に対する同期は VCN のニューロンよりも弱いが（Goldberg and Brownell 1973, Rhode and Smith 1986），調和的複合音の振幅包絡のゆらぎには非常に速く追随し，1,200 Hz にまで達することもある（Schreiner and Snyder 1987, Rhode and Greenberg 1994, Zhao and Liang 1995）．主細胞には周期性の符号化の基礎となるいくつかの特性がある．以下はその 3 つの例である．

1. 経験上大きな雑音は我々の聴覚の過程の邪魔となるが，このような場合に主細胞は音強度の広い範囲にわたり，実際に周期性の符号化を増強できる（Frisina *et al.* 1994）．

2. 強い変調より弱い変調を聴き取るほうが我々にとってより困難なのは明らかである．しかし主細胞は，極端に小さな変調（2%の変調深度）に対しても同期し，信号の変調が減少してもそれらの変調を増大させることさえできる（Zhao and Liang 1995）．

3. 主細胞は非常に強度の大きな周期性信号にまで（90 dB SPL），ほとんど強度に関係なく同期する．これから得られた結論は，それらは信号強度でなく波形の時間的な微細構造を符号化するということである（Zhao and Liang 1995）．

これらの知見を基にすれば，DCN ニューロンの結線や応答の性質を，周期性の処理の文脈で解釈しても正当であろう．これは DCN の表面の状態が小脳のそれと似ていて，後者は時間的処理や遅延の作用を持つこととも一致している（Oertel and Young 2004）．当然ながら，この見方は DCN に関するすべての疑問に答えることはできず，科学では普通のことだが，いくつもの新たな疑問が生ずる．

実験結果が示すところによると，主細胞の応答は多くの興奮性および抑制性の入力間の相互作用を反映している（図 7-10, Parham and Kim 1995, Oertel and Young 2004）．このような複雑な回路が周期的信号の処理にどのような役割を持つのか，いくらかでも理解するため，まず抑制性介在ニューロンの第 1 の型である tuberculoventral 細胞から始めよう．これらの細胞は聴神経繊維から入力を受け，

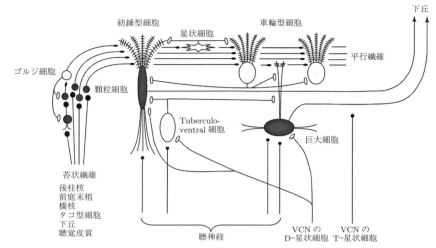

図 7-10 DCN 中の結線状態(Oertel and Young 2004 を改変).聴神経繊維は主細胞(紡錘型および巨大細胞)の基底樹状突起と抑制性の tuberculoventral 細胞にシナプス接合している.これらはまた D-星状細胞により抑制を受ける.顆粒細胞領域へ終末している発生源と考えられる場所が図の左下に書かれてある.平行繊維(顆粒細胞の軸索)は紡錘型細胞と接触し,より低い程度だが巨大細胞,車輪型細胞,および抑制性介在ニューロンとも接触している.

狭い周波数範囲の刺激に反応する(Rhode 1999, Spirou et al. 1999).その結果,狭い周波数範囲に制限された刺激や,あるいはフォルマントのように,ある周波数領域で非常に強い刺激が,これらの細胞を刺激する.それらは次に,主細胞を抑制することができる(Voigt and Young 1990, Zhang and Oertel 1993).しかし tuberculoventral 細胞自身,VCN の D-星状細胞によって抑制を受ける(Joris and Smith 1998).

上で見たように,D-星状細胞(オンセット・チョッパー型細胞)は広い周波数範囲の信号を受け,信号のオンセットと複合音の変調に同期する.したがって,各オンセットや変調の後に,主細胞は抑制から解放され,聴神経の入力により直接賦活される.これは純音では(オンセットのとき以外は)起きないので,主細胞は狭帯域の信号や純音には大体抑制される.その代わりそれらは広帯域信号に対して反応しやすい.また,広帯域信号は通常変調を受けていることが多い.

図 7-10 に示すように,D-星状細胞は主細胞を直接抑制もする.この抑制はお

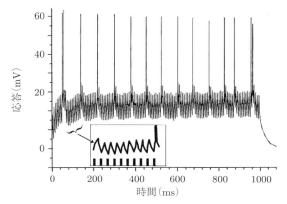

図 7-11 アレチネズミの DCN 切片からの主細胞の細胞内記録．小電流のパルス（1.2 nA，継続時間 3 ms，周期 8 ms）で刺激した．各パルスの後，特に刺激の開始直後に膜電位は少し上昇する（挿入した膜電位と刺激パルスの拡大図も参照）．この実験条件下では，膜電位が閾値に達して 1（または 2）個のスパイクが発生するのに 10 個の電流パルスを必要とした．電気容量に充電されるので波形後半では積分過程が見えにくくなっているが，1 スパイクを発生するのに要する刺激パルス数がほぼ一定なことより，実際にスパイクが生成される領域では電位の段の高さは一定であるに違いない（Ochse 1999）．

そらく一種のリセットとして働いていて，オンセット型ニューロンからの各オンセット信号の後，主細胞の活動に明確な開始点を与えるものであろう．同時に tuberculoventral 細胞による抑制から解放されるので，主細胞は聴神経からの入力を加算し始めることができる．

そのような加算過程があることを直接証明するには，適当な刺激を与えて主細胞の細胞内電位を記録する必要がある．図 7-11 はアレチネズミの CN の切片から得られた試験的な結果であるが，主細胞がその入力活動を加算する様子が見える（Ochse 1999）．細胞膜に与えた短い電流パルスによって反応が引き起こされたものである．

明らかに，主細胞はスパイクを生成する前に，一定数の小電流のパルスを積分できる．この刺激条件では，細胞は 10 個の刺激パルスを必要としている（図 7-11 の挿入図を参照）．この細胞を活動させるのに，聴神経繊維から何個の後シナプスインパルスが必要かは推測することしかできないが，入力のインパルスの大きさが同じであるかぎり個数は確かに大体一定であろう．これは周期性の信号のとき

も同じで，音響刺激が位相結合によって符号化されているとき，主細胞にスパイクを引き起こす信号の微細構造の波の数は常に一定であるはずである．

より大きな主細胞（巨大細胞）はその形が大きいため，電気容量は大きい．それにより時定数は長くなるはずで（25～40 ms），低い周波数や変調周波数の符号化に適している．それに対し，より小さな主細胞（紡錘型細胞）はより動作が速く，より高周波数の処理に適している．広い範囲の周波数において周期性の符号化を行うには，紡錘型細胞は必要な各搬送波（またはフォルマント）の周波数に対して十分な幅の時定数を持たねばならない．そこで，それに対応する異なる時定数を持つ紡錘型細胞の規則的な配列が，DCNの等周波数曲線に沿って並ぶ必要がある．

最後に，他の多くの信号源からのDCNに対する入力が顆粒細胞によって伝送される（図7-10）．たとえば，下丘からの帰還信号は，特定の周波数の変調に対する反応を強調し，他の変調を抑制する働きがあるのかもしれない．これは，雑音の多い環境で音源を検出する我々の能力に役立つであろう．顆粒細胞へのほかの入力は，たとえば発声系からの体性感覚情報が，DCNにおける周期の処理に影響を与えるのを可能にしている（Shore and Zhou 2006）．

第 8 章

中脳における周期性の符号化

8.1 複合音の符号化

8.1.1 発声音の処理の種特異性

　1970年代の初期，ゲッティンゲンのニコラウスベルクにあるマックスプランク生物物理化学研究所周辺の緑の森のいつもの静寂は，鋭い動物の鳴き声で破られた．鋭い不思議な音は，この有名な研究所の象牙の塔の屋上に置かれた檻から発散していた．その下では上の不快な音に気づいてもいないように，オットー・クロイツフェルト教授の神経生理学教室の科学者たちが，嗅覚，体性感覚，視覚，聴覚などの情報を脳がどう知覚し処理するのか忙しく研究していた．その鳴き声の源だった檻の中には，ホロホロチョウが入れられていた（図 8-1）が，それは，フレーニ・マイヤー，ヘニング・シュライヒ，ライナー・コッホ，それに私から成る 4 名の若い科学者チームの神経生理学研究の実験動物だった．我々はこの鳥の発声に魅了されていたのだった．
　我々がキジの仲間の長い首をしたこの鳥を研究材料に選んだのは，彼らの中枢

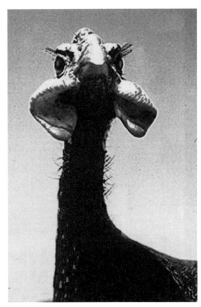

図 8-1　ホロホロチョウのオス．（実際は赤の）肉垂が特徴的である．

聴覚系における発声音の種特異的な処理法を研究したかったからである．我々の作業仮説は，コミュニケーションのための複雑な音の認識には，特徴検出器，すなわちこれらの音に特徴的な音響パラメータの特定の組み合わせに対して，特異的にではなくても選択的に反応するものが関わっているかもしれないということだった．

我々の研究の結果（Maier 1982, Scheich et al. 1983），人間のフォルマントに類似したフォルマントのほかに，ホロホロチョウの情報伝達音声のもう1つの重要な特徴は，周期的な振幅変調（AM）であった（図 8-2）．和声，フォルマント構造や多くの場合速い AM などは，多くのコミュニケーション用の音の特徴だから，ホロホロチョウのコミュニケーションにおける神経での符号化は，人間の音声処理を含め一般的な聴覚符号化の機構の優れたモデルである．

我々は研究材料として聴覚性の中脳核 MLD（mesencephalicus lateralis, pars dorsalis）を選んだ．これは鳥にとって哺乳類の下丘に相当する部分である．我々の目的は鳥を無音ブースに入れ，種特異的な発声音の記録テープを聞かせ，その

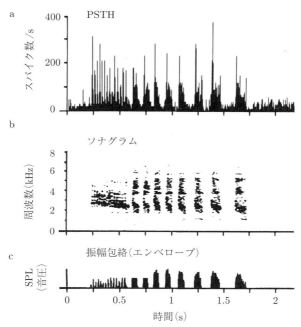

図 8-2 (a) メスのホロホロチョウの中脳聴覚野の1つのニューロンの時間的反応のPSTH(ビンの幅は5 ms). 種特異的な発声音(ホロホロチョウのオスの扇動的な叫び声, 20回の繰り返し, 65 dB SPL)を受けている. (b) 声のスペクトル分析. (c) 声の振幅包絡に見られる速いAMと遅いAM. これらのグラフの時間軸は共通である(Scheich *et al.* 1977を改変).

ときの中脳の単一ニューロンからの記録を取ることだった.

図 8-2a はそのような一実験の結果である. 雌鶏の中脳ニューロンの応答を刺激前後時間ヒストグラム(PSTH)としてまとめたもので, 雄鶏からのAM呼びかけ(図 8-2b, c)に選択的に反応した. この記録は, 鳥の聴覚中脳における自然音の忠実な時間的表現の例である(Scheich *et al.* 1977). 最初の部分の発声の約40 Hzの速い変調も次の部分の6〜8 Hzの遅い変調の部分もよく見える. さらに, 鳥の少なくとも中脳では, 信号の800 Hzに達する変調さえ, 高忠実度で表現されることがわかった(図 8-3).

メスのホロホロチョウの発声で, その特徴的なリズムから我々が「アイアンバス」(iambus, 弱強格)と呼んだ発声の特徴は, 非常に速いAMである. これは基本周波数を約1,000 Hzとする調和音を基にしていて, 変調周波数は330 Hz(周

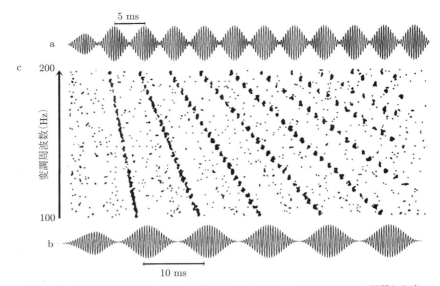

図 8-3 メスのホロホロチョウの聴覚中脳の 1 個のニューロンの AM に同期した応答．(**a**) AM 刺激．搬送波周波数 2,500 Hz，変調周波数 200 Hz（周期 5 ms），開始時の立ち上がり時間 5 ms，強度 65 dB SPL．(**b**) 変調周波数を 100 Hz（周期 10 ms）とした刺激．(**c**) ニューロンの応答の「点プロット」．各点が 1 つのスパイクを表す．変調周波数を 200 Hz から 100 Hz まで変化させた 24 個の AM に対する反応．1 つの AM について 100 回の繰り返しに対する結果を重ねたもの．変調に対して強く同期しているのが見える．

期は 3 ms，図 8-4a）の周りで変化する．この周波数の組み合わせはしばしば各調和成分の周囲に強い非調和的な側波帯を作り，粗い音色の原因となる．行動学的観察から，そのような叫びをあげるメスは数箇月の隔離の後でもグループの中で個々に認識され，オスからフィードバックを受ける（Maier 1982）．

さらに，中脳の特定のニューロンは，ときには驚くほど似た音と区別して，アイアンバスの叫び声に実際に好んで反応することもわかった（図 8-4b, Scheich *et al*. 1983）．これらのニューロンは，330 Hz で変調を受けている限り，1,000 Hz 付近の搬送波周波数かそれの高調波に対して，ある程度の選択性を持っていた．

後になってホロホロチョウの前脳（皮質に相当する）にさまざまな叫び声，特に警戒の声に対してさらに鋭い選択性を見いだした（Bonke *et al*. 1979）．この発声は不思議な震える声で，2,500 Hz 付近の搬送波（周期=0.4 ms！ 5.6 節参照）を，110 Hz の変調周波数で振幅ならびに周波数変調したものである．

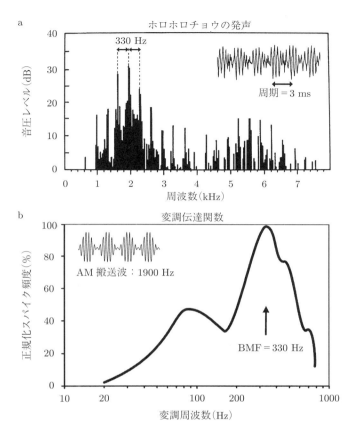

図 8-4 (**a**) メスのホロホロチョウの典型的なアイアンバス (弱強格) 発声のスペクトログラムとオシログラム．AM 発声の搬送波は調和音で基本周波数は約 970 Hz である．AM (挿入図参照) のため，各高調波は約 330 Hz 離れた上下に側波帯を伴っている．第 2 次高調波の 1,940 Hz の上下に矢印で示されている．(**b**) ホロホロチョウの中脳の 1 個のニューロンの変調伝達関数 (MTF, Box 7.1 参照)．変調周波数 330 Hz, 搬送波周波数 1,900 Hz に選択性を持つもの．

8.1.2 特徴検出の神経機序

このような特徴検出の神経機序を理解するのは特に困難な課題だった．ホロホロチョウの聴覚中脳のニューロンは，どのようにしてこのような変調音の存在を検出し，上位の脳の中枢に送るのだろうか．明らかに多くのニューロンが 110 Hz と 330 Hz 近辺の周波数で変調された AM の処理に関わっていた．これらはホロ

ホロチョウの2つの主要な変調周波数である．しかしながら，これらのニューロンは，変調音が自然な叫び声なのか人工音なのかということにはお構いなしであると結論せざるを得なかった．聴覚中脳の主な役割は，広い範囲の搬送および変調周波数にわたる振幅変調の処理であることが明らかだった．ホロホロチョウや他の種に属する鳥の中脳の個々のニューロンは，特定の周波数つまりそれらの特徴周波数（CF）の純音に強く応答するのは確かである．しかし，それらのニューロンは通常，この音が特定の周波数，つまり「最適変調周波数」（BMF）で振幅変調されると，ずっと強く反応する．

　複雑な音の聴覚処理には，基底膜で作られ中枢神経系のトノトピーで表現されるスペクトル情報を，ニューロンが処理することだけでは済まないことは疑いがなかった．我々がホロホロチョウの自然の発声音の符号化の研究を行っている間（Scheich *et al.* 1977），そのような考えの下に他の研究者たちも自然音やAMを刺激として類似の実験を行っていた（Møller 1971, Suga and Schlegel 1972, Winter and Funkenstein 1973, Bibikov 1974, Moore and Cashin 1974, Aertsen and Johannesma 1980）．

　これらの研究から得られた共通の結論は，信号の特定の特徴に対する選択性は，聴覚系の階層を上がるほど増すということだった．聴覚中枢のニューロンが特定の周波数に対して選択性を持つのは，直接または間接的に基底膜の特定の場所に接続しているからである．それに対して，変調周波数など，より複雑な特徴に対する選択性は，脳幹のほかのニューロンとの複雑な接続と相互作用と，それらのニューロン自身の時間的な特性から生ずるに違いない．

8.2　同期と発火頻度

　中脳のある程度の割合のニューロンは特定の変調周波数によく反応するが，それは信号に対する同期が最大になる周波数であったり（Box 8.1 参照），平均活動度が最大になる周波数であったりする．図 8-5b は一例として，ホロホロチョウのメスの聴覚中脳のニューロンの MTF を示す．このニューロンは約 50 から 250 Hz の変調周波数に同期するが，スパイク発火頻度が最大になる変調周波数（つまり頻度 BMF）は 160 Hz である．

Box 8.1 同期の尺度

簡単にニューロンの反応の同期状態を見る方法として，いわゆる周期ヒストグラムがある．この図は，刺激の 1 周期中に平均的にスパイクがどのように分布するかを示す．

方向統計量を用いれば，同期を定量的に評価できる（Langner 1992, Rees and Langner 2005）．信号の 1 周期を単位円で表すと，そのある時刻で現れるスパイクは長さ 1 のベクトル $\boldsymbol{a}_i$ で表される．このベクトルの方向がスパイクが 1 周期中に現れる位相角を表す．

図 8-1-1 にはニューロンの活動の続く 2 周期の間に起こる 2 つのスパイク a_1, a_2（右図）を表すベクトル $\boldsymbol{a}_1, \boldsymbol{a}_2$ の和を示す（左図）．

反応の N 個のスパイクベクトルのベクトル和 $\boldsymbol{R} = \sum_{i=1}^{N} \boldsymbol{a}_i$ は，ニューロンの同期状態を表す．ベクトル $\boldsymbol{R}$ の長さは全体的な同期反応の尺度であり，その方向は平均の位相角度を表す．最後に，平均ベクトル $\boldsymbol{r} = \boldsymbol{R}/N$ はベクトルの強度であり，反応の同期の強さの平均を表す尺度である．

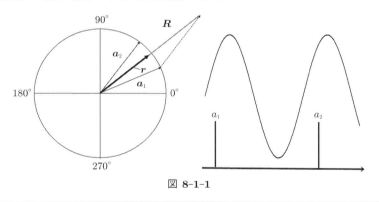

図 8-1-1

高い変調周波数に対するニューロンの同期が，聴覚系の高い階層にいくにつれて悪化することは一般的な知見である．聴神経では 5,000 Hz を超える変調もある程度符号化されるが（図 7-1 参照），中脳のレベルでは 300 Hz 以上の変調に対する時間的な正確さは相当程度失われている．これは多くの動物種について示された（Rees and Møller 1983, Langner 1992, Bodnar and Bass 2001, Langner *et al.* 2002, Rees and Langner 2005）．一方では，ニューロンは周期性に関する情

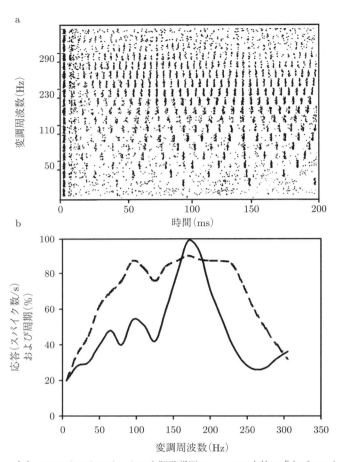

図 8-5 (a) メスのホロホロチョウの中脳聴覚野ニューロン応答の「点プロット」.刺激の搬送波周波数を 1,800 Hz,強度を 65 dB SPL とし,変調周波数を等周期間隔で 5 Hz から 235 Hz まで 19 種類としたもの.30 回の繰り返しの結果の重ね合わせ.(b) 平均活動度(実線)および同期(ベクトルの強度,破線)によって測られた MTF.ニューロンは 2 オクターブ以上にわたって強く同期しているが,反応頻度で見れば狭い同調特性を持ち,BMF は 160 Hz である.

報を,スパイクの頻度と中脳における位置によって,上位の処理中枢に伝えている.この形式の符号化は「ラベルつき直線」または「頻度—場所」符号化と呼ばれている.

　一般的には時間的符号化が減少しはするものの,中脳には,低い変調周波数に

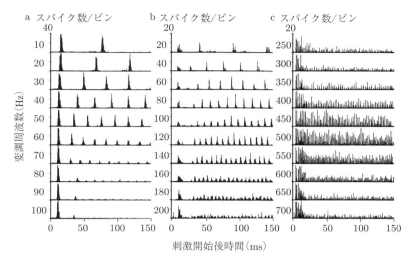

図 8-6 ネコの中脳の3個のニューロンの周期的な振幅変調音（100%変調深度，10個の変調周波数は左に示されている）に対する同期した応答の PSTH. ニューロンの特徴周波数（CF）を搬送波周波数とした（**a** では 21.5 kHz，**b** では 1.5 kHz，**c** では 3.1 kHz）．信号強度はニューロンの閾値の 30 dB 上である．PSTH の目盛りは 1 ビンあたり（**a**）では 40，（**b**）と（**c**）では 20 である（ビン幅は 0.04 ms，Langner and Schreiner 1988 を改変）．

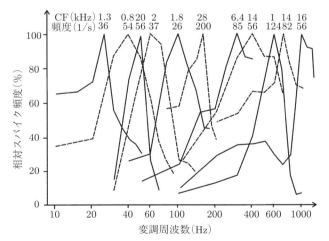

図 8-7 ネコの中脳の多くのニューロンの MTF. より末梢の聴覚関連の核と対照的に，中脳での MTF は帯域特性を示す．図からわかるように，鋭い特性の MTF が 1,000 Hz 以下の周期のほとんどの範囲を覆っている．曲線の上の数字はニューロンの CF（AM 刺激の搬送波周波数でもある）と最大発火頻度を示す（Langner and Schreiner 1988 を改変）．

8.2 同期と発火頻度

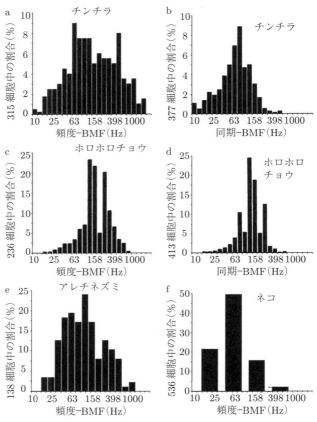

図 8-8 種々の動物の聴覚中脳における変調音に対する同調の様子を（**a, c, e, f**）発火頻度または（**b, d**）同期で表したもの．特に（**a**）チンチラと（**e**）アレチネズミで頻度に基づく同調特性が広く 1,000 Hz まで広がっているが，（**b, d**）同期状態に基づく同調特性は 150 Hz 以上で時間的符号化が減衰することを示す．実験条件も考慮すべきではあるが，（**c**）と（**d**）に見られる分布は，ホロホロチョウの中脳には種特異的な発声音の処理に関わるニューロンが多数を占めることを示唆している（図 8-4 と比較）．

対して，聴神経と同程度あるいはさらに良く同期するニューロンもある（図 8-5, 8-6, Rose and Capranica 1985, Epping and Eggermont 1986）．さらには，それよりずっと高い変調周波数に対する同期もいろいろな動物の中脳で報告されている．たとえばネコでは 600 Hz まで（図 8-6c, Langner and Schreiner 1988），コウモリでは 800 Hz まで（Lesser *et al.* 1986），ホロホロチョウでは 1,000 Hz ま

で（Langner 1981, 1983）という具合である．

周期の範囲としては 30 から 1,000 Hz までが人間の声に最も関連する部分で，したがって音声や音楽にとってもそうである．この範囲はたとえばピアノの 7 オクターブのうちほぼ 5 オクターブにわたっている．ネコや他の多くの動物の中脳（下丘）のニューロンの BMF の分布（Langner and Schreiner 1988, Langner et al. 2002, Rees and Langner 2005）も同じ範囲を覆っている（図 8-7）．発火頻度―場所符号への変換の考えと一致して，頻度に関係した分布は広く 1,000 Hz 付近まで広がっている（図 8-8a, c, e, f）のに対し，同期に基づく分布は，150 Hz 以上で時間的符号化が減衰することをさらに示している（図 8-8b, d）．

8.3　刺激パラメータと応答特徴

中脳における周期符号化ニューロンのうちのある少数のグループは，さまざまなパラメータの変化に対して非常に敏感であることがわかった．たとえば信号強度を変えることにより，MTF はピーク位置も含めて形を変えることがある（Rees and Palmer 1989, Krishna and Semple 2000）．ときには音強度の低いときにニューロンが示す低域通過型特性が，高強度に対して帯域通過型に変化することもある（Rees and Møller 1987）．

対照的に，調べられた中脳のニューロンの大多数については，周期に対する同期がさまざまなパラメータの変化に対して非常に頑健であることがわかった．加えて多くのニューロンが，刺激強度と変調深度の広い範囲にわたって，AM 信号の振幅包絡に同期し続けることが見いだされた（Brugge et al. 1993, Zschau 2008）．カエルやコウモリを含む多くの動物において，2% という低い変調深度の AM 信号に対して同期することもある（Schuller 1979, Rees and Møller 1983, Bibikov and Nizamov 1996）．コウモリにおける神経符号のこの特徴は，超音波反射だけを利用して美味な虫とまずい虫とを区別する彼らの素晴らしい能力に役立っているに違いない．

AM 信号の 1 つの主要なパラメータは搬送波周波数である．第 4 章で見たように，搬送波の周波数の移動は AM 信号のピッチの移動を引き起こす（ピッチ移動効果）．それに対応して，このパラメータの変化は中脳ニューロンの MTF にも

強い影響を与える（9.5 節参照）．AM 信号の搬送波周波数のわずかな変化でも，しばしばニューロンの BMF の有意な低下または増大を起こす（Langner 1983, Langner and Schreiner 1988, Krishna and Semple 2000）．周期符号化ニューロンのこの脱同調は，ピッチ移動効果の説明となり得る．最後に，周期的ピッチが多くの動物に知覚され（ネコについては Chung and Colavita 1976, Heffner and Whitfield 1976, トリについては Cynx and Shapiro 1986, サルについては Schwarz and Tomlinson 1990），カエルも含めた多くの動物の中脳で BMF の移動効果が示されているので（Walkowiak 1984），行動学的実験により動物でもピッチ移動効果が見つかるかもしれないと想像できる．

8.4　周期性の符号化

8.4.1　応答の時間的パターン

　上で見たように，中脳の多くのニューロンは変調周波数に対する選択性を，あるものは同期の正確さで，しかし大部分のものは平均発火率の増加で示す．あるニューロンが周期性をどのように符号化するかは，それに対する入力ニューロンたちの複雑な相互作用を強く反映した時間的応答パターンに依存する．

　多くの中脳ニューロンは，単に平均発火頻度が増大するだけでなく，応答の時間的パターンの細かい点での変化があり，それにより符号化の基礎となる機序が推定できる．たとえば図 8-9a にはホロホロチョウの中脳の，そのようなニューロンの応答の点プロットを示す．100 Hz から 1,000 Hz までの 10 個の異なる変調周波数（等間隔周期で 10 ms から 1 ms）を用いて調べられた．AM 信号の搬送波は 2 kHz で，このニューロンの CF であった．頻度からも同期からも BMF は約 330 Hz（3 ms 周期）であった．この「点プロット」を簡単化し特徴を際立たせた図 8-9b を用いて，周期性の符号化一般と関連する 5 つの時間的な応答特性について述べよう．

1. **内部振動**：おそらく応答の最も目立つ特徴は，各信号の開始時や各変調周期において，短い潜時で開始する内部振動であろう．開始時点では図 8-9 のニューロンは約 1.2 ms の周期（各変調周期でわずかに増加する）で振動している．

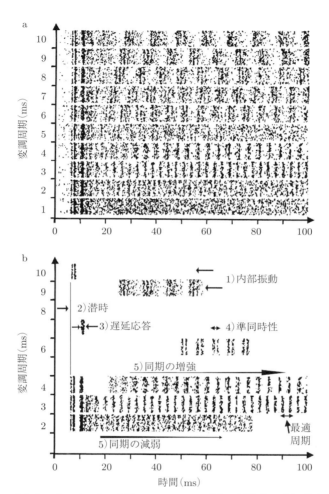

図 8-9 (**a**) ホロホロチョウの中脳のニューロンの応答．刺激は 10 個の異なる変調周波数の AM 信号で，搬送波周波数 2 kHz，変調深度 100%，強度 65 dB SPL で 100 回の繰り返しの重ね書きである．横軸が時間で，1 スパイクを 1 点で表し，異なる変調周波数に対する応答を異なる配列に書いてある．最適な変調周期は，頻度でも同期でも約 3 ms であった（周波数で約 330 Hz）．(**b**) 同じ図を簡単化したもので，ニューロンの応答の時間特性がはっきり見られる．すなわち (1) 各刺激の開始時ならびに各変調周期に開始する内部振動，(2) 応答開始潜時，(3) 各応答開始時点から少し遅れたところにはっきり見える応答，(4) 遅延応答と内部振動の準同時性，(5) 同期の増強と減弱．

8.4 周期性の符号化

2. **応答開始（オンセット）潜時**：ニューロンの応答開始潜時は通常，CF における純音刺激によって決められる．そのような刺激に対してニューロンが応答を開始するのに数 ms かかるのは当然理解できる．潜時の大部分は神経信号が中脳へ到達するまでの時間（ホロホロチョウではおおよそ 4～5 ms）によるものである．観測された潜時はそれよりも少し長いが，その理由は後で見るように，内部振動の 1 周期分遅れたからである．この追加の遅延は 2 つの仮定により説明できる．まず内部振動はこのニューロンの入力にすでに含まれていること，次にその入力ニューロン，おそらく CN のチョッパー型ニューロンだろうが，その最初の発火までに 1 振動周期必要とするということである．この内部振動に起因する遅延成分は，中脳での周期に同期するすべてのニューロンの潜時に寄与しているようである（図 8-13a, 8-14 も参照）．

3. **遅延した非振動応答**：内部振動は開始後数 ms のうちに消えていくのに対し（次の変調の周期により再び始まるが），各信号開始時点後約 11 ms で少し強い非振動応答がはっきり見える．振動成分と同様，これらの遅延スパイクは多くの周期—同期性ニューロンの反応の時間的特徴である．刺激開始によるスパイクと遅延応答の間の時間間隔は BMF の周期に近く，この例の場合約 3.2 ms である．次章で提示する周期性モデルによってこの関係を説明する．

4. **遅延成分と振動成分の準同時性**：遅延応答は信号の開始のみでなく，内部振動とちょうど同じように，振幅変調の各周期によっても引き起こされる．しかしながら，それが内部振動と見分けがつくのは，適当な変調周波数によってもたらされる有利な時間的条件下のみである．その結果として遅延応答と「相対的に遅延していない」振動応答との間に準同時性（near coincidence）が生じる．両成分の生起時刻が十分に一致して大きな結合反応を起こすのは，BMF においてのみである．

5. **同期の増強と減弱**：ニューロンが変調の各周期に対して強く同期するのは，最適変調周期（約 3 ms）においてのみである．変調周期がそれより上なら

ば同期は時間とともに増強し，下ならば減弱する．これは（反応にも見てとれるが），遅延成分と振動入力との同時性が，より高い変調周期に対しては時間とともに良くなり，低い周期に対しては悪くなることを意味している．これも多くの中脳ニューロンの反応で観察される時間的効果であり，次章の周期性モデルで説明できる．

8.4.2 同時性の効果

図 8-9 では異なる遅延時間を持つ入力が同時に起こる様子は直接見えないが，周期同調的なニューロンで見ることができるものもある．ホロホロチョウの中脳のニューロンにおける一例を図 8-10 に示す．ここでは (a) 搬送周波数 2.8 kHz と (b) 3 kHz を 30 個の異なる周波数で変調している．両方の点プロットにおいて，矢印は垂直方向の点の塊を指していて，信号の開始に同期した遅延入力（すなわち比較的大きな遅延）に対する応答を示している．対照的に，斜め方向の塊は，後続の変調周期に同期する入力（ずっと少ない遅延で）に対する応答から生ずる．

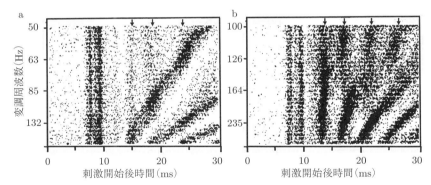

図 8-10 同時性の効果を示す点プロット．ホロホロチョウのメスの中脳のニューロン 30 個の AM 信号に対する応答を示す．搬送波の周波数は (**a**) では 2.8 kHz，(**b**) では 3 kHz で，変調深度は 100％，強度は 65 dB SPL である．100 回の繰り返し結果の重ね書きで，異なる変調周波数に対しては異なる配列に示す．両図で，矢印は刺激の開始と続く変調周期に対する遅延した応答を示す．遅延した入力が後続の周期に対する（ほぼ）遅延なしの入力（活動を示す斜めの帯）と重なるとき，強い応答が引き起こされる（矢印の下の点の濃い塊）．同時性効果によりこれらのニューロンが変調周波数に対して (**a**) では約 100 Hz の，(**b**) では約 235 Hz の選択性を持つことが説明できる．

点の密度が最大になる所は，刺激開始に対して遅延して応答する入力（垂直方向の塊）と，後続の変調周期に対して遅延のずっと小さい応答の入力（斜め方向の塊）が重なった所である（100 回の繰り返しの重ね書きなので，同時的でない入力に対する応答も見ることができることに注意）．

これらの応答パターンからの結論は，同時性検出ニューロンは，刺激の変調周期が入力間の遅延の差と等しくなったとき，大きな応答を発生するということである．信号の前の部分に対する遅延した応答が，信号の後の部分に対する（ほぼ）遅延なしの応答に加算（あるいは乗算）されるのは，この場合だけである．

8.5 内部振動

実験動物の中脳の多くのニューロンで内部振動が観察される．内部振動は，信号の開始や AM 音の個々の変調周期に同期した活動電位の短いバースト（繰り返し発火）である（図 8-9, 8-11）．これらの応答が CN のチョッパー型細胞の応答と非常によく似ていることには驚かない．今では，これらの細胞は中脳に対する主な入力であることはわかっていて（Adams 1983），それゆえ中脳の応答に対して大きな影響を持つのである．

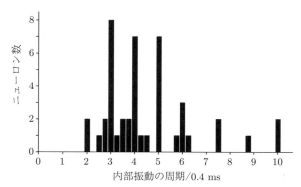

図 8-11　ネコの中脳のニューロンの内部振動の周期の分布．多くのニューロンは明確な内部振動を持ち，その振動周期は 0.4 ms を基本周期としてその整数倍の値に偏る傾向がある．この例では，1.2, 1.6, 2.0, 2.4 ms に分布のピークがある（刺激の後の各振動の最初の周期のみを用いた．Langner and Schreiner 1988 より）．

我々の初期のホロホロチョウの実験や後のいろいろな動物の実験から，これらの振動の周期は均等な分布を示さないことがだんだん明らかになった．その代わり，0.4 ms を基準として，その小さな整数倍の周期が現れやすいという非常に不思議な傾向があった（Langner 1983）．第 4, 5 章で見たとおり，0.4 ms は一種の普遍的な時定数のようであって，それはピッチ知覚のみでなく（Langner 1981, 1985），関係はあるが非常に異なる聴覚や発声の領域でも現れるのである．

　カリフォルニア大学サンフランシスコ校のクリストフ・シュライナーと私が，ネコの中脳での周期性の符号化を研究しているとき（Langner and Schreiner 1988），ネコでも内部振動において同じ時定数の証拠を見いだした．さらに振動周期は刺激の強度や周波数によって，わずかな影響を受けるだけだということを示すことができた（図 8-12）．もし振動が CN のチョッパー型ニューロンによって起こされるのならば，それらのスパイク間隔は刺激のこのようなパラメータに影響されないから（7.2.5 項参照，Pfeiffer 1966），十分予想できることである．

　もし中脳での内部振動が CN のチョッパー型ニューロンの単なるエコーだとい

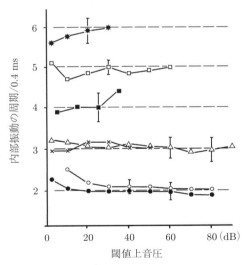

図 8-12　ネコの中脳の 7 個のニューロンの内部振動の信号強度と振動周期との関係．CF において，閾値上のいろいろな強度の刺激に対してニューロンは短い振動的な応答を示した．刺激強度をより高くすると，0.4 ms の異なる整数倍の平均スパイク間隔を示した（Langner and Schreiner 1988 を改変）．

う仮定が正しければ，スパイク間隔の偏りは脳幹（CN）のニューロンの特徴でもあるはずである．ボルチモアのジョン・ホプキンス大学医学部のエリック・ヤング（Eric Young）らによって1988年に発表された論文（Young et al. 1988）の，ネコのCNのニューロンの時間的特性を分析して，この仮説に対する直接的な根拠を見いだすことができた．彼らのデータの中から，あるチョッパー型ニューロンの間隔を我々が解析してみたところ，彼らの記録した「規則的チョッパー型ニューロン」の振動間隔は確かに，0.4 msの整数倍を中心とする値に有意に偏っていた（Bahmer and Langner 2006a）．この知見は，中脳における内部振動の存在とその時間的特性に対するまともな理由づけにはなるが，そもそもチョッパーの性質をどう説明するかはまだ未解決の疑問のままである．次章ではこの疑問についても解決を与える（9.4節参照）．

8.6 最適変調周期，内部振動，応答開始潜時

中脳のニューロンは3つのパラメータで特徴づけることができる．つまりBMFの周期，内部振動の周期，それと（応答開始）潜時である．ネコの中脳の250個のニューロンの応答の統計的評価が，これらのパラメータ間の関係を示す（図8-13）．図8-13aのデータに当てはめた直線で示されるように，潜時は，平均的に内部振動1周期分伸ばされる（潜時 $= 7\,\mathrm{ms} + \tau_{\mathrm{osci}}$）．これは，ニューロンは振動する入力で駆動されるが，最初の振動の1周期後に初めてスパイクが来ると仮定すれば説明できる（8.4.2項も参照）．

図8-13bのプロットは，ニューロンのBMFの周期（τ_{BMF}）とそれらの内部振動周期の間の統計的関係を示す．ニューロンの τ_{BMF} は平均的にそれらの振動周期の6倍（$\tau_{\mathrm{BMF}} = 6 \cdot \tau_{\mathrm{osci}}$ つまり $\tau_{\mathrm{osci}} = \tau_{\mathrm{BMF}}/6$）であることがわかった．誤差バーの長さから，これはすべてのニューロンに対してではなくても，ほとんどのニューロンに対して良い近似であることがわかる．

これらのデータは我々がネコの中脳の600を超えるニューロンの記録を分析してすでに得ていた結論を支持するものである（Langner et al. 1987b, 図8-14）．記録したニューロンの平均の応答潜時は，明らかにそれらの最適変調周波数に強く依存している．我々は，これは振動成分の潜時への寄与によるものであること

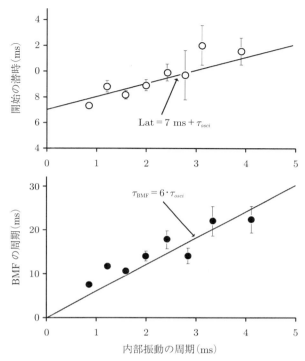

図 8-13 （a）ネコの中脳の 250 個のニューロンの内部振動の平均周期（τ_{osci}）と潜時（Lat）との相関関係，ならびに（b）BMF 周期（τ_{BMF}）との相関関係．回帰直線は理論的な予測を表し，縦棒は標準偏差である．極端に長い潜時は考慮されなかった（Nalimov の外れ値検定，$p = 0.95$）．

は，すでに見てきた．しかしながら，このような実験で得られた潜時には別のパラメータも影響する．これには蝸牛から中脳までの一定の遅延ばかりでなく，音源から外耳道と中耳を通って蝸牛に達するまでの時間，基底膜上を進行波が伝達する時間も含まれる．波が変形最大の点にまで到達するのに要する時間は，刺激の周波数の 1 周期よりもわずかに長い．したがってその遅延も，その周波数に同調しているニューロンの潜時に含まれている（Ruggero and Rich 1987）．そのようにして，ネコにおける潜時，中脳までの一定の遅延（7.1 ms），ニューロンの CF と BMF の間の関係は単純な方程式

$$\text{Lat} = 7.1 + 1.2 \cdot \tau_{CF} + \tau_{BMF}/6$$

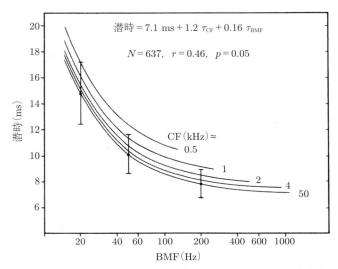

図 8-14 ネコの中脳のニューロンの応答潜時の BMF に対する強い依存性．複数の曲線は異なる CF に対応する．蝸牛における進行波によって起こる遅延によって，低い CF のニューロンのほうが高いものに比較して潜時が少し長くなっている（Langner *et al.* 1987b を改変）．

に要約される（Langner *et al.* 1987b）．ほとんどのニューロンにとって，BMF の周期の 1/6 でさえ進行波によってもたらされる遅延（約 1/CF）よりも大きいので，中脳の周期同期のニューロンの集団の中の潜時の変動は，主にこのパラメータ（τ_{BMF}）に起因する．

第9章

周期性の符号化の理論

9.1 同期と調和

　1976年の初め，私はリオ・ネグロ（Rio Negro）[1]の河口から遠くないある水没した島に胸まで浸かって立っていた．その黒い水は，アマゾン川の白波に沿ってそこでもまだ見ることができた．そのような（少なくとも私にとって）非日常的な場所にいた理由は，私と共同研究者たちはマナウスにある国立アマゾン研究所（Instituto Nacional de Pesquisas da Amazônia）の専門家や漁師たちと一緒に網で釣りをしていて，我々の獲物であるいろいろな種類の電気魚が隠れている水草を取り除いていたのだ．

　これらの魚たちはこの単調な環境の中で，自分の弱い電気信号のみを使って，自分の位置を知ったり情報のやり取りができ，我々はそれを可能にする驚くべき神経回路網を研究するつもりだった．結果は苦労する価値のあるものだった．後に研究室で見いだしたことの1つだが，ある種の電気魚（*Sternarchorhamphus*）

---

[1] (訳注) アマゾン川の支流．黒い川の意味．

は，1,000 Hz を優に超える周波数の電気信号を発生し，その正弦波信号を実験室の発電機の位相に合わせられた（図 9-1, Langner and Scheich 1978）.

さらにそれらの位相結合は 1 対 1 であったり，または他の調和的な関係にもなり得るという観察もした．この知見は，別の電気魚（*Sternopygus macrurus*）のオスとメスの求愛行動の間に観察された，信号の間のほぼオクターブ（1：2）の関係（Hopkins 1974）とも関連するものであった．我々の漁獲にはさまざまな周波数を用いるいろいろな種類の電気魚が混ざっていたので，*Sternarchorhynchus* は他の種と位相結合できることも見いだした．ときどき自身の周波数よりも数百 Hz も下の周波数の信号を発生することもあり，短時間の間，2 つの周波数が調和関係，たとえば 2：3, 2：5 または 1：3 になることもあった（蚊は同じ目的のために羽ばたきの周波数を用いる（Warren *et al.* 2009, Gibson *et al.* 2010））．これらの魚たちがどのような目的でこの驚くべき能力を発達させたのか推測しかできないが，同期と調和は神経システム一般に与えられた能力であり，ニューロンはかなり高い周波数を μs（マイクロ秒）の精度で時間的に分析できる，と私はその

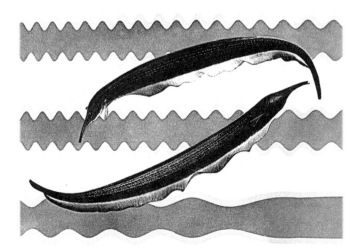

図 9-1　たとえばアマゾン川にいる多くの電気魚は，正弦波に近い弱い電気信号を用いて環境を探索したり，互いに連絡を取り合っている．個々の *Sternarchorhamphus* は 1,500 Hz もの高い周波数を用いる．背景に見える減速するうなりは，他の魚のように自分自身の周波数を固執せず，ときおり他の魚の信号と結合しようとする（Langner and Scheich 1978）.

とき確信した.

9.2　リックライダーモデル

　我々の中枢の聴覚系が高周波数を扱うことができ，神経による相関分析などなんらかの時間的な分析ができるという説は，昔からあった（Box 9.1）．最もよく知られたものは1951年にリックライダー（Joseph Carl Robnett Licklider，図9-2）によって提案されたものである．彼は，蝸牛でフーリエ解析に類似した処理がされた後，蝸牛核（CN）ニューロンで相関分析が行われると提案した．彼は有名な「二層理論」の論文（Licklider 1951）の中で，以下のように指摘している．

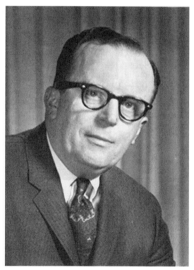

図 9-2　ジョゼフ・カール・ロブネット・リックライダー（1915～1990）．彼の経歴の最初は心理学専攻であった．博士論文（Licklider 1941）はネコの聴覚皮質のトノトピーに関するものであった．後にハーバード大学の研究員の時代，ピッチ知覚と言語認識の理論を押し進めた．彼はまたコンピュータの先駆者としても知られ，彼が1962年に提案した「銀河ネットワーク」の構想は，今日のインターネットに非常に近い（www.thocp.net/biographies/licklider_jcr.html）．

Box 9.1 相関分析

図 9-1-1 は信号を時間領域で周期性の分析をする強力な数学的方法である，相関分析の一般的な原理を示す．

(a) 人間の母音のソナグラム．濃い部分はフォルマントの高振幅を表し，垂直方向の縞模様は母音の基本周波数による変調を示す．

(b) 同じものを簡単化したもの．

(c) 「パーティー効果」．異なるフォルマントと異なる基本周波数を持つ母音の重ね合わせ．母音のフォルマントを認識して母音を特定するのが困難である．

(d) (a) と (b) の周期が抽出され，対応する信号が任意の遅延を伴って信号の混合した (c) に重ね合わされると，その結果のうなりのパターンによって2つを分けるのが容易になる．

同様に，脳の中で周期的信号を分析するには，信号の振幅包絡に対して遅延のあるニューロン応答と遅延のないニューロン応答が，同時性検出器として動作するニューロンに一緒に入力される必要がある．これを数学的に定式化すると，自己相

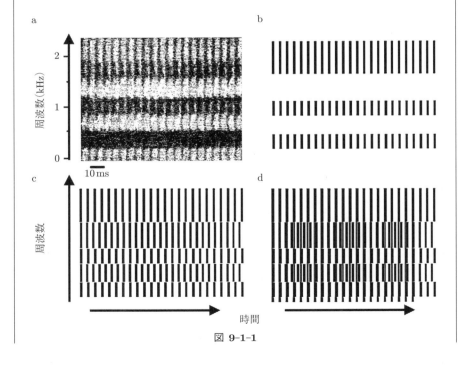

図 9-1-1

> 関分析（「自己」は信号が自分自身と比較されることを意味する）に対応し，原信号と遅延した信号を「各点ごとに」掛け合わせのものの和をとるのである（Box 9.2 参照）．

> 刺激の基礎は二層である．一方では周波数があり，他方には周期性がある．周波数と周期は互いに逆数の関係にあるということは，一方だけを取りあげ他方を無視する十分な理由にはならない．なぜならばそれぞれにはそれぞれの分析法があるからである．2つの方法のうちの1つ，帯域フィルタの配列で行われる周波数分析は，聴覚理論に取り入れられてきた．蝸牛は，細長い波形フィルタでいろいろな周波数の振動を違う場所に振り分けていると，ほとんど普遍的に考えられている．他の可能性，つまり自己相関分析が聴覚処理で役割を担っているということは，無視されてきた．

この最後の文の内容は，60年経った現在でもある程度正しい．リックライダーによると，自己相関分析は完全に時間領域で行われるが，周波数領域における処理の結果のパワースペクトルと同じ情報が得られる．サイバネティクスの提唱者であるノーバート・ウィーナー（Norbert Wiener）は，これらの関数は互いに単にフーリエ変換の関係にあることを示した．リックライダーは，相関分析のために必要な機構はフーリエ分析に関連するものとは非常に違う，という点に魅力を感じた．蝸牛では周波数分析が行われ，相関計算は中枢神経系で行われる．

リックライダーによると，聴覚系は「リアルタイムの相関分析」（図9-3）を行うのにうまくできている．蝸牛は異なる周波数帯域を異なる場所に振り分けることによって「粗い周波数分析」を行っている．その結果基底膜に沿って異なる有毛細胞，聴神経へと分配される．ニューロンAで発生したスパイクは聴神経によって，平行して働く多くの相関回路へと運ばれる．各相関回路はニューロンの列（B）を通じて，周波数軸に対して垂直な遅延軸を与える．遅延信号と無遅延の信号の乗算が必要だが，それは同時性検出ニューロン（C）によって行われる．最後にその結果がある時間区間にわたって積分ニューロン（D）によって積分される．

しかし，リックライダーのモデルは半世紀以上前に提示されたもので，それ以来彼の仮定のいくつかは非現実的だということがわかってきた．第1に，このモデルに必要な遅延線はCNにも脳のどこにも存在しない．さらに，1つのシナプス遅延は非常に短い（< 1 ms）ので，ニューロンの列は非常に長くならないこと

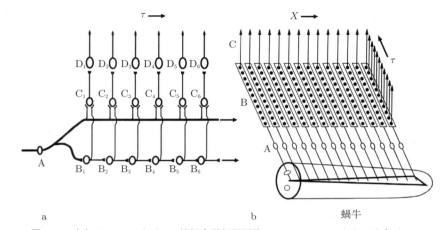

図 9-3 (a) リックライダーの神経自己相関回路．ニューロン A からの入力は，シナプス遅延を持つニューロン B_k の鎖と遅延がない軸索に分けられる．あるニューロン C_n は遅延入力の遅延と信号の周期が一致したときに，その 2 つの入力が同時に起こるので発火する．同時に起きた入力は乗算され，対応する D_n で増幅され，ある時間区間にわたって積分される．これらの動作は，数学的に定義される相関計算をリアルタイムで行うことに相当する．ニューロン D_k たちは，A での発火時系列を入力関数とする相関関数のディスプレーとなっている (Licklider 1951). (b) リックライダーの分析器の全体．実際には渦巻き状の蝸牛は「粗い周波数分析」を行い，各周波数帯域を異なる場所に分配する (X)．次に，信号は聴神経で相関回路へ伝送される．各自己相関回路は (a) で説明されたような機能を持ち，遅延の軸 (τ) を作る．これは周波数軸に直交する．(x, τ) 平面中の活動は音響刺激の「漸進的分析」，つまりまず周波数，次に周期分析を行う (Licklider 1951).

には，低いピッチの符号化（たとえば 50 ms の遅延）を行えない．その当時は，CN の特定の応答特性を持つニューロン（オンセット型，チョッパー型，ポーザー型）の存在は知られていなかったから，それらがリックライダーの提案した非現実的に長い遅延線の代わりとして，相関分析に役立つ可能性があることはわからなかった．またこのモデルはたとえばピッチ移動などは説明できず，このことについてシャウテンの残留音とは対照的に，リックライダーの論文には述べられていない．

9.3　ヒューイットとメディスのモデル

その後，多くの時間的な分析モデルが提案されてきた (Stokkum 1987, Stokkum

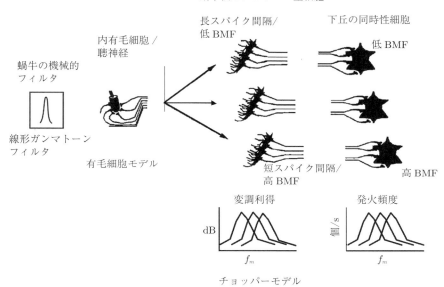

図 9-4 ヒューイット—メディスのモデル．リックライダーの相関モデルとは対照的に，周期性の同調にはチョッパー型ニューロンの共鳴特性が重要である．モデルの最初の 2 つの段階（左側）は，蝸牛フィルタと内有毛細胞での変換を表す．第 3 段階（中）には CN のチョッパー型ニューロンを含む．多くの同種のチョッパー型ニューロンが同じ変調周波数に最も良く同期する（BMF）．それらが中脳の 1 つの同時性検出ニューロン（右列の図）に集束するので，後者は入力するニューロンの BMF において最大のスパイク頻度で応答する．

and Gielen 1989, Dau *et al.* 1997, Large and Crawford 2002, Schneider *et al.* 2005, Eguia *et al.* 2010．概説には Cheveigné 2005 参照）．しかし，どのモデルも二層型モデルほど本章で提案するモデルに近い振る舞い（図 9-5 参照）を示さなかった．これは少し不思議である．なぜならば，本章の周期性モデルと同じように，いくつかのモデルは我々が見つけた中脳での変調に対する同調を実際に説明しようとして作られたものだからである．

そのようなモデルの中でおそらく最良の例は，ヒューイットとメディスによって提案されたもので（図 9-4, Meddis and Hewitt 1991, Hewitt *et al.* 1992, Meddis and O'Mard 1997），チョッパー型ニューロンの内部振動に主要な役割を担わせるものである．しかし，ヒューイットとメディスのモデルで同時性ニューロンで

同期が達成される方法は，二層型モデルとも周期性モデル（図9-5）とも異なっている．たとえばニューロンの鎖（図9-3a）や時間積分（図9-5b）による遅延には役目はない．その代わり，個々の同時性ニューロンは同じBMFを持つ多くのチョッパー型ニューロンから入力を受けているために，特定の変調周波数（BMF）に同調する．

ヒューイットとメディスのモデルの魅力は，それが聴覚末梢の詳細なモデルも含むという点にある．さらには，シミュレートされた同時性ニューロンの変調伝達関数は，我々がすでに中脳で観察したもの（Langner and Schreiner 1988）とよく似ていた．蝸牛での機械的なフィルタと周波数選択性には，聴覚系のモデル研究者に人気のある「ガンマトーン（gammatone）フィルタ」が使われた（Patterson et al. 1986）．

チョッパー型ニューロンのシミュレーションは実際のチョッパー型ニューロンの特徴をいくつも示した．しかし，非現実的に多くの同じ特徴周波数を持つ聴神経の入力を必要とした（実際には3～5だが，最大60も必要，図7-10）．同じ問題が同時性ニューロンの段階でも発生した．つまりそれらの典型的な変調同期を実現するためには，最大30個ものチョッパー型ニューロンが入力する必要があった．周期性モデルでは，この問題はトリガー型ニューロンの働きによって大部分避けることができる（図9-5）．

ヒューイットとメディスのモデルにおける同時性ニューロンの同調は，同じチョッパー型周波数を持つチョッパーからの入力を反映しているので，同じ変調周波数に対して感度が高い．その結果として，同時性ニューロンの反応頻度は振幅変調に対して感度が高く，最大の反応は入力のチョッパー型ニューロンのBMFによって決まる．

同時性ニューロンやチョッパー型ニューロンへの，非現実的に多くの入力が必要になること以外，このモデルには他の欠点もある．このモデルが中脳の同時性ニューロンの性質を再現できるのはチョッパー型ニューロンの入力によるのだから，後者のニューロンが周期性分析において重要な役を持つことになる．たとえばすべての聴覚関連の周波数のピッチに対応しなければならないとすると（16 Hzまでになるから），チョッパー型ニューロンの内部振動の周期は非常に長くなければならない．しかしそのような周期は，ネコのCN（Young et al. 1988）や多く

の動物の中脳（Langner, 1982）で観察された最大 8 ms の内部振動の周期をはるかに超えている．

さらに，中脳の同時性ニューロンの内部振動の周期は，変調同調ニューロン（図 8-13 参照）の BMF 周期の約 1/6 である．ヒューイットとメディスのモデルでは，これらの周期はいつでも等しいはずだと予測する．彼らのモデルは時間的応答パターンのいろいろな細かい点（図 6-13, 6-14 参照）を説明できないし，おそらくより重要なこととしてピッチ移動効果やピッチの段階的変化（第 4, 5 章参照）を説明できない．このモデルは比較的簡単でいろいろな予測ができるのだが，このような現実との不一致は，本質的な要素が抜けているに違いないことを示している．

9.4 周期性モデル

9.4.1 機能的な原理

前述のようなよく知られたモデルは，本質的な生理学的，心理学的側面を説明できない．もちろんモデルがすべてを説明できる必要はないが，できるだけ簡単で，しかも必要なことをすべて可能な限り正確に説明する必要がある．

本節で示す周期性モデル（図 9-5）は，もともと中脳の周期同調ニューロンの応答特性を説明するために作られたものである．その基となった観測は，中脳への入力は信号の振幅包絡に時間的に同期する（ただし，頻度に関しては非常に幅広い特性である．図 7-7, 7-9 参照）ということであった．後で議論するように（第 11 章），周期性モデルはピッチ知覚だけでなく和声認識の重要な側面も説明できる．

リックライダーが示したように，相関分析はニューロンが周期情報を分析するための素晴らしい道具である．その実現のためには，信号の振幅包絡に対する遅延したニューロン応答と（相対的に）遅延していない応答がニューロンに集まって，同時に起こる入力を乗算し積分しなければならない．中脳のニューロンの記録では，実際いろいろな応答遅延が区別されて観測され（図 8-9 参照），刺激が遅延差をちょうど打ち消し合う周期を持つとき，応答の増大が見られた（図 8-10 参照）．

しかし，これらのニューロンの時間的同調を説明できる神経回路モデルは，他の

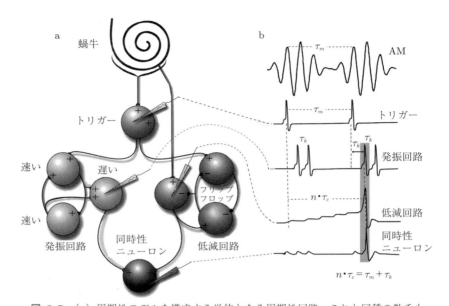

図 9-5 (a) 周期性モデルを構成する単位となる周期性回路．これと同種の数千もの要素が並列した回路全体で，時間的相関分析のための複雑な回路を構成する．各回路には 4 個の異なるニューロン成分があり，それらは脳幹中の実際のニューロンまたは回路の特徴を反映したものである．4 個のニューロン成分は，CN 中に対応する細胞のあるトリガー型ニューロン，発振回路ニューロン，低減回路ニューロンと中脳のニューロンに対応する同時性ニューロンである．(b) 上に示したのは蝸牛に入力する振幅変調された音信号である．モデルの動作はその下の波形で説明される．トリガー型ニューロンは蝸牛の広い範囲から入力を受けるので (a の上部)，信号の振幅包絡の周期に同期できる．それは発振回路と低減回路にトリガーをかけるので，それらも信号に同期することとなる．低減回路の主細胞（電極で示される）がその閾値に達するには，信号の微細構造（たとえば AM 信号の搬送波周波数）に同期した聴神経から受ける一定数のスパイクを積分しなければならない．したがって，このニューロンの応答は遅延 ($n \cdot \tau_c$) を伴う．同時性ニューロンから強い応答を得るためには，同時性条件 ($n \cdot \tau_c = \tau_m + \tau_k$) が満たされる必要がある．つまり，低減回路の位相遅れは信号の周期による遅延 (τ_m) と振動の周期 (τ_k) によって打ち消されなければならない．

特徴まで説明できるべきである．たとえば，これらの BMF が AM 信号の搬送波周波数に依存する理由も説明するべきである（図 9-8 参照，Langner 1983, Langner and Schreiner 1988）．この課題は，信号の微細構造と振幅包絡の間の（相互）相関をとる神経回路モデルによって解決された（Langner 1981, 1983, 1988）．このモデルでは，トリガーニューロンが発振回路と低減回路にトリガーをかけ，これ

らの部分回路の出力が同時性ニューロンに集束する（図9-5a）．

モデルの動作は以下のとおりである（図9-5b）．変調信号の各周期において，トリガーニューロンは聴神経の広帯域の入力により賦活され，速くて短い内部振動の開始のトリガーをかける．その結果，内部振動の周期の整数倍に相当する短い遅延を伴ったニューロン応答が生ずる（詳細は後述）．低減ニューロン（低減回路の主細胞）も同時にトリガーがかけられるので，同じ変調周期に応答するが少し長い遅延を伴う．低減回路と発振回路の出力は同じ同時性ニューロンに入力するが，信号の周期がちょうどそれらの遅延の差と等しくなったときに，同時に到着する．したがって発振回路と低減回路の遅延が一定であれば，同時性ニューロンは特定の周期に同調し，したがって対応するピッチを符号化する能力を持つ．

我々の現在の知見のすべては，このモデル中のトリガー，発振回路，低減回路は，CNのニューロンの中に対応するものを持つことを支持する．つまり，オンセット型ニューロン（タコ型ニューロン）はトリガーニューロンに対応し，チョッパー型ニューロン（T-星状細胞）は発振回路に，ポーザー型ニューロン（紡錘型および巨大細胞）は低減回路に対応している．下丘の円板状細胞は同時性ニューロンとして機能する（Langner 1988）．実際にはこれらすべてのニューロンたちは，モデルが示すところよりも，確かにより複雑でより多くの結合と機能を持っている．それでも周期性モデルは，中脳の聴覚領域のニューロンがピッチと和声を符号化する方法を説明するという役割を果たす．

9.4.2 トリガー

モデルの各構成要素についてより詳細に考える．まずトリガー（図9-5）から始めよう．モデルの前提は，このニューロンは聴神経の束から直接入力を受けるということである（図の蝸牛の下を覆った2つに分かれた枝が示すように）．したがって，それは変調の各周期によって賦活され，信号の振幅包絡の特定の位相で1個のスパイクを発火する．ホロホロチョウの中脳の同時性ニューロンの実験結果からすると，AM信号を用いたときのトリガー点として最も確からしいのは，信号の0交差時点，すなわち振幅が最も速く変化する位相である．

トリガーニューロンの役割は，調和音のような広帯域の信号の振幅包絡の周期を検出して，複雑な波形を1時点（1周期の）におけるたった1個のインパルスに

置き換えることである．このようにして信号の振幅包絡の周期性が検出され，他のすべての情報は捨象される．さらに，トリガーニューロンは2つの部分回路，つまり発振回路と低減回路にもトリガーをかけ同期させねばならない．その結果としてこれらの回路はどちらも信号に同期する．

CN 中のタコ型細胞（D-星状細胞も）は，ある意味トリガーニューロンのような反応をすることは知られていた（第 7 章参照）．しかし，それらがどのようにしてそれら独特の時間的およびスペクトル的な性質を持つのかよくわからなかった．その間にも，それらのイオンチャネルのコンダクタンスなど，生理学的な性質を含めた詳細なコンピュータシミュレーションが研究され，さまざまなシミュレーションの目的に使われてきた（次項参照，Bahmer and Langner 2007, 2009）．

9.4.3　発振回路

私が周期性モデルを作ったとき，人間も含めた異なる種の聴覚系に共通と思われる時定数 0.4 ms に対して，1 つだけ考えられる理由があった（Langner 1981, 1983, Langner and Schreiner 1988, 図 4-6, 8-11, 8-12 および第 5 章参照）．

そのような最小値に対するたった 1 つのまともな理由は，異なる種でも化学的シナプスでの可能な最小の遅延が 0.4 ms であるということだと思われた（電気的シナプスは非常に少なく，その遅延はさらに短い）．異なる系や神経細胞において，シナプス遅延の長さはさまざまである．しかし，化学的な伝達物質が放出され，シナプス間隙を通って運ばれ，最終的に後シナプス細胞を賦活するのにかかる時間には確かに下限があるだろう（Box 6.1 参照）．オーストラリアのノーベル賞受賞者サー・ジョン・エクレス（Eccles 1964）や他の科学者たち（Bishop 1953, Stauffer *et al.* 1976, Sabatini and Regehr 1999）の，末梢および中枢の電気生理学的記録を分析すると，シナプス遅延は実際 0.4 ms まで小さくなり得ることが示された．さらに，台形体の内側核の巨大シナプスを持つニューロンに関しては，遅延（36°C における）はやはり 0.4 ms である（Borst *et al.* 1995）．

我々はモデルの発振回路を詳しく研究するために，精巧なコンピュータシミュレーションを行った（図 9-5a, Bahmer and Langner 2006a, 2006b, 2007, 2009）．振幅変調信号はシミュレートされた蝸牛で処理された．その結果である神経繊維の応答のシミュレーションをトリガーニューロンを駆動するのに用いた．後者は，

変調の各周期において「速い」チョッパー型ニューロン（図9-5a）にトリガーをかけた．速いチョッパー型ニューロンたちは数本の聴神経繊維で賦活されるが（この図には示されていない），また互いを賦活する．2個のニューロンのシナプス遅延 0.4 ms を持つ相互結合により，それらの活動は 0.8 ms の周期で繰り返される．

3個以上のニューロンから成る神経回路は，それに対応してより長い周期の内部振動を発生することができる．しかしながら，内部振動のインパルス間隔は 8 ms の長さにもなることがあるので，このような単純な回路は非現実的に大きくなってしまう（20個のニューロン）．そこでモデルにおいては，「速い」チョッパー型ニューロンがペースメーカとして「遅い」チョッパー型ニューロンを駆動している．この遅いニューロンは通常の方法で速いニューロンからの入力活動を積分する．この入力は 0.4 ms の整数倍で起こるので，この発火も 0.4 ms の「特定の整数倍」で起こるが，その正確な値はその細胞膜の時定数で決まる．

ある知覚条件の下では，速い振動は神経クロックの役割（後述）をするように見える．しかし時間間隔の測定のためには，速く動く時計だけでは十分ではない．その間隔の間に起こった振動の回数を計数するカウンターが別に必要である．ある意味において「遅い」チョッパーはまさにそれを行っている．それらは発振回路からのスパイクの発生がある回数に達したら，時間的ポインターとしてのスパイクを発生する．

提案した発振回路には神経クロックとして機能するほかに，処理上のほかの利点もある．チョッパー型ニューロンの同調特性は非常に狭いことが知られているが，これは変調された（広帯域の）信号を符号化する目的のニューロンにとっては非生産的なことである．このためには同調特性は十分に広くて，たとえば変調信号の側波帯まで覆えねばならない（図7-2と比較）．そうでなければ単一の成分のみ分離されて，このニューロンは変調を符号化できないことになる．しかし，チョッパー型ニューロンの同調特性は聴神経と同程度であるにもかかわらず，それらの変調の符号化能力はずっと優れていて，（広帯域の）オンセット型ニューロンと同程度とさえいえる（図7-7, 7-9）．

チョッパー型ニューロンは聴神経と比較してずっと広い強度範囲において変調を符号化できる．我々のコンピュータシミュレーションが示すように（Bahmer and Langner 2006b），この驚くべき符号化の特性は，広帯域に同調するオンセッ

ト型ニューロンが，内部振動に対するトリガーニューロンとして働くことにより，初めて生ずるのである．モデルとシミュレーション結果の示唆するところでは，チョッパーは，実際にそうであるように，わずか数本の神経繊維の入力を必要とするだけである（図 7-10 参照）．

9.4.4　低減回路

下丘にある同時性検出ニューロンの応答特性として，パルス間隔が規則的で信号の微細構造に関係しているということがある（図 8-9, 9-5b）．周期性モデルではこのパルス間隔は低減回路から与えられる．振幅変調信号に対する応答では，低減回路のスパイクの位相遅延は搬送波周期の整数倍（$n \cdot \tau_c$）である．

これはどう説明されるのか？　図 9-5a の 2 つの抑制性ニューロンの機能上の役割から答えを導き出せる．これらを情報技術でよく知られている「フリップフロップ」として機能する神経回路と仮定する．下方のニューロンは低減回路の主細胞を抑制するが，その作用は，トリガーニューロンが上方の抑制性ニューロンを賦活しているときは抑えられる．

低減回路の主細胞は，抑制から解放されると同時に聴神経からの入力を積分し始める．低減主細胞はスパイクを集め，しばらくしてその膜電位が閾値に達すると発火する．その発火により右の抑制性ニューロンを再賦活し，一連の動作は次のトリガー信号で再開できる．

低減主細胞の膜電位はいつも同じレベルから再開するが，そのレベルは抑制効果で決められる．したがって，低減主細胞の膜電位を閾値まで到達させるために，積分しなければならないスパイクの個数は一定である（図 7-11 と比較）．その結果として，聴神経からの入力が一定であるならば，必要な積分時間も同じになる．周期性モデルにとって有利なことに，「通常」聴く音の強度の範囲（$> 30 \sim 40\,\mathrm{dB}$ SPL）では多くの聴神経は飽和しており，スパイク頻度は実際に信号強度に依存しない（Smith 1979）．多くの聴神経のダイナミックレンジが小さい（図 6-7 参照）ことは，多くのモデル研究者にとって聴覚系の悩ましい「欠点」であるのだが，周期性モデルにとってはこのように不可欠なのである．

低減主細胞はその閾値に達するまでに聴神経からある個数のスパイクを集める必要がある．約 5 kHz 以下では聴神経のスパイクは信号の微細構造（たとえば AM

信号の搬送波）に同期するから，主細胞の遅延したスパイクは，対応する周期の整数倍の時間間隔で発生する．多くの聴神経に並行的に符号化された同期した活動を積分するという，低減回路に関する作業仮説は，ウィーヴァーの連射原理（図6-9参照）に対応するものである．低減主細胞はこの作業仮説を実装することにより，位相結合の上限（5 kHz）までのスパイク間隔を符号化できる．

調和音の分析をするには，スペクトル的に分離された高調波の刺激を受けたとき，低減主細胞は明確に決まった遅延を作り出すことが必須である．基底膜上では周波数は対数的な間隔で並んでいるから，少なくとも下の4～5次までの高調波についてはそうでなければならない．しかし特定の条件下での心理物理学的実験では，12次までの高調波でさえ分離されることもわかっている（Bernstein and Oxenham 2003, 図4-5も参照）．たとえば，ある高調波が対応する聴神経の応答を飽和しているか，少なくとも周囲の高調波よりも強ければ，この周波数に同調している低減主細胞の応答を支配するだろう．このような状況では，低減主細胞はこの高調波の周期を抽出できると考えられる．

背側蝸牛核（DCN，第5章参照）の主細胞のいくつかの特性は，それらが本モデルの低減主細胞に相当するのではないかと思わせる．たとえば，聴神経から入力を受けること，下丘に対して幅広く投射していること（Cant and Benson 2003），自身の中心周波数であっても純音には抑制されること，広帯域信号により抑制から解放されることなどである．最後だが重要なこととして，モデルの低減主細胞と同様に，DCNの主細胞も周期的な信号に正確に同期する（7.2.6項参照，Zhao and Liang 1995）．

9.4.5 同時性（検出）ニューロン

発振回路と低減回路の出力は同時性ニューロン上に集束する．モデルのほかのニューロンと異なり，これらは特に特化しているとはいえない．なぜならば脳中のすべてのニューロンは，同時に入力があれば応答が大きくなるという一般的な性質を持つからである．周期性モデルの同時性ニューロンの応答が最大になるのは，搬送波の周波数（あるいは高調波の周波数）と信号の振幅包絡の周波数とが関係を持ち，振幅包絡の周期が低減回路と発振回路の遅延差と等しくなるときである．

同期と遅延の補償がどちらも最適のとき，同時性ニューロンは最大の応答をする．この条件を満足したとき，遅延した低減回路のスパイクと，信号の後半の周期で発生した発振回路のスパイクが同時に起こる．そのときの数学的関係を「同時条件」または「周期方程式」と呼ぶ．原理的に，この一般的な周期方程式にはいくつかの異なる同時性のパターンがあり得る（Box 9.2 参照）．電気生理学的実験結果は，振幅包絡の周期が，低減，発振回路の発振周期の差を補償する状況があることを支持している（図 9-5）．一方で，ピッチの心理物理学的実験結果は，ある条件の下では，周期方程式の変形も必要であることを示唆している．

Box 9.2　周期方程式

周期方程式（同時性条件: $n\tau_c = \tau_m + \tau_k$）は最初，電気生理学的記録の結果を説明するのに用いられた（Langner 1981, 1983）．これは同時性ニューロンの BMF（$= 1/\tau_{\mathrm{BMF}}$）が AM 信号の搬送波周波数（$= 1/\tau_c$）とどんな関係にあるかを記述するものである．神経回路（図 9-5）は相関分析のための基本構成要素と考えられる．

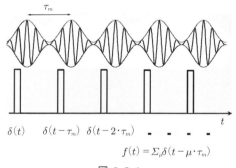

図 9-2-1

トリガーニューロンは，音響信号の周期を応答のスパイク列で符号化する．ここでの目的のためにはスパイクはデルタ関数の列 $\delta(t), \delta(t-\tau_m), \delta(t-2\tau_m), \ldots$ と考えてよい．簡単にいえば，δ 関数の積分値は 1 で，値が 0 でないのは独立変数が 0 となるときのみである（$t = \mu\tau_m$，ここで $\mu = 0, 1, 2, \ldots$）[2]．列全体は $f(t) = \sum_\mu \delta(t - \mu\tau_m)$ と表示できる．自己相関を求めるには，関数 $f(t)$ とそれを

---

[2] (訳注) すると，0 でないときの値は $+\infty$ に発散するが，ここでは数学的詳細には立ち入らない．

遅延させた $f(t - \tau_{corr})$ とをかけた後，各遅延時間 τ_{corr} に対して，信号の持続時間にわたって時間積分して，自己相関関数

$$C(\tau_{corr}) = \int f(t)f(t - \tau_{corr})dt$$
$$= \int \sum_\mu \delta(t - \mu\tau_m) \sum_\lambda \delta(t - \lambda\tau_m - \tau_{corr})dt$$

を得る．

　デルタ関数の積の和は独立変数が等しいときのみ 0 以外の値をとる．つまり

$$t - \mu\tau_m = t - \lambda\tau_m - \tau_{corr} \quad \text{つまり} \quad \tau_{corr} = (\mu - \lambda)\tau_m$$

のとき，つまり遅延 τ_{corr} が信号周期 τ_m かその整数倍になるときである．周期性のモデルにおいては，τ_{corr} のうちで長い遅延（$n\tau_c$）は低減回路によって，小さい遅延（$k\tau_k$）は発振回路によって作られる．したがって，周期方程式の最も一般的な形は，（$\lambda - \mu = m$ と置いて）

$$m\tau_m - n\tau_c + k\tau_k = 0,$$
　　（$\tau_c =$ AM 搬送波の周期, $\tau_k =$ 発振回路の振動の周期）

と書かれる．パラメータ m, n, k は小さな整数を表す．いくつかの同時性条件が可能である（a～e）．

(a) 通常は中脳の帯域通過型同調特性を持つニューロンが

　　$m\tau_m = n\tau_c - k\tau_k$

　　　　（たとえば図 9-5b においては $m = 1, n = 6, k = 1$ である）

　を満たす．

(b) 整数 m は 1 より大きくてもよいから，変調伝達関数には 2 個以上の応答極大の点があってよい．そのような関数は「くし形フィルタ（comb filter）」と呼ばれる（11.2 節参照）．

(c) m が 0 のときには変調周期は無視され，搬送波の周期と内部振動の周期の整数倍同士が比較される（$n\tau_c = k\tau_k$）．ピッチ実験の結果（図 5-1）や理論的検討から，この条件は，純音や複合音の分離された周波数成分の時間的処理（Schneider et al. 2005）や，絶対的なピッチ知覚（絶対音感）に関連すると考えられる．

(d) $k = 0$ で $m\tau_m = n\tau_c$ となるのはおそらく不可能である．なぜなら変調周期を符号化する相関回路は発振回路であるから，発振の遅延（$k\tau_k$）は必ずいつで

9.4 周期性モデル　　161

(e) 最後に，変調の周期と振動周期の整数倍が等しいとき（$n = 0$ で $m\tau_m = k\tau_k$, あるいは特に $m = k = 1, \tau_m = \tau_k$ のとき）にも，同時性が満足される．これはヒューイット・メディスのモデルに対応する（図 9-4）．

モデルでは発振および低減主細胞は同時性ニューロンの上に集束する．これらのモデルニューロンの解剖学的な対応物も，つまり星状，紡錘型，および巨大細胞は，対応して下丘の中心核に直接投射している（Moore and Osen 1979）．さらに，それらのいわゆる等周波数平面における投射野は，少なくとも部分的に重なっている（Jähn-Siebert and Langner 1995, Cant and Benson 2008）．したがってそれらは同じ同時性ニューロンに集束する可能性があり，そうなると同時性検出ニューロンとして働くことになる．実際我々の実験結果では，中脳のニューロンたちの応答の性質は適切なものだった（たとえば図 8-9, 8-10）．電気生理学的実験結果によると，下丘の円板型細胞（図 6-13）が同時性ニューロンの役を受け持ち，星状細胞はおそらく周期性情報のスペクトルにわたる統合など他の役割を持つと思われる．

9.5 周期性モデルによるシミュレーション

9.5.1 構成要素のシミュレーション

周期性モデルやその構成要素の数多くの種類のシミュレーションは，同時性ニューロンの変調に対する同調や他の時間的応答の詳細がモデルによって十分再現できることを示した（Decker 1986, Langner et al. 1987a, Borst et al. 2004, Voutsas and Adamy 2005, Bahmer and Langner 2006a, 2006b, 2007, 2009）．図 9-6 の点プロットは，振幅変調に対するシミュレーションによる (a) 発振回路, (b) 低減回路, (c) 同時性ニューロンの応答を示す．

発振ニューロン（図 9-6a）の各変調波に対する応答の遅延は短く，最初のスパイクの遅延は 1 振動周期である．低減ニューロン（図 9-6b）は変調の各波に対し

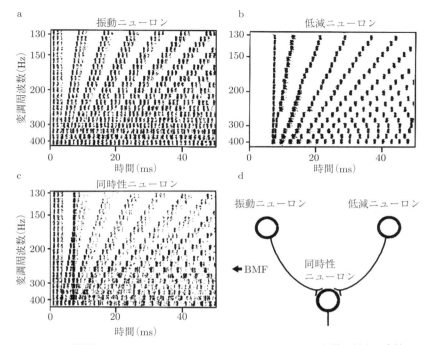

図 9-6 周期性モデルのニューロンのシミュレーションの AM 信号に対する応答の点プロット（搬送波の周波数 1.8 kHz，強度 65 dB SPL）．(**a**) チョッパー型（振動）ニューロンは比較的短い遅延で各変調波の後に振動的応答をする．(**b**) 低減ニューロンは各変調波の後，比較的長い潜時の後に 1 個のスパイクで応答する．(**c**) 同時性ニューロンの応答．(**a**)(**b**) の応答の重ね合わせが，刺激の開始と各変調波形にある程度同期して見られる．変調周波数が BMF より低いとき同期は時間とともに増強し，高いとき減弱する（コンピュータシミュレーションは Decker 1986 による）．(**d**) 周期性モデル中の対応する構成要素（図 9-5 も参照）．

て 1 個のスパイクで応答し，比較的長い遅延時間を持っている．応答は CN のオンセット型（トリガー）ニューロンの応答を思い出させる．発振ニューロンと低減ニューロンの出力が集束することから，同時性ニューロンは（ある程度）振動と遅延した応答の両方（図 9-6c）を反映する．特に開始後 8 ms までの間はっきり見える．4 ms の変調周期は 2 つの入力の遅延の差を補償するのにちょうど良い．だから変調周波数 250 Hz（=BMF=1/(4 ms)）において，同時性ニューロンの応答は大きくなる（小矢印）．

さらに，低減ニューロンの位相遅延の過渡的な変化（Box 9.3 参照）は BMF より下で同期が時間とともに増強する原因となっている．対応して，BMF=250 Hz より上の周波数では同期が時間的に減弱する様子が見える．低減回路と振動回路の遅延差による活動の空白（開始後 3〜6 ms）も見える．予想されるようにそれは BMF の周期に対応する．まとめると，シミュレーションの応答と実際の記録の類似（たとえば図 8-9 と比較）から，周期性モデルは中脳における同時性効果を十分詳細に記述できることがわかる．

Box 9.3　同期の効果

　図 9-6c, 9-7a が示すように AM 信号に対する同時性ニューロンの同期は，変調周波数が BMF より上のときには時間的に減弱し，下のときには増強する．我々のシミュレーションの結果（図 9-7a）は，この原因が，聴神経からの入力の変化による低減ニューロンの遅延の変化であるに違いないことを示す．

(a) 聴神経の応答の模式図（図 6-8 も参照）．最初のピークの後活動は減少するが，そこには速い順応と遅い順応が働いている．

(b) 周期性モデル（図 9-5）によれば，低減ニューロンの応答の位相遅延は入力の聴神経を反映している．つまり神経活動が低くなれば低減回路の遅延は長くなり，高くなれば短くなる．最も簡単な場合（図 9-5 参照），同時性ニューロンの活動が最大になるのは，（AM 信号で）その入力が同時に到達するときである．それが起こるのは，低減回路の遅延が変調周期（τ_m）と振動周期（τ_k）の和で補償されるときである．

　3 本の曲線は変調周期の 3 つの場合に対応する遅延差（y 軸にプロット）を示している．最適な変調周期に対しては（$\tau_m = \tau_{BMF}$，真ん中の図），遅延差は曲線の広い範囲（約 10 ms 以降）で 0 に近いので，同時性ニューロンはその間長く同期している．図中灰色の部分は「同時性窓」（同時性の許容範囲）を示す．もし τ_m が τ_{BMF} より大きければ（上の曲線），遅延差はオンセット反応より後，時間とともに減少し，同期は増強する．逆に τ_m が τ_{BMF} より小さければ，遅延差は増大し，同時性ニューロンはオンセット反応のピークの後，短時間で同期から外れ，消えていく．

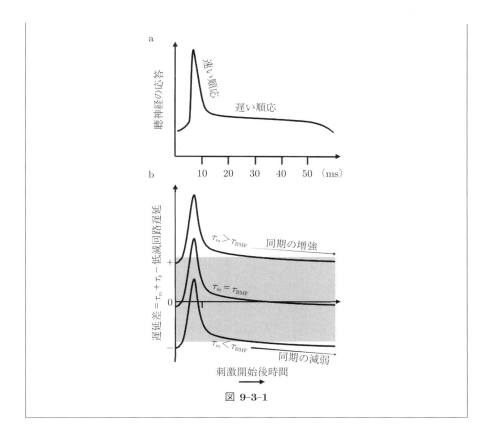

図 9-3-1

9.5.2 同期効果のシミュレーション

図 9-7 は,振幅変調に対する非対称的な過渡応答のもう 1 つの例である (Box 9.3 も参照).ここでも本質的な特徴,たとえば内部振動や少し大きな位相遅延などが,ホロホロチョウの中脳のニューロンの記録(図 9-7a)でもシミュレーション(図 9-7b)でも観察される.低減,発振回路の遅延差はここでも活動開始からすぐ後に活動の空白として見られる(たとえば変調周波数 135 Hz に対する応答).ここで,この空白の長さは最適変調周期と等しいが,これも周期方程式の結果と一致している.

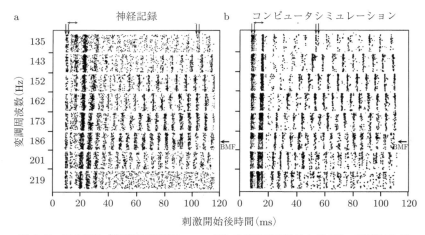

図 9-7 AM 信号（搬送波周波数はニューロンの特徴周波数の 1,800 Hz で強度 65 dB SPL）に対する（**a**）ホロホロチョウの中脳のニューロンの応答の点プロットと，（**b**）対応するコンピュータシミュレーション．変調周波数が BMF（約 180 Hz）より低いときに同期が増強し，BMF より高いときに減弱することに注意（同期効果，図 8-9 とも比較，詳細は Box 9.3 参照）．ここでは内部振動の周期は 1.2 ms（= 3 × 0.4 ms，図上部の縦の矢印）である．開始時の短い振動と約 6 ms の空白期間の後（図上部の水平矢印），最初よりも少し強い応答が発生した．少なくともシミュレーションについてこの応答の説明は以下のように容易にできる．低減ニューロンは閾値に達するのに約 7.2 ms，つまり搬送波周期 14 個分必要である．応答開始後の空白は低減ニューロンの遅延と振動周期との差に対応していて，周期方程式（Box 9.2）と一致して，最適変調周期（プロット横の矢印）を決める．

9.5.3　BMF 移動のシミュレーション

周期性モデルによれば，位相結合の範囲（<5 kHz）では，最適変調周期は搬送波の周期の線形関数として変化する（Box 9.2 参照）はずである．しかしながら上記の説明から，信号振幅や対象のニューロンの同調特性など多くのパラメータも影響することは明らかである．したがって，BMF 移動を示すためには，信号振幅は対応する聴神経を飽和させねばならないし，搬送波周期は同時性ニューロンの要求する τ_c の近くに留まっていなければならない[3]．

ネコの中脳のニューロンの変調伝達関数の測定実験では，これらの条件は満た

---

[3].（訳注）図 9-5 は 1 つの τ_c に対する周期性モデルであることに注意．

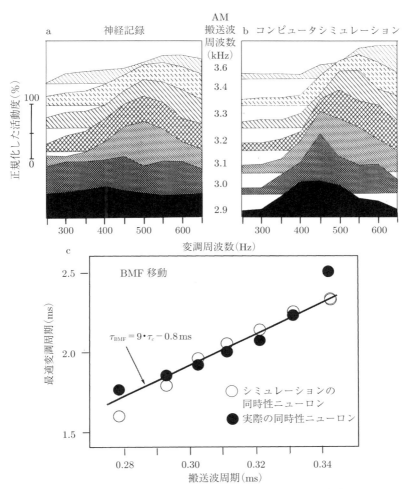

図 9-8 (a) ネコの下丘の同時性ニューロンの変調伝達関数（MTF）（Langner and Schreiner 1988）．このニューロンの BMF（MTF の最大）は搬送波周波数の増加（$f_c = 2.9 \sim 3.4\,\mathrm{kHz}$）とともに増加する．(b) 発振と低減ニューロンの時間パラメータを適当に設定したときの周期性モデル（図 9-5）の MTF．(c) 搬送波の周期（$1/f_c$）に対する最適変調周期（$1/\mathrm{BMF}$）のプロット．実際のニューロンでもシミュレーションでも，BMF のシフトは同じ線形関係（$\tau_{\mathrm{BMF}} = 9\tau_c - 0.8\,\mathrm{ms}$）で表せることがわかる．コンピュータシミュレーションについていえば，この同時性条件には以下のような簡単な説明ができる．低減ニューロンはその閾値に達するのに 9 個のスパイク（搬送波に位相結合した）が必要で，発振ニューロンは 0.8 ms の短い遅延を生み出す．この結果から，実際のニューロンの状況も非常に似ていると示唆される．

されていた（図 9-8a, Langner and Schreiner 1988）．信号の搬送波周波数が，記録したニューロンが最良の変調伝達関数を示す搬送波周波数の周囲で 100 Hz 段階で変化したとき，伝達関数はだんだん平坦になり，ピークは系統的に変化し，最適変調周期は搬送波の周期と線形的な関係にあることが示された．

シミュレーション（図 9-8b）では，振動周期を 0.8 ms，低減回路の遅延を搬送波周期 9 個分としたとき，BMF（MTF の最大点）の移動がニューロンの記録と一致したので，これが基礎にある神経機構を表しているのではないかと思われる．したがって，周期性モデルは実際の神経記録を説明できる．すなわち記録されたニューロンは同時性検出器として働き，その応答は，0.8 ms の周期を持つ内部振動と，搬送波周期 9 個分に相当する遅延を持つもう 1 つの入力の集束によって決まる．

9.6 周期性モデルで説明されるピッチ効果

9.6.1 基音が欠如した調和音

コンピュータシミュレーションの結果，周期性モデルは中脳で見られる変調に対する同調を説明できそうである．もし中脳の同時性ニューロンがピッチ感覚の媒体ならば，モデルは種々のピッチ効果を説明し，新たな心理物理学的現象を予測できるだろう（Langner 1997）．

まず最初に，19〜20 世紀の研究者たちを困惑させた 'missing fundamental' について再考しよう（第 3, 4 章）．調和音のわずかな部分，たとえば 2, 3 個の高調波だけでも，存在しない基本波と同じピッチを感じることがある．欠如した基本の周期に関する情報を蝸牛に伝えるのは，これらの周波数成分の重ね合わせによる振幅包絡の変調であるということを，現在我々は知っている．上に示した周期性モデルは，この情報が信号の振幅包絡より抽出できることについて，的を得た説明を与える．

9.6.2 「支配的領域」

前述のように，周期性モデルは広帯域および狭帯域の音響情報をどちらも用い

る．発振ニューロンは広帯域のトリガーニューロンの入力を受けるから広帯域の振幅包絡変調を符号化でき，一方，低減ニューロンは狭帯域から抽出された時間の基準を提供する．前者の機構は高調波が重なるような高周波数に対してより適合していて，後者は高調波が分離する傾向の低域周波数により適合する．

したがって，周期性分析には最適な周波数領域があるに違いなく，それは大体4次の高調波あたりのようだ．これは周期性モデルからの予測であるが，ピッチ実験の結果得られた最適周波数領域で，「支配的領域」（dominance region，4.2 節参照）と呼ばれるものと一致している．

9.6.3 ピッチ移動効果

周期方程式（Box 9.2）は，AM 信号に対して同時性ニューロンの BMF が搬送波の周波数にどのように依存するか記述する（図 9-8 参照）．したがって中脳における活動パターンは，やはり搬送波周波数によって移動し，このパターンが知覚の媒体だとすればピッチも移動するはずである．1 次近似的には AM 信号のピッチは変調周波数のピッチであるが，2 次近似的には搬送波の周波数の関数でもあるはずである．4.4 節で見たように実際そうである．

さらに，ピッチは信号のほかの要素，たとえば AM 信号の低い側波帯とか，調和信号の強いフォルマントなどの影響も受けることがあることも知っている．周期性モデルの視点から見ると，これは低減ニューロンがこれらの要素に繰り返し忠実に，同じ遅延を伴って応答できることに対応しているのかもしれない．

9.6.4 絶対音感と相対音感

最後に，周期性モデルは絶対的なピッチ（あるいは絶対音感）と相対的なピッチの関係も明らかにしてくれるようだ．ピアニストのグレン・グールド[4]が，かつて大した労力もなく絶対的なピッチを知覚できる能力について尋ねられたとき，色彩の知覚にたとえた（Kazdin 1989）．我々大多数の人間にとっては謎だが，絶対音感のある人にとって，音の絶対ピッチを判断し多くの場合音名を当てるのは当たり前のことらしい．我々多数が色を知覚し名前を言うのと同様に，彼らはたと

---

[4] （訳注）カナダ人の天才ピアニスト（1932〜1982）．特にバッハ演奏に革命をもたらしたとして有名．

えば音叉などの客観的な基準音も必要ないし，また特別な音の記憶を必要とするわけでもない（Barnea et al. 1994, Burns and Campbell 1994）．彼らは我々が色の名前を覚えるように音の名前を覚えればよいのである．

その一方では，絶対音感を持つ人の大部分は，音楽における和音の関係を，楽音間の理論的関係に関する自分の知識に頼って主に間接的に判断しているようである．対照的に相対音感を持つ我々の多くは，（少なくとも）簡単な和音の音関係を意識的な努力なしに認識し，少し訓練すれば名前も言えるようになる．第11章において，この直観的な和声関係の認識能力の神経生理学的な基礎として考えられること，それから絶対音感の持ち主がこの点で苦労することの理由を議論したい．

明らかに，絶対音感認識の理論にとって決定的に重要なのは，どんなピッチの「計測」にも必須である内部基準が何かの説明である．もし絶対音感の持ち主が内部振動の周期に頼っているのならば，音の絶対ピッチをどのように判断するのか想像することはできる．彼らは 0.4 ms の周期で時を刻んでいる内部神経時計を使えばよいのだ．図 5-1 によれば，0.4 ms の整数倍のピッチ周期に対する偏りによって，ピッチ移動が多少とも階段的になったのだが，これは誰でも初歩的な絶対音階のようなものを持っていることを示している．第5章では，より一般的な絶対ピッチに関するさらなる証拠を，母音のフォルマント周波数，声調言語である中国語，笛の調律などに見た．赤ん坊は絶対的なピッチ情報を用いる能力を持って生まれてくるようであるが，一般的な発達段階で，ほとんどの幼児において相対的ピッチ処理へ移行する（Levitin and Rogers 2005）．最後に，ある種の鳥には類似の能力が備わっているようである（5.6 節参照）．

必要な周波数基準のためには，0.4 ms の内部振動は基準周期として十分には正確でないのではないか，という議論もあるだろう．しかし脳の中に，この目的のためにこれ以上正確な基準を見つけるのは難しい．それに，集団的な処理や多くのニューロンを用いた内挿によって，状況は改善できる．そのような神経機構があるからこそ，我々がたった3種類の色受容器（赤，緑，青）から何千もの違う色を見ることができることを考えれば，いくつかの異なる内部振動周期があれば，それを基に周期情報のための神経回路のフィルタバンクを考えてもよいのではないかと思われる．

第10章

ピリオドトピー

10.1 ピッチの空間表現

10.1.1 時間から場所への写像

　トノトピー写像[1]は，知覚のパラメータが神経系で表現される典型的な方法の例である．音響の周波数の情報が，各ニューロンの同調する周波数（CF）に従って，空間的に規則正しく配置されることで表現される．前のいくつかの章で見たように，下丘の円板状細胞は2通りの方法で同調する．まず，蝸牛の特定の位置から入力を受けることによって，特定のCFに対する選択性がある．それに加えて，それらは調和信号の周期的な振幅包絡に同調する同時性検出器としても働く．したがってこれらのニューロンは，どちらかといえば狭い周波数帯域を中心に応答する．特に，信号が「正しい」（最適な）周波数（BMF）で変調されているときに，

---

[1]. （訳注）tonotopic maps. マップや地図と書くことも多いが，数学的な訳語の「写像」が意味（音から場所への写像）のうえからも最適なので，本書では「写像」を用いる．

同時性検出の結果として，時間的情報はある程度，発火頻度（活動度）の符号に変換される．一方では，中脳の聴覚野では300 Hz以上の変調周波数に対して，また皮質においては100 Hz以上の変調周波数に対して同期が著しく悪化する（Langner 1992）．

　したがって，時間的情報の損失はどうにか補填されねばならず，空間的な符号に変換される可能性を考えるのは理にかなっているだろう．実際，下丘と中脳における時間的解析の結果としての周期が，ピリオドトピー[2]写像として空間的に表現されることを示すことができた（Schreiner and Langner 1988）．

　周期性処理の回路の一部分のブラックボックスモデル（図10-1）は，周期分析によって周期と周波数が同じ空間内に写像される様子を示す．左側には蝸牛の一部が，多くの並列のチャネル（有毛細胞）を持つフィルタバンクとして周波数分析をするのが示されている．これらの並列チャネルからの時間情報は，蝸牛核の背側部と腹側部を通って異なる遅延を伴って，下丘にある約30個の層のうちの1つに伝達される．

　周期性モデルによれば，この層にある同時性ニューロンは，入力の遅延時間差が信号の周期で補償されたときに一番よく反応する．描かれた層の縦の列（図10-1中の濃い灰色の丸）のニューロンのそれらのCFにおける活動は，周波数を表現するのに対し，水平の列（図10-1の薄い灰色の円）の細胞の活動は，その周波数がある変調周期で変調されていることを示す．

　このモデルは，蝸牛における周波数分析と脳幹における時間的処理により，最終的には，周波数情報の軸と，それと垂直の周期情報の軸を持つ空間写像が作られるという，実験で得た結果を取り入れている（Schreiner and Langner 1988, Langner 1992, Heil et al. 1995）．この神経層における活動パターンは，したがって，信号に対してある音色（スペクトル情報）とあるピッチ（時間情報）を割り当てることになる．これらのパラメータはかなり独立に変化できるので，この写像においてその特徴として理論的に直交性を推測したくなるのである．この簡単な表現は，解剖学的にもコンパクトな，簡単で頑健な神経処理過程を可能にする．

[2.] （訳注）periodとギリシャ語のtopos（位置）から．tonotopyも同様．

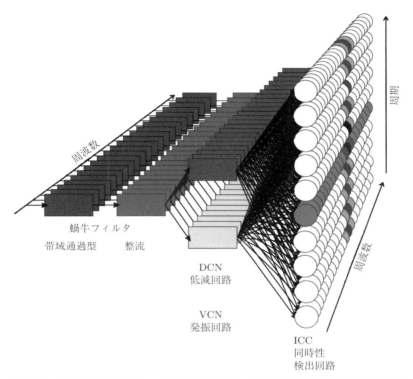

図 10-1 周期性処理のブラックボックスモデル．音響信号は蝸牛においてフィルタ処理され，整流され，神経符号化される（左から右へ，第 6 章も参照）．変換された信号は多くの平行なチャネルでさらに処理されるが，ここではそのごく一部が描かれている．蝸牛核の 2 つの副核（DCN, VCN）の出力は下丘（ICC）の同時性ニューロンに集束し，その結果，相関分析が行われる（詳細は図 10-5）．解剖学的な知見（図 6-13, 6-14）に合わせ，同時性ニューロンは周波数帯域に対応した多くの層に配置されているが，ここでは 1 層のみ示されている．ニューロンの 1 列（濃い灰色の円）は同じ高さの純音に同調していて，それと垂直な軸に沿って 1 つのピッチが符号化されている（薄い灰色の円）．

10.1.2　ピッチと音色の直交性

ピッチと音色の知覚的な独立性は，プロンプら（Plomp and Steeneken 1971）によってかなり明確に示されていた．心理物理学的実験で，9 人の被験者が 3 つの異なる音色と 3 つの異なるピッチの組み合わせから成る，9 個の音の類似度を

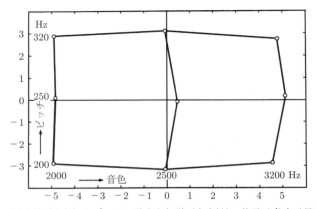

図 10-2 周波数（音色）とピッチの独立な知覚（直交性）．格子は多次元尺度解析の結果を示す．3つの中心周波数（2, 2.5, 3.2 kHz），3つの基本周波数（200, 250, 320 Hz）を持つ9個の調和音に帯域フィルタ（1/3 オクターブ）をかけたものについて，9人の被験者が類似度を判定した．その結果のスペクトルと基本波情報の知覚における直交性から，「ピッチと音色は独立な知覚」だと結論した（Plomp and Steeneken 1971 をプロットし直したもの）．

判定した．データの統計解析の結果，ピッチと音色は独立な知覚パラメータとして認識されることがわかり，結果は直交する軸を持つ二次元の平面上に表現できた（図10-2）．さらに，スペクトル軸に沿った間隔の知覚的距離（知覚の類似度）は，垂直のピッチ軸に沿ったものよりも多少大きかった（9.62/5.96=1.61 倍，図10-11, 10-12 と比較）．プロンプらはその結果から，「ピッチと音色は独立」であり，音色は「耳の基底膜中での刺激の分布が，知覚に対応したものだ」と結論した．

10.2　下丘への写像

10.2.1　電気生理学的実験

図10-1のブラックボックスモデルは多くの動物，特にホロホロチョウ，ネコ，チンチラ，アレチネズミから得られた膨大なデータ（たとえばLangner 1992, 2004）の要約である．これらの動物の多くのニューロンからの記録から，CF, BMF, 応答潜時やそのほかの生理学的パラメータの空間写像を決定した．これらのニューロンの位置は脳定位固定装置を用いて注意深く登録しなければならず，また空間

写像は各種の統計と視覚的表現のためのコンピュータプログラムによって再構築された．

空間写像の実験結果では，トノトピーとピリオドトピーは下丘の三次元ネットワーク中で絡み合っていた．さらに，直交性はこれらのニューロン写像の主勾配軸について成立するだけでなく，この核内の約30の周波数帯域層の各層内の表現についても成立するように見える．この結論の主要な根拠は，サンフランシスコのMichael Merzenichの研究室でクリストフ・シュライナーと私がネコについて行った実験から得られた（Schreiner and Langner 1988）．第6章で見たように，下丘の各層は小さな周波数帯域を扱う．それはおそらく「臨界帯域」と呼ばれる知覚フィルタに対応していて（Egorova and Ehret 2008），微細なトノトピー構造を持っている．さらに図10-1のブラックボックスモデルで示したのは，周期性の情報の全体が各層で表現され，トノトピーの構造と垂直方向をなしているという発見である．

図10-3にはネコの中脳の例を示す．この層ではCFは2.1 kHzから2.5 kHz（図10-3a）まで増大し，BMFは20 Hzから600 Hz（図10-3b）まで増大する．1次近似的には，トノトピーとピリオドトピーの勾配は直交している．しかしその層でBMFが最大になる点の周囲では，明らかにそうなっていない．実際ネコの記録はCFとBMFとは完全に独立なのではなく，一種の関係があった（Langner and Schreiner 1988）．あるCFに同調しているニューロンのBMFは変化できても，その最大BMFはいつも大体CF/4であった．実際，図10-3で示された2.1〜2.5 kHzの層では，BMFとしては最大600 Hzまで行きそうなのだが，実際には最大のCFに対してのみ，1隅においてのみそうである．おそらくこれが正しく，これは以前の空間写像のデータの早まった誤解を与える解釈，つまり周期性の同心円的な表現（Schreiner and Langner 1988）についても以下のように正しく説明し直せる．

要約すると，モデル（図10-1）における直交性は実際の空間写像の良い近似ではあるが，より完全な像のためには，この構造についてもっと詳細を考慮する必要がある．ネコの下丘の1つの層における調和音に対する反応を図10-3cに示す．刺激は，300 Hzのいくつかの高調波（1,800〜2,700 Hz）から成り，その振幅包絡の周波数が300 Hzであるので，BMFが300 Hz以上である隅の領域（図10-3b）

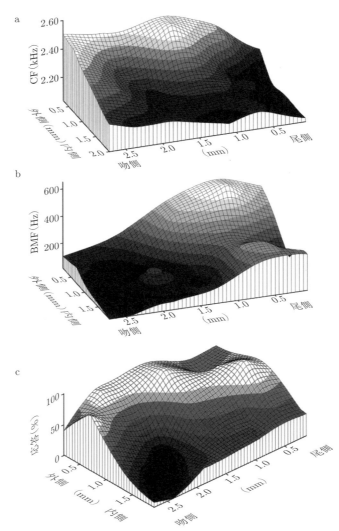

図10-3 ネコの下丘におけるトノトピーとピリオドトピーの直交性配置.（**a**）この周波数帯域層において20個のニューロンのCFは尾内側から外側へと増大（ほぼ2.1〜2.5 kHz）していた.（**b**）同じ層においてBMFは吻内側から尾外側へ増加していた（ほぼ20〜600 Hz）.したがって，トノトピーとピリオドトピーの勾配は大体直交している.（**c**）同じ層の300 Hzの周期を持つ調和音に対する応答の大きさ.応答が最大になる領域（白い部分）は，ニューロンのBMFが300 Hzである領域（**b**）に対応していて，その理由で応答が最大になる.

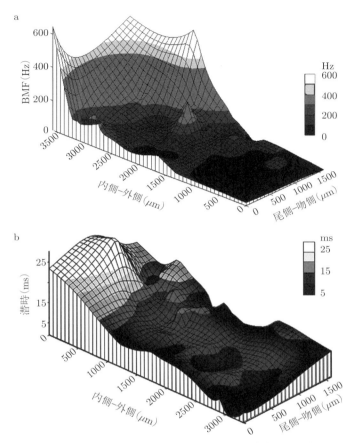

図 10-4 (a) チンチラの下丘の 1 つの神経層の周期性と (b) 潜時の空間的写像. すべてのニューロンは約 6 kHz の純音に同調していた. (a) 52 個のニューロンの BMF は内側 (20 Hz) から外側 (645 Hz) へ増加した. (b) 応答潜時は内側から外側へと減少したから, ニューロンの潜時はその BMF に関係があることを示した (図 8-13, 8-14). 比較を容易にするため, 潜時の図は 180° 回転した.

を取り囲んで, (図 10-3c の白い場所で) 応答が最大になったのである.

チンチラの BMF と応答潜時の空間表現が図 10-4a に示される. 記録されたニューロンはすべて約 6 kHz の CF を持っていたが, それらの BMF は 20〜650 Hz の 5 オクターブ以上を覆っていた. 我々が研究したすべての動物たちと同じように, 低い BMF は高い BMF に比較して下丘内でより内側で見いだされた.

このデータは，周波数や周期のみでなく，たとえば純音に対する応答の平均潜時も，層の中で規則的に表現されるという良い例である．潜時の勾配は外側から内側に向かっており，したがって主周波数勾配の方向である背側—腹側方向と直交している（図 10-4b）．同じことが他のさまざまな動物種で見られることから（ネコについては Schreiner and Langner 1988，マウスについては Walton *et al.* 1998，コウモリについては Hattori and Suga 1997，チンチラについては Langner *et al.* 2002），これは下丘一般について成立するようだ．

チンチラ（Albert 1994）とネコ（Schreiner and Langner 1988）については，長い潜時は低い BMF と，短い潜時は高い BMF と場所的に一致することが示された．これは，低い BMF に同調しているニューロンは長いオンセット反応潜時を，高い BMF のニューロンは短い潜時を持つこと（図 8-13, 8-14 および Langner *et al.* 1987b, 2002, Condon *et al.* 1996）と整合する．この潜時と周期の関係から，潜時写像を用いて対応する周期写像の予想や計算をするのは妥当といえる．

他のパラメータも下丘に写像されることが示された．たとえば閾値（Stiebler and Ehret 1985），同調曲線の帯域幅と両耳性の入力特性（Schreiner and Langner 1988, Mogdans and Knudsen 1993）などである．しかしながら，これらのうちどれも周期性と潜時のように，単一の勾配を持つ単調な関係で表現されない．

10.2.2 代謝によるラベリング

電気生理学的な研究から構築された写像は，アレチネズミの下丘と大脳皮質について，2-デオキシグルコース・ラベリングによっても確認された（後述．方法については図 6-14b 参照．また，Langner 2004, Sokolof *et al.* 1974, Scheich *et al.* 1979）．図 10-5 には，下丘の切片の画像処理を施した X 線写真を例として示す．刺激は 50, 400, 800 Hz に対応する周期を持つ 3 つの広帯域の調和音である．

3 つの音の異なるピッチと遮断周波数（詳細は図 10-5 の説明参照）により，応答のパターンの詳細を解釈し，それを下丘におけるトノトピーとピリオドトピーの構造に関係づけることができる．結果を見ると図 10-5 の水平方向の帯はトノトピー，垂直方向の帯はピリオドトピーの構造を示している．したがって，電気生理学的研究の結果と同じく，周期性の情報は周波数情報と直交して写像されている．さらに，図 10-5 の 2-デオキシグルコース図は，トノトピーもピリオドト

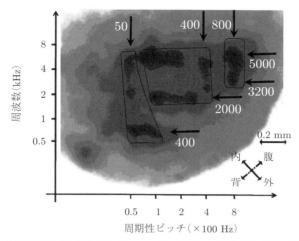

図 10-5 放射線写真（2-デオキシグルコース）技術による代謝ラベリング．アレチネズミの下丘におけるトノトピーとピリオドトピーの直交関係が示されている．下丘の中心部からの切片（厚さ 50 μm）の画像処理した像である（隣接する切片は同様に見える）．色の濃い領域は，3 つのピッチ（50, 400, 800 Hz, 囲ったところ）に同調したか，3 つの帯域制限した調和音刺激の遮断周波数に同調したニューロンの強いラベリングを示している（ピッチと帯域の関係は，50 Hz : 0.4〜5 kHz, 400 Hz : 2〜5 kHz, 800 Hz : 3.2〜8 kHz で，8 kHz に対する同調はこの切片では見えない．刺激継続時間 1 分，刺激は交互に 45 分間 40 dB SPL で与えた）．水平方向の帯は遮断周波数によるラベルづけでトノトピーを示し，垂直方向の帯は基本周波数に対応し，ピリオドトピーを示す．

ピーも大体において対数的な間隔にあることを示す（低周波数領域に少し詰め込まれているが）．蝸牛での周波数分析は周波数の対数的な配置を作ることはよく知られているから，トノトピー軸については実際予想したとおりであるが，周期軸も（大体）対数的であることが見いだされたのにはいささか驚いた．

10.3 「ピッチニューロン」

本書の前半で考察したように，周期的な音響信号は動物や人にとって生命にかかわる重要性を持っている．したがって，そのような音の検出，分析，解釈は聴覚系にとって本質的な仕事である．どのような種類であれ雑音は信号波形をぼかし，それを音響環境から抽出することをより困難にする．そのような状況下で振

幅包絡の周期（ピッチ）は，我々が特定の音響信号に集中し背景の雑音から抽出するのを助けてくれる．したがって，周期的信号がしばしば広いスペクトル範囲を持ち，蝸牛での分析結果，多くの並列の周波数チャネルにわたって周期的な振幅変動が分布することは有利である．これにより後続の神経による周期性の分析が容易になるからである．

周期性分析の次の中枢での聴覚処理の重要な段階は，同じ周期を符号化しているが異なる周波数チャネルにある（母音フォルマントの表現のように，Box 9.1 参照）信号成分の「再結合」であるに違いない．蝸牛フィルタはある程度信号と雑音を分離し，それにより信号対雑音比を増大することはできる．続く聴覚処理の主目的はおそらく，まず断片化した信号成分を「ラベルづけ」した後再結合することである．この後半の処理過程は「結合」（binding）として知られている（von der Malsburg and Schneider 1986）．この見方からすると，処理過程でのラベルである「ピッチ」は，信号検出のために最適化された我々の聴覚系の副産物にすぎないのかもしれない．

チンチラの下丘の多くのニューロンの応答特性は，広帯域の信号に分配されている周期性の情報を結合するのに適している（Biebel and Langner 2002）．そのようなニューロンはしばしば低周波数に同調しているが，自分の CF より 2 オクターブかそれ以上の高い周波数に反応することもある．ただしその場合，通常は短いオンセット反応を示すだけでその後抑制される．しかし，そのように高い周波数成分が自分の CF やそれと調和関係にある周波数で変調されている場合には，反応はずっと強く，また選択的になることもある．このようなニューロンは，信号のスペクトル成分と全く独立に，もっぱら特定のピッチ（振幅包絡ピッチ）に反応するので，「ピッチニューロン」と呼んでもよい．

図 10-6 は，そのような 1 つのピッチニューロンが，チンチラの下丘の位置構造に対し，どのような空間的および機能的関連を持つのかを示す．これは電気生理学的および 2-デオキシグルコースの実験結果の組み合わせに基づいている．2-デオキシグルコース画像に見える電解損傷は，ピッチニューロンの記録部位を示している（図 10-6b）．さらに，純音，調和信号，AM 信号に対する応答曲線は，ニューロンの CF が 750 Hz であること，さらに同じ周波数の周期信号に対する一般的な選択傾向を示している（図 10-6a）．ピッチニューロンは信号のスペクト

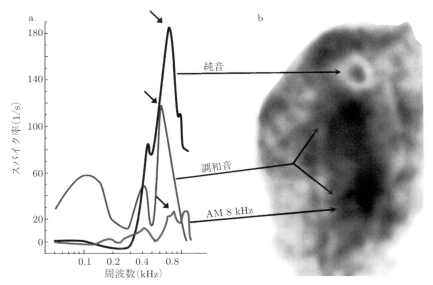

図 10-6 (**a**) チンチラの下丘背側部の 1 個の「ピッチニューロン」応答のスペクトル詳細構造に対する独立性．純音刺激から CF は 750 Hz であることがわかったが，周期が 750 Hz に対応する複合音（広帯域の調和信号と搬送波周波数が 8 kHz の AM 信号）に対する選択性も示した．そこでこれを 750 Hz のピッチに対する「ピッチニューロン」と呼んでよい．(**b**) 下丘の切片の X 線写真によるラベリング．調和音（750 Hz に対して 4〜13 次の高調波）による刺激後のニューロンの活動を示す（分岐した矢印）．電解による損傷が前に記録されたピッチニューロンの位置を示す（上の矢印）．8 kHz の搬送波の AM 信号は対応する CF を持つ下丘背側部のニューロンを主に賦活する（下の矢印）．しかし，変調伝達関数（(**a**) の一番下の曲線，30 dB SPL で測定された）は，このピッチニューロンは CF が 8 kHz のニューロンからもいくらか入力があることを示す．なぜなら純音 750 Hz に同調しているが，変調周波数が約 750 Hz であれば，8 kHz という高い周波数にまで応答するからである．

ル成分にはほぼ「目をつむり」，信号が 750 Hz の周期を持てば必ず応答した．続いて行った 750 Hz の周期を持つ広帯域の調和音を用いた 2-デオキシグルコース実験で，記録された「ピッチニューロン」は下丘の対応する低周波数領域で見つけられた（図 10-7 と比較）．

これらの結果は，トノトピーや単一の周波数チャネル内での処理という，通常の概念を拡張するものである．下丘の低周波数領域にあるピッチニューロンは狭い（低い）周波数範囲から主に入力を受け，次いで，より高い周波数のチャネル

と統合する．いずれにせよ，それらには特徴信号周期（CF=BMF）に対する選択性がある．このようにして，これらのニューロンはスペクトル的なフィルタリングを時間的処理と結び付けている．それらは，異なる周波数チャネルでも，振幅包絡の同じ時間的変調に対し選択的に応答するチャネルを統合し，それによって結合する．

経験からわかるように，聴覚系の分析で分離された信号の要素を，聴覚系はどうにか結合する必要がある．我々は「通常」個々のフォルマントではなく母音を聞く．複合音を全体として聞くのであって，倍音を分離するにはヘルムホルツの球（図 3-5）のような道具が要る．さらに，心理物理学者たちは，聴覚系では周波数チャネル統合型の処理が起こり，それによって調和関係が特定の役割を持つと主張する（Yost and Sheft 1994, Treurniet and Boucher 2001）．動物実験からさらに知見が得られている．たとえばコウモリの下丘のニューロンは，自身のCFにのみ応答するのでなく，CFの周囲から離れた周波数にも応答する（Wenstrup and Grose 1995, Misawa and Suga 2001）．これらのニューロンはコウモリがエコー定位で用いる周波数の組み合わせ（高調波）に対して選択的に反応するので，「ピッチニューロン」ではなく「組み合わせ感受性ニューロン」と呼ばれている．

10.4　ピリオドトピーとトノトピー，1つのモデル

ここまででわかったことは，調和音は多くの周波数チャネルを刺激し，下丘における時間的処理の結果，周期情報が神経写像として展開されるということだ．そこで下丘を，周期情報を空間的な頻度の符号に変換する時間的復号器と考えることができる．下丘は約 30 の層を持ち，各層が小さな周波数帯域に対応している（図 6-15 参照，Schreiner and Langner 1997）．この層状の回路は，周波数（トノトピー）と周期性（ピリオドトピー）に関する情報の表現の枠組みだけでなく，両耳性や他の信号パラメータに対する枠組みにもなっている．

図 10-7 ではこれらのうち 5 枚の神経層が，下丘の一部の簡単化したモデルとして表現されている．各層には，周波数の主勾配軸と垂直方向に，小さな周波数範囲（1/3 オクターブ以下）の CF と広い範囲の BMF（ほぼ 20 Hz から CF/4 まで）が現れている．また各層の中では，BMF の勾配は CF の勾配と大体直交し

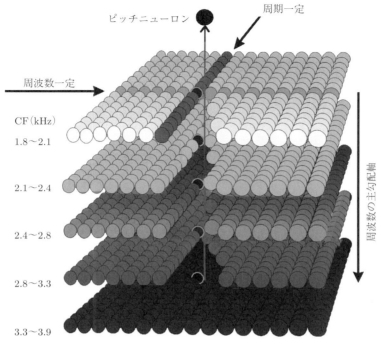

図 10-7 下丘の中心核のモデルを作る約 30 の神経層のうちの 5 枚．周波数の主勾配軸と垂直方向の各層は，広い BMF と狭い CF に対応している．各層中で BMF と CF の勾配も直交している．層の一部を切り取って，同じ BMF に同調しているニューロンが見えるようにしてある．これらのニューロンは重なった層を通って，下丘の低周波数領域にある「ピッチニューロン」へ「ピッチ」情報を送っている．各層の CF の範囲は，ネコの下丘への写像の研究結果から決められた（Schreiner and Langner 1997）．

ている．したがって周期性分析の結果，トノトピーの軸に加えて，この複雑な回路の中の 2 番目の主要な神経の軸が生まれる．

　周期性と周波数情報の下丘における直交性は，広帯域信号の情報を統合するのにうってつけの基盤である．たとえば周波数帯域層と直交している縦方向の列に沿っては，ニューロンたちは全く違う周波数に同調しているが，同じ周期に同調している．この列に沿ったニューロンの同期的な活動は，共通の音源に属する信号成分（フォルマントのように，Box 9.1 参照）がどれかを示し，したがってそれらの成分は特定の基本周波数で特徴づけられる．上で考察したように，下丘の

低周波数領域にある「ピッチニューロン」によって神経活動が統合されることにより，我々が雑音中に埋もれた周期信号を検出しやすくなる．

10.5　皮質への写像

中脳のレベルにおいて，すでに時間的情報はある程度劣化している（たとえば図 8-8）．したがって，周期によるピッチの感覚を生ずるような同期的な活動がどの程度皮質まで到達できるのかと疑問に思うのは不思議ではない．実際，哺乳類の皮質のニューロンからの記録では，皮質ニューロンは時間的にゆっくり変化する信号のみに同期でき，したがって約 30 Hz 以下の低い振幅変調周波数にのみ同調すると示唆される（Schreiner et al. 1983, Schulze and Langner 1997）．対照的に，マイナ鳥の前脳のあるニューロンは，同期的に 400 Hz まで同調する（Hose et al. 1987）．現在までのところ，これらがこのレベル（皮質）において同期的同調に関する最高値であり，結局のところ鳥の脳は少し違うのだということを示しているのかもしれない．

蝸牛における一次元的な受容器の配列は，皮質では最終的にトノトピーの軸となる（Tunturi 1944, Merzenich et al. 1976, Scheich et al. 1983, Thomas et al. 1993）．しかしながら皮質表面は二次元であり，他の感覚系では，それにより 2 つの感覚次元の連続的な写像が可能なのである．たとえば，視覚皮質においては異なる刺激パラメータが直交して表現されている（Hübner 1997）．さらに理論的観点からは，多次元の感覚入力の二次元表現にとって，直交する写像は特に適していると示唆されている（Swindale 2004, Watkins et al. 2007）．

コウモリの皮質でのエコーの遅延の写像など詳しく記述されたものもあるし（たとえば Suga and O'Neill et al. 1979），さらに，信号強度や帯域幅などいろいろなパラメータの空間的表現が，ネコの聴覚皮質で見つかっているが（Schreiner et al. 2000），聴覚皮質の機能的構造に関する一般化された概念はない．そうではあっても，信号の振幅包絡の周期すなわちピッチ情報が，聴覚皮質においてトノトピー軸と直交する，主要な第 2 のパラメータとして表現されていることは，ほぼ明らかである．その根拠はいろいろな動物において，電気生理学，光学的測定，代謝法などによって得られているし（Hose et al. 1987, Schulze and Langner 1999, Schulze

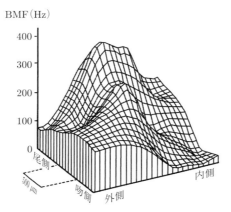

図 10-8　マイナ鳥のL野（鳥にとっての聴覚「皮質」）における周期性情報の空間表現．記録されたニューロンは1〜400 Hzの変調周波数に同調するので，ピッチのみならずリズムの範囲まで覆っている（Hose et al. 1987）．

et al. 2002, Langner et al. 2009），人間については脳磁界計測（MEG）によって得られている（Langner et al. 1997）．最後に，より最近の磁気共鳴イメージング（MRI）を用いたサルの研究も，これらの結果を支持している（Baumann et al. 2011, Griffiths and Hall 2012）．

10.5.1　マイナ鳥のピリオドトピー

中脳より上における周期性の写像の最初の証拠は，マイナ鳥から得られた（Hose et al. 1987, 図5-3 も参照）．図10-8に示された例は，振幅変調された（AM）音響刺激の符号化を，L野の中で1つの等周波数平面（CFはほぼ5 kHz）について調べたものである．鳥類の脳のL野は，哺乳類の聴覚皮質（AI）に相当し，トノトピー構造を持つ．同期特性で同調を調べると，この領域で調べられた250のニューロンのうち2/3のBMFは，1 Hzから380 Hzの間にあった．しかしながら，残りの1/3のニューロンは全体で約5オクターブの周期性ピッチの幅を覆っていたが，それらのほとんどは20 Hzよりずっと低い周波数に選択性があった．この範囲では変調周波数はピッチとしては感じられないが，動物間の伝達音や音声言語や音楽に重要なリズムを決めるものである．少なくともマイナ鳥のL野においては，いろいろな周波数範囲でさまざまな知覚の性質とは独立に，変調周波

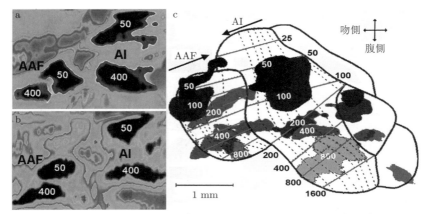

図 10-9 (a)(b) 2 匹のアレチネズミの聴覚野の AI と後部聴覚野（AAF）における，2 つの調和音に対する応答の 2-デオキシグルコース法によるラベルづけ．刺激は 50 Hz または 400 Hz に対応する周期性を持ち，高調波はそれぞれ，0.4～5 kHz，および 2～8 kHz のスペクトル範囲を持つ（強度は 40 dB SPL で，濃淡は応答の強さに対応する）．(c) 図は 5 匹のアレチネズミ，異なるピッチを持つ 5 個の調和音を用いて得られた（強度 40 dB SPL，ピッチは 50～800 Hz で，濃淡で分け，最強の応答の場所のみを示す）．各刺激の帯域は欠如した基本周波数よりずっと上の数オクターブである．刺激のスペクトル帯域幅が広いので，2-デオキシグルコースのラベルはそのほとんどがトノトピーの勾配に沿って伸びている（矢印）．どちらの皮質領域でも，周期性の写像はおおよそ背側─腹側方向の勾配を持ち，それは尾側─吻側方向の周波数勾配（矢印，また図 6-16 参照）と直交している．

数に対して 1 つの写像が与えられているようである．

10.5.2 アレチネズミのピリオドトピー

　哺乳類の第 2 の空間軸も鳥と同様，周期情報に与えられているのかという疑問が生ずる．この疑問に答えるため，我々はアレチネズミの皮質を 2-デオキシグルコース法で調べた（図 10-9）．広帯域の周期的刺激も含めて，同じ方法はすでに下丘の研究（図 10-5 参照）において使われた．

　皮質の連続する切片を用いて，一次聴覚野 AI と AAF での活動をラベルづけしたものを空間的に再構築した．図 10-9a, b は 2 匹の動物の結果で，そのような再構築法の再現性と同時に変動も示している．黒い部分は，ニューロンが 50 または 400 Hz の周期性を持つ調和音に，最大の応答をした場所を示す．刺激のスペクトル成分は数オクターブにも及ぶから，それぞれのラベルはトノトピーの対応する

勾配に沿って伸びている.

図 10-9c では，5 個の単一刺激のラベルを1つの空間表現にまとめた．その際 5つのラベルを，海馬吻部の先端を解剖学的な基準点として，それに対してそろえて並べた．合成された図は2つの一次聴覚野 AI と AAF におけるピリオドトピーを示す．図 10-9a, b と異なり，灰色の明暗は 50 Hz（黒）から 800 Hz（最も明るい灰色）の間の特定の周期を示す．

こうやってラベルづけされた領域は，対応する刺激によって最も強く活動した領域である．AI と AAF におけるトノトピー写像は，電気生理学実験で決定した（図 6-16 参照, Thomas et al. 1993）．図 10-9c ではその結果から，AI と AAF における領域の境界（黒い実線）と等周波数曲線（破線）のみが示されている．灰色の実線は，等周波数曲線とおおよそ直交しているが，20～3,000 Hz の周期情報の対数的な配置を示している．この結果をまとめると，アレチネズミの聴覚野では下丘と同じように，周期性は平均的トノトピー勾配（領域名称の下の矢印を参照）におおよそ直交している．AI の白いラベルづけされていない部分は，（検査していない）50 Hz 以下と 800 Hz 以上の表現が残されているのだろう．

10.5.3 ネコのピリオドトピー

今日では，脳の電気的，化学的変化をさまざまな技術で記録することができる．たとえば，皮質における赤色光の吸収のわずかな変化を記録できる．この変化はニューロンでの酸素消費，したがってエネルギー消費の量を反映する．このような代謝の信号はニューロンの電気的な応答と相関することが示された（Box 10.1, Grinvald et al. 1986）．

Box 10.1　光学記録

　内部信号を光学的に記録することにより，皮質内の神経活動を可視化できる．原理は，ニューロンが賦活されると酸素の消費量が増えることによっている．それに伴い，赤色光の吸収の増大が起こる．光の吸収の変化は専用の画像システムと測定手順により可視化できる（詳細は Dinse et al. 1997, Langner et al. 2009）．

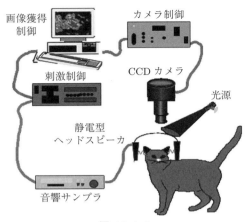

図 10-1-1

　この方法で，いろいろな音に対する反応の写像が5匹のネコで記録された（図10-10）．聴覚皮質を赤色光で照らした．多重回帰分析を行って，トノトピーとピリオドトピーの勾配の方向，大きさ，有意性などを分析した．この分析の結果は，すべての動物からのデータについて方向統計量（Gumbel et al. 1953）を用いて平均した．その目的のため，各動物について勾配の方向と大きさをベクトル化し，それらを加算した（図10-10b）．

　5匹のネコについて，この内部信号の光学的記録を用いて，一次聴覚野におけるピリオドトピー写像のさらなる証拠を得た（Langner et al. 2009）．純音に対する応答の場所は，電気生理学実験で得られたトノトピーの勾配と一致した（Reale and Imig 1980）．さらに，アレチネズミの2-デオキシグルコース実験の結果（図10-9）と同じように，調和音の刺激はニューロン活動の分離した帯を作り出した．2-デオキシグルコース法と違ってデータをプールする必要がないので，同一個体で「完全な」周波数およびピッチの写像が得られる．周波数とピッチ写像の関係は，すべての個々の刺激条件の応答中心を平均して決定した（図10-10a）．個体差はかなりあるが，平均的な応答中心は，他の記録技術で得られた結果を裏づけるものであった．皮質における周期の勾配は，やはりトノトピーの勾配と大体直交していた．

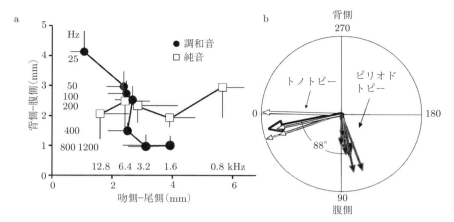

図 10-10 純音と調和音（30〜40 dB SPL）に対するネコの聴覚皮質の応答の光学的可視化の結果．（**a**）平均応答中心の位置．丸は調和音，四角は純音に対するもので，それぞれピリオドトピー（5匹）とトノトピー（4匹）の勾配を示している．軸に沿って書いてあるように，純音はオクターブ間隔で 0.8〜12.8 kHz で変化し，帯域制限（高域遮断周波数は常に 4.8 kHz，低域遮断周波数は 0.4, 0.8, 1.6 kHz）された調和音の基本周波数は 25〜1,200 Hz で変化した．結果はトノトピーとピリオドトピーの勾配の直交性の仮説を裏づけている．（**b**）個々の動物に対する多重回帰分析の結果で，太い矢印が全動物について平均した対応する勾配．円の半径は最大の勾配（1.22 mm/オクターブ）を示している（Langner *et al.* 2009 を改変）．

　各動物のデータを平均するため（図 10-10b の細い矢印），方向統計量を用いて回帰分析の結果をまとめた．その結果，ピリオドトピー勾配の平均（図 10-10b の太い黒い矢印，0.65 mm/オクターブ）とトノトピー勾配の平均（太い白い矢印，1.08 mm/オクターブ）は，互いにおおよそ直交しており，ずれはわずかに 2° であった．

　最後に，ネコではトノトピー勾配がピリオドトピー勾配よりも平均 1.66（= 1.08/0.65）倍，皮質領域を占拠しているのは興味深い．それと近い値（1.61）が人間の被験者におけるピッチと音色の知覚的な比較（図 10-2）で得られている．これは，我々の感覚知覚の類似度の判断は，それらの皮質表現における空間的な距離に基づく可能性を示唆する．

10.5.4 人間の皮質での周期性

脳磁界（MEG）は非常に正確で非侵襲的なニューロイメージング技術で，ニューロンの電気活動から発生する微弱な磁界，特に皮質の錐体細胞から発生する磁界を測定できる（Pantev et al. 1989）．これは超電導量子干渉素子（SQUID）を用いるもので，高い時間分解能で神経の電気活動を直接計測できる．

ヘルシンキ大学のBioMag研究室の122チャネルのMEG装置を用いて，調和音と純音に対する7人の被験者の聴覚皮質の応答を調べた（Langner et al. 1997）．音刺激は磁気シールドルームの外で作られ，シールドルーム内に腰掛けた被験者にプラスチックチューブを介して提示された．MEGの時間分解能は非常に高い（msの範囲）のに対し，誘発磁界の空間分解能は一般的に低いとされる．しかし最大応答の周囲の短時間の窓の間では（図10-11の5点は全部で10 msの区間に対応），活動中心の位置を3 mm以下の分解能で特定することができた．

刺激後数百 msの間，脳信号活動の最大の振れが観測できる．振れの極大の潜時に対応してそれらの振れをM60, M100などと呼んでいる．これらの振れの点での誘発反応の空間的位置は，上に書いた理由より，聴覚皮質にあるそれらの発生源の神経の位置と非常によく対応する可能性がある．

図10-11は，ある被験者のM60による周期と周波数の聴覚野における表現が，大体直交していることを示す．低域遮断周波数を400 Hzとした調和音の刺激に対する応答（p50〜p400）が，400 Hzの純音に対する応答に近いところにあり，遮断周波数を800 Hzとすると800 Hzの純音に対する応答（h100とh200）の場所に近くなることに注目する．すべての刺激に対する応答の幾何学的配置や，4つの調和音のほぼ等間隔の配置などは，基礎にあるピリオドトピー写像は人間と動物で非常に似ているという仮定を支持している．

また，変調されていない純音に対する応答の位置を結ぶ直線が，調和音に対する直線と大体直交（85°）していることも注目に値する．人間の聴覚皮質にもトノトピーとピリオドトピーの直交性があることを示している．この結果は，5人の被験者の結果の統計解析で確認された（図10-12）．

結論は，全部で4種類の実験方法（電気生理学，2-デオキシグルコース法，光学的記録，MEG）を4つの種（ネコ，アレチネズミ，サル，ヒト）に適用した結

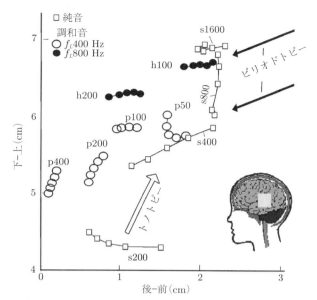

図 10-11 ある被験者の左半球皮質での MEG 応答（M60）の位置．M60 の潜時は 60 ms で，各場所で連結した5点は，56〜64 ms の間を2 ms おきにとった潜時の点に対応する．音響刺激（< 40 dB SPL，継続時間 500 ms）は 50〜1,600 Hz でオクターブ間隔でとった純音と，50〜400 Hz の基本周期（オクターブ間隔）の高調波でできた調和音を帯域制限したもの（高域遮断周波数は 5 kHz 一定，低域遮断周波数（f_L）は 400 または 800 Hz），200 回の繰り返しの平均．遮断周波数を 400 Hz とした調和音に対する応答（白丸）は純音 400 Hz と近い場所（s400）に位置した．遮断周波数 800 Hz に対しては（h100, h200 の黒丸），800 Hz の純音の近く（s800）に位置した．この側面図からでさえ，周期と周波数の表現の直交性が見て取れる（Langner et al. 1997）．

果，中脳で最初に現れる周期と周波数の直交性は，聴覚皮質の段階まで保たれるということである．これらのすべての種において，周期と周波数の軸はどちらも大体対数的に等間隔となり，互いにおおよそ直交しているから，ピリオドトピーの軸は聴覚系において第2の神経軸と考えてよいだろう．

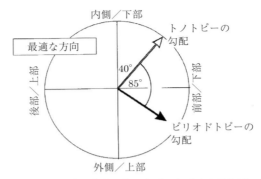

図 10-12 5人の MEG 実験の結果のトノトピーとピリオドトピーの勾配の方向のベクトル表示．信号の開始から 100 ms 後に計測されたもので（M100），おおよそ直交（85°）していることがわかる．ベクトルの長さの比は 1.3 である．データは最適な視点（底面）からのもので，両ベクトルの長さが最大に見える方向である（M100 のピリオドトピーの勾配は図 10-11 の M60 の勾配の逆になっていることに注意．図 10-9 で見られるように，アレチネズミの皮質領域 AI と AAF におけるピリオドトピーの勾配についても同じことがいえる）（Langner et al. 1997 を改変）．

10.6　皮質より上位で

　2-デオキシグルコース法も他の多くの実験も，音刺激によって賦活されるのは聴覚皮質の各所ばかりではないことを示す．他の皮質の部分もあちこち同時に賦活され，そのうちのいくつかの部分は確かに直接音響刺激に対して応答をする．人間の MEG 測定の間，応答のピークの位置は数 ms の間にあちこち移動することが見いだされた（Langner et al. 1997）．これは人間の皮質の言語中枢が皮質の多くの領域にまたがっていることを考えても，驚くには当たらない．聴覚皮質は音処理の領域に対する入口にすぎないことを示している．

　一次聴覚野より上のレベルでどのような音の処理が行われているのかについては，ほとんどわかっていない．たとえばニューロンが特定のピッチに応答するように，より特化しているような皮質の中枢があるのかもしれない（Krumbholz et al. 2003, Hall and Plack 2009）．神経科学者や音楽学者の中には，音楽のための重要な領域が，左側にある感覚および運動言語中枢の反対側の右半球に存在すると信じている人たちもいる（Zatorre 2003, Zatorre et al. 2007）．最後に，機能的イメージングにより，もしかしたら音楽の時間的な構造に対する皮質の中枢か

もしれない部位が，側頭葉の外表面に見いだされた（Zatorre and Samson 1991, Griffiths *et al.* 1998）．現代の可視化・記録技術により多くの魅力的な事実が明らかになったが，残念ながらここでは省略せざるを得ない．これは現在とても盛んな神経生理学的研究が行われている分野で，驚くべき新結果が現れ続けている（たとえば Zatorre *et al.* 2007）．

第11章

和音の神経符号

「音楽の本質的な基礎はメロディーである.」
(Helmholtz, *The Sensation of Tones*, 3rd edition, 1913)

11.1　ピッチラセン

　ピッチラセン（螺旋）は音楽心理学において大変重要な概念である．19世紀の2人のドイツ人数学者，フリードリッヒ・ヴィルヘルム・オペルト（Friedrich Wilhelm Opelt, 1794〜1863）とモリツ・ヴィルヘルム・ドロビッシュ（Moritz Wilhelm Drobisch, 1802〜1896）は，ピッチの感覚，オクターブの等価性，繰り返しを表現するのにラセンモデルを使用することを最初に提案した人たちである．

　オペルトの職歴の最初は織工であったが，後にザクセン・バイエルン国営鉄道の理事となった．天文学者の間では彼の月の地図が今でも有名である．ドロビッシュはライプツィヒ大学の数学および哲学の教授で，今でも経験的心理学と論理学に名を残している．

　ピッチの感覚の基となるラセン状構造の概念は，聴覚系の時間的処理の神経機構に関連している可能性がある．さらには本書の最後の章で示すように，ラセン構造は聴覚機構に限られてはいない．非聴覚の脳領域にさまざまなラセン構造と

見える存在は，聴覚系のレベルを超えて，振動する脳信号の調和的処理の理論を支持する．

しかし，まず我々は周期性処理やピッチ知覚に対する和音の役割と，関連するピッチラセンの概念を理解しなければならない．もし2つの音の基本周波数がほとんど同じならば，それらのピッチがとても近く聞こえるのは当たり前だろう．もし2つの音が同じニューロンを賦活しなくても，脳のピッチ表現の中で隣接するニューロンを賦活しさえすれば，似て聞こえるはずだ．ところが，2つの音の周波数が100%（1オクターブ）離れると，再び突然似て聞こえるようになる．実際，それらはしばしば混同しやすく，たとえば異なる楽器で奏されると区別するのが難しいこともある．これは音階の12音すべてについて成立することだから，音を円状に並べ，12進むと同じピッチが繰り返されるようにするのはもっともである．オペルトとドロビッシュが気づいたように，簡単な方法で，連続的で円状の，オクターブに関連するピッチの性質を表すには1つの方法しかない．すなわち，ピッチは仮想的な円筒に巻き付いたラセンの上に表現されねばならない（図11-1）．

ラセンの上に表されるピッチの知覚上の2つの側面は，「音高とクロマ」と呼ばれる．たとえばピアノの鍵盤では，音高は85個の半音を左から右へ上がって行く一方，クロマは（音名で区別される）12段階の周期ごとに，「同じ」音で単に1オクターブ高い音に達する．ピッチラセンの上では2つの量はラセンに沿って増加する．しかしオクターブの関係にあるすべてのピッチは，互いに直上あるいは直下の位置で，ラセンの長さ軸に沿った距離は同じである．ラセンを上から見れば，ピッチのクロマが円状に並んでいるのしか見えない．オクターブに次いで5度の類似性を説明するために，シェパード（Shepard 1982）はオペルト－ドロビッシュのラセンを二重ラセンへ拡張した（図11-1b）．多次元尺度構成法を人間のピッチ類似判断の実験結果に適用して，知覚のラセンが実際に示されたことは，注目すべきである（図10-2参照, Krumhansl and Shepard 1979, Ueda and Ohgushi 1987）．

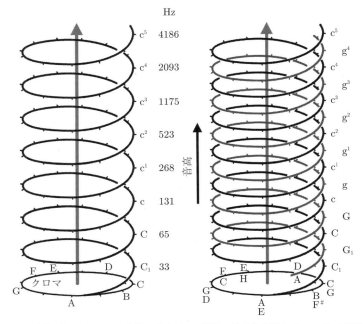

図 11-1 (a) ピッチラセン．音階の各音は 12 段階の後繰り返される．一方，同時に音高は上がり続けるので，この知覚の連続体は単純なラセンで把握することができる．これはもともとオペルト（Opelt 1852）とドロビッシュ（Drobisch 1855）によって提案された．ピッチラセンの下に描かれたクロマ円は，ピッチの周期性を示す．(b) オクターブとともに 5 度の類似性まで考慮に入れた二重ラセン．これはシェパード（Shepard 1982）によって提案されたものと類似しているが，同一ではなくて，以下で示される解剖学的知見（図 11-7～11-12 参照）を取り入れたものである．図の下の部分に，二重ラセンから投影されたいくつかの 5 度音程を示す．

11.2　中脳のくし形フィルタ

　音の（基本）周波数を変えることによってその音のピッチは連続的に変えられるから，音高は連続的な知覚パラメータである．第 9 章での考察から，2 つの音は脳中のピッチ分布図の中のニューロンの近いもの同士，あるいは共通のニューロンを賦活したときに類似度が高い，ということは予想できる．ところが，ピッチ知覚におけるクロマは確かにより謎が多い．オクターブ離れた 2 つの音を似たものと感じる 1 つの論理的な理由としては，それらが賦活するニューロンの少な

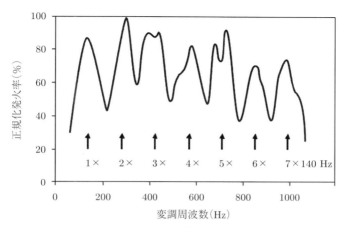

図 11-2　鳥（ホロホロチョウ）の中脳聴覚領のニューロンの変調伝達関数．刺激の搬送波周波数は 5 kHz で 65 dB SPL，変調深度は 100％である．くし形特性を示し，約 140 Hz とその整数倍の変調周波数に対してほぼ同程度の応答をする（最大応答頻度は毎秒 35 スパイク，Albert 1994 より）．

くとも一部は共通しているということだろう．しかしこれは，中脳においてあるピッチに同調しているニューロンは，オクターブ関係にあるそれより高い周波数にはほとんど反応しない，という実験的知見に矛盾する．

　それではどうすれば，オクターブや他の調和的関係を知覚する我々の能力を説明できるのだろうか．これに対する答えは，すでに第9章で見たとおり，我々のピッチ知覚はニューロンによる相関分析に基づいていることに見いだされる．理論的には，特定の遅延に対する相関と簡単な同時性の条件のため，1つの特定の周波数のみならず，その簡単な整数倍の周波数の刺激も，極大の応答を生み出す（Box 9.1, 9.2 参照）．したがって，周期性モデルの同時性ニューロンは，特定の周波数（周期性ピッチ）に同調するが，この周波数の整数倍に対しても選択的に応答するはずである．簡単にいってしまえば，基本波の1周期はオクターブ上の音の2周期分と同じだから，（理論的な）同時性ニューロンは，自分の最適変調周波数（BMF）のオクターブ上の音を「間違える」のである（図 11-13 参照）．その一方では，この「間違え」によって，知覚された音たちは調和的な関係があることを脳に示すことができる．

　同時性の条件の方程式（Box 9.2 参照）における整数パラメータ m は，くし形

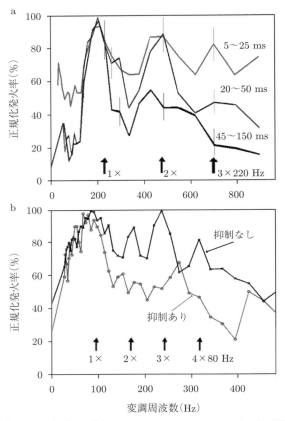

図 11-3 （a）アレチネズミの中脳の1つのニューロンの MTF．信号開始後3つの異なる時間窓で測定された（搬送波周波数はニューロンの CF で 1,800 Hz，強度 40 dB SPL，変調深度 100%）．くし形フィルタは過渡的なもので，220 Hz に同調する帯域フィルタへと短時間で変化する．（b）別のニューロンの MTF（搬送波周波数は CF で 1,000 Hz，強度 30 dB SPL，変調深度 100%）．刺激開始後 30～100 ms の時間窓の間，この細胞は約 80 Hz の BMF に同調していた（灰色の曲線）．対照的に抑制性受容体がブロックされている間（黒い曲線）は，80 Hz の整数倍のいくつかの周波数が強い応答を起こした（Ochse 2005 を改変）．

フィルタの調和構造を与える．それは同時性ニューロンが，その最適変調周波数の整数倍（$m > 1$）に対してある程度応答することに対応している．その理由は，相関回路で同時性が生ずるのは，「相関の遅延」（すなわち遅延差）が周期性の音の1つまたは複数の周期によって補償されるときだからである（図 11-13 と比較）．

中脳聴覚領域の大部分の（現実の）同時性ニューロンは，十分長く刺激を受けるとき（> 100 ms）には明確な BMF を示す．しかし，少なくとも音の開始後短時間（30〜100 ms）は，すべての同時性ニューロンはくし形フィルタとして働き，特定の変調周波数にだけでなく，その整数倍の周波数に対してもある程度反応するようである（Ochse and Langner 2003）．

より長い期間（>100 ms）このような振る舞いをするニューロンも見つかっている．例として図 11-2 にホロホロチョウの中脳のあるニューロンの変調伝達関数を示す．このニューロンは，5 kHz の搬送波で変調周波数が 140 Hz の整数倍の AM 信号に強く応答した．

図 11-3a に示すアレチネズミの中脳のあるニューロンは，多峰性の変調伝達関数が（ほぼ）単峰性に変化する例である．伝達関数は信号開始後，3 つの異なる時間窓で計測された．20 ms まではこのニューロンは 220 Hz とその整数倍に反応した．高次の（調和）成分は速く抑制され，音開始後 35 ms までには伝達関数の形はほぼ帯域通過型になったといってよい．

11.3　同期した抑制

図 11-3b はくし形フィルタ特性を持つ MTF のもう 1 つの例である．灰色の曲線が示すアレチネズミの中脳のこのニューロンは，信号が（振幅変調のように）80 Hz で変調されたときに選択的に活性化する．しかし，ビククリンと呼ばれる物質をイオン泳動法によって与えると，BMF のいくつかの整数倍の周波数にも同様に反応するようになる（黒い曲線）．これは，中脳の同時性ニューロンは，興奮性以外に抑制性入力を受けていることで説明される．これらは伝達物質 GABA（gamma-aminobutyric acid）やアミノ酸の 1 つであるグリシンによって抑制される．GABA の受容体はその拮抗剤であるビククリンでブロックされる．ビククリンの効果から，このニューロンのくし形フィルタの高次の周波数特性が音の開始後短時間に抑えられるのは，神経による抑制であることが示唆される（Ochse and Langner 2002）．

図 11-4 はアレチネズミの中脳の 78 個の同時性ニューロンについて，この効果を平均して示したものである．平均的に，BMF に対する応答は刺激開始後の時

間とともに少し増加し，45 ms において最大となる．対照的に，高次調和成分に対する応答は漸減し，やはり 45 ms 付近で，無変調のときの応答レベルにまで低下する．応答の精密な時間的な解析を行った結果，これらの同時性ニューロンの受ける抑制性入力は，興奮性入力と同程度に刺激の各周期に正確に同期していた（Ochse and Langner 2003）．

中脳の個々のニューロンの応答パターンが，抑制の影響を強く受けていることはよく知られている（Faingold et al. 1989, Vater et al. 1992, Burger and Pollak 1998, LeBeau et al. 2001, Caspary et al. 2002, Egovora and Ehret 2008）．注意深い細胞内電位記録により，この抑制を受容体のブロッカーである（GABA に対する）ビククリンまたは（グリシンに対する）ストリキニンを適用して抑えると，応答は強くなり，そのパターンが変化することが示された（Nelson and Erulkar 1963, Covey et al. 1996, Kuwada et al. 1997）．

いくつかの動物で示されたが，下丘への抑制入力で重要なものは，外側毛帯の腹側核（VNLL）に端を発している（Vater et al. 1997, Covey and Casseday 1999, Riquelme et al. 2001）．VNLL への入力は大体蝸牛核（CN）のオンセッ

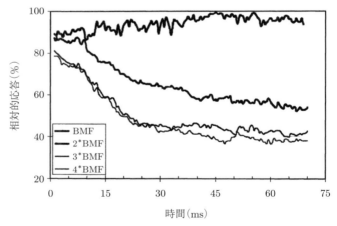

図 11-4 くし形フィルタの変化．信号開始 100 ms 後までには，くし形フィルタの特性のほとんどのニューロンは帯域通過フィルタに変わってしまい，自身の BMF に同調する．この図はアレチネズミの中脳の 78 個のニューロンの平均によって，その効果を示す．BMF に対する相対的応答は時間とともに少し増加さえして 45 ms 付近で最大となるが，BMF の整数倍に対する応答は減り続ける（Ochse 2005 を改変）．

ト型ニューロン（タコ型細胞）から来るが，振動（チョッパー型）ニューロンからも来る（Adams 1997, Vater *et al.* 1997）．タコ型細胞からやって来る巨大シナプスは，しばしば VNLL 中のシナプス後細胞の細胞体の広い部分を覆う．この特徴はシナプス伝達での時間的正確さの基になっていて，同期と周期分析にとって重要である．

11.4 抑制まで含めた周期性モデル

図 11-5 のブロック図は周期性モデルにおいて，抑制がどのように含められるかを示している．CN のトリガーニューロンによって誘導された同期が，広帯域で同調した発振ニューロンと低減ニューロンに伝えられるのを要約している．第 9 章で見たように，下丘の同時性ニューロンは，信号の周期が低減ニューロンと

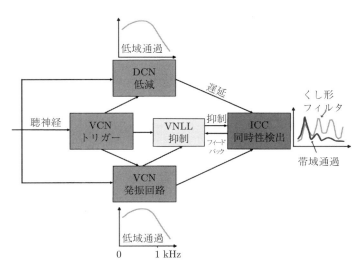

図 11-5 周期性モデル（図 9-5）のブラックボックス版．ただし VNLL の抑制機能を含んでいる．聴神経は CN のトリガー・低減・発振ニューロンを賦活するが，トリガーニューロンは広帯域に同調した発振ニューロンと低減ニューロンを同期させる．同時性ニューロンはくし形フィルタ特性を持っているが，それは VNLL からの抑制性入力によって帯域通過型に転換する（図 11-6 参照）．この抑制はトリガーニューロンまたは発振ニューロンにより開始させられる．また同時性ニューロンのフィードバックによって賦活される．

発振ニューロンの遅延差を補償したときに賦活される．この条件下では，各同時性ニューロンはくし形フィルタとして働き，自分の BMF とその整数倍の周波数に応答する（図 11-5）．くし形フィルタを最終的に帯域通過型に転換する抑制は，VNLL 中のニューロンから与えられる．後者は VCN 中のトリガー型ニューロンまたは発振ニューロンから，巨大シナプスを介して賦活される．このシナプス伝達の時間的正確さが，観察される抑制が信号の振幅包絡の周期に正確に同期する理由である．

各周期で誘発された抑制の継続時間は，BMF の周期より短くなくてはならないが，より短い周期（$2 \times$ BMF, $3 \times$ BMF など，図 11-6）に対する応答を防ぐためには，少なくとも周期の半分の長さでなければならない．たとえば 100 Hz（周期 10 ms）の AM 符号化に関与する抑制性ニューロンは，この周波数周囲で同期し，下丘の対応するニューロンに 5〜10 ms の継続時間の抑制を与えねばならない．

明らかに，くし形フィルタから帯域通過型フィルタへの転換には，抑制の適切な時間調節が必要である．VNLL ニューロンの，2 つの伝達物質 GABA とグリシンの抑制の時定数は異なる．したがって，より速い GABA による抑制と，それよりかなり遅いグリシンによる抑制を適当な割合で合わせることにより，必要な継続時間の抑制を同時性ニューロンにかけることができる（Kraushaar and Backus 2002）．実際に GABA とグリシンの量，それらのバランスは，VNLL の長さ軸に従って異なることが見いだされた（Riquelme et al. 2001）．

発振回路の応答を利用する抑制の可能性も現れる．発振ニューロンにより開始される抑制は遅れて来て，振動の継続時間全体分伸びる．そのような長い抑制時間はおそらく長い周期（低ピッチ）の処理に使われる．この仮説は，発振ニューロン（星状細胞）は大部分が VNLL の背側へ投射している（Schofield and Cant 1997）ことに整合する．なぜなら，ピリオドトピー図によると（図 11-7），この部分は長い周期の処理に関連する場所だからである．

音の開始後短い間は抑制はないか，あってもごく弱いようだが，その後時間とともに漸増する．この効果の説明としては，中脳で最初の予備的な応答が起こされて初めて抑制が起こされるということが考えられる．結局のところ，信号に対する最初の応答が抑えられたとしたら，それは非生産的，あるいはときには望ましくないとさえいえる．そうではなく，最初の信号応答がより中枢の処理へ伝達さ

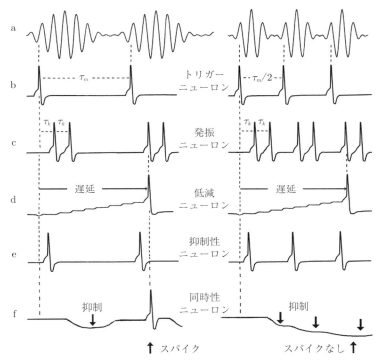

図 11-6 (a) 搬送波周波数は同じで変調周波数がオクターブの関係にある 2 つの信号 ($f_m = 1/\tau_m, 2f_m = 1/(\tau_m/2)$). (b) トリガーニューロンの応答. 広い周期範囲の変調信号に応答する. (c) 各信号周期とトリガーニューロンの各スパイクにより生じる短い内部振動. 周期は一定 (τ_k) で, この例では 2 個のスパイクしかない. (d) 低減ニューロンの応答. 応答の遅延は（一定の）搬送波にのみ依存し, 変調周期には依存しないので, 一定である. (e) 抑制性ニューロンの出力. (f) 発振ニューロンと低減ニューロンの遅延の差は, この例では信号の 1 (左) または 2 (右) 周期で補償されている. VNLL から信号の周期ごとに発せられる抑制信号は, 長い周期 τ_m のときには短すぎて効果はないので, 同時性ニューロンにスパイクが発生する. 周期が短いとき ($\tau_m/2$) には抑制は加算され, 応答を阻止する (スパイクなし).

れた後に初めて, フィードバック投射（図 11-5 参照）によって適切なニューロンの抑制が開始すると仮定するほうが, ずっと理屈に合っている. 下丘から VNLL へそのようなフィードバックをしていると思われる解剖学的な投射の存在が, アレチネズミのトレーサー研究で見つかっている (Meuer *et al.* 2003).

これまでのところ, 同時性ニューロンに対する抑制を, くし形フィルタを帯域

11.4 抑制まで含めた周期性モデル

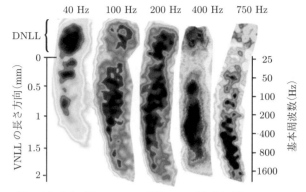

図 11-7 5匹のアレチネズミの VNLL 切片の 2-デオキシグルコースラベリング結果を画像処理したもの．広帯域の調和音信号（4次以上の高調波で約 5 kHz まで含むもの，40 dB SPL）で音響刺激した後のもの．基本周波数が 40 から 750 Hz まで増加するに従って，代謝ラベル（暗い部分）は背側から腹側へと移っていく．基本周波数の目盛り（右側）は図 11-8 で示すデータの統計分析結果に基づいたものである．ラベルの帯状の構造は VNLL のラセン構造の表出である．

通過型に転換させる手段と解釈した．実際にはこの抑制機構は（同時性ニューロンの）BMF の高調波のみを抑制するのでなく，振幅包絡の高い周波数（短い周期）を全部抑制する．つまり，抑制により低域通過型フィルタが得られ，それは周期処理の同調や選択性を支える．

より一般的な言い方をすると，抑制は「カクテルパーティー効果」（カクテルパーティーのように雑音の多い環境でも，人の話を理解できる能力のこと）として知られる効果に明らかに役立っているといえる．信号抽出処理に対する抑制効果が，下丘や，おそらく聴覚のもっと中枢の領域からの能動的なフィードバックによって制御されているのだから，それは聴覚の選択性や注意に役立っている可能性がある．まとめると，適時の同期した抑制制御は，必要なピッチに注意を向けること，つまりある周期を持つ信号に注意することに役立っていると思われる．

11.5　聴覚の二重ラセン

外側毛帯は繊維の束で，脳幹からの聴覚系の軸索の束を含んでいる．それらの軸索は下丘やまた外側毛帯の核に投射している．アレチネズミの外側毛帯の腹側

核（VNLL）は全体に円筒形で，長さ約 2.15 mm，直径約 0.4 mm で，ちょうどキャラウェイシードのような大きさである．VNLL のラセン構造を最初に提案したのはウィラードとマーティン（Willard and Martin 1983）であったが，その機能的な役割の可能性については気づいていなかった．彼らはオポッサムの VNLL の神経樹状突起が「非常に緻密に絡んだパターンを作り，毛帯の繊維の列に沿ってラセン状に巻いている」と記述した．

他の聴覚系の構造と比較すると，この核中のニューロンの応答の性質や機能についてはあまりよく知られていないが，周期性の分析にとって重要な役割を持つ可能性は十分ある．たとえばコウモリにおいては，これらのニューロンの大部分は，純音パルス刺激後の不応期が大変短い．これは特にエコー定位など時間的処理における特別な役割に適しており，またこれは他の種でも裏づけられている（コウモリについては Suga and Schlegel 1973, Metzner and Radtke-Schuller 1987, ウサギについては Batra 2006）．

調べられたすべての動物において，VNLL の神経細胞は高い時間分解能を持ち，信号の振幅または周波数変調に対して強く応答する（Vater *et al.* 1997, Wu 1999）．しばしば変調の各周期に対してオンセット応答をして，800 Hz またはそれ以上にまで同期することもある．対照的に，わずかな例外を除けば，VNLL のニューロンの周期同調は CN のニューロンと同程度に広帯域である（図 7-7, 7-9 参照）．しかし CN でも VNLL でも，時間的処理の本質的な特徴である同期は明確で，しばしば聴神経におけるそれよりも強い．

要約すると，中脳における周期性の情報は抑制によって制御され，鋭くなっているようである．そして VNLL がその制御中枢として最も確からしい．そこで我々は，アレチネズミの VNLL に 2-デオキシグルコース法（図 6-14b 参照）を用いて，この核もまた周期の空間的表現を持つか調べた．ニューロンの同調特性が比較的広いため，グルコースによるラベリングも対応して広いものとなった．それにもかかわらず，調和音に対する応答には周期性の写像が見え，低ピッチ（周期性）はこの核の背側に，高ピッチは腹側に現れた（図 11-7）．調和音を使った 21 回の実験結果から，VNLL の長さ軸におけるラベリングの最大点が基本周波数に対してプロットされた．図 11-8 が示すように，データ点の分布は対数的な周期性（ピッチ）写像に対応している．これに直線を当てはめることができ，平均

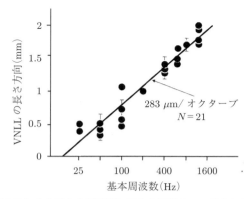

図 11-8 21匹のアレチネズミの調和音に対する反応の，2-デオキシグルコース法によるラベル密度最大点の，VNLL 軸方向の位置．広帯域の調和音の基本周波数に対してプロットした．0点は DNLL と VNLL 間のラベル密度最小点である（図 11-7 参照）．直線は，約 2 mm の VNLL 軸上への，6 オクターブにわたる周期写像の予測を示す．

して VNLL の長さ 283 μm がオクターブのピッチの処理に使われていることがわかる．

最後に，図 11-7 のラベリングを注意深く眺めると，折れ曲がりや波状の帯が VNLL の複雑な空間的な構造を示唆しているのが見えるだろう．そこで，この核の中の空間的構造を調べるため，2-デオキシグルコースのラベルを三次元データ可視化のためのソフトウェアプラットフォーム（Amira, Zuse Institue Berlin, Germany, Langner et al. 2003）を用いて，三次元に再建した．たとえば図 11-9 は VNLL の側面図であり，8個の高調波を持ち，基本周波数が 50〜800 Hz である調和音をアレチネズミに聞かせた後のものである．現れる三次元構造をディスプレー上で回転させると，VNLL のラセン構造が明瞭になる．二次元の側面図からもある程度ではあるが，この構造を見ることができる（図 11-9a）．

この三次元分析結果は，以前のラットのトレーサーを用いた研究結果を思い起こさせる．それもまた VNLL のラセン構造を明らかにしたものだった（Merchan and Berbel 1996）．これらの実験では，VNLL の構造を調べるため下丘にピンポイント的にトレーサー物質を注入した．コンピュータによる三次元再建画像は同心状に構築された空間像を示し，6.5 回転のラセンの空間像と一致するものだった（図 11-10）．最後に，この結論はアレチネズミでも確認された．下丘へトレー

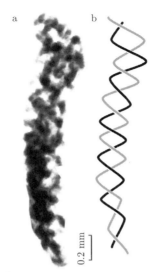

図 11-9 （a）アレチネズミの VNLL の 2-デオキシグルコースラベルを画像処理し三次元再構成したものの側面図．動物は 8 個の高調波を持つ調和音で（40 dB SPL），基本周波数を 50〜800 Hz の間を掃引して刺激された．（b）対応するモデル構造．アレチネズミの VNLL は（約）6 回転のラセンが 2 個ある二重ラセンであることを示唆している．黒い線と灰色の線は，VNLL の中程のラベル密度が最大の方向を大体たどっていて，二重ラセンの 2 つの部品に対応する．

サー注入した結果から，VNLL から下丘へ投射する細胞の同心状の空間配置[1] もラセン状の構造も確認された（Benson and Cant 2008）．

しかし，ラセン構造に 2 つ重要な面があることは，我々のアレチネズミの 2-デオキシグルコース研究で初めて明らかになった．これらの研究で，ラセンは二重に違いなく，またピッチの処理に使われているに違いないことがわかった．前者の結論は三次元再構成から，後者は VNLL の構造がオペルトとドロビッシュのピッチラセン（図 11-1）と似ているからである．実際の解剖学的構造が理論的な構造と似ているからといって，ピッチ処理において対応する機能を持つといえるのか疑問に思われるかもしれない．しかし我々が観察したピッチ写像，すなわち 6〜7 回転あるラセンの各々が 1 オクターブを受け持っていること，また下丘の中

[1.] （訳注）図 11-12 参照．

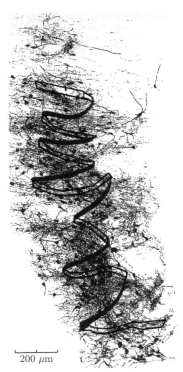

図 11-10　ネコのトレーサー研究による VNLL の側面（Merchan and Berbel 1996）．線はラセン構造を描いたもので，ラセン構造は三次元再構成を空間で回転させると，コンピュータディスプレー上に明らかに見えてくる．

のくし形フィルタに対する抑制の役割などから，それがまさしくその機能的役割だと結論せざるを得ない．

　まとめると，VNLL は神経の二重ラセン構造をしていて，ピッチと和声の符号化において重要な役割をしていると結論する．この結論は図 11-9b のようなラベルづけされた構造の精巧な評価によって，もっともらしいものとなっている．黒と灰色の線は，三次元再建像の密度最大のところで重なり合い，二重ラセンの2つの部品の構成物である可能性を示している．二重ラセン（図 11-1b）との類似から，2個のラセンの近接するニューロンで処理するピッチ間には，5度の音程があると推測される．

　それでもまだ，アレチネズミが6オクターブ以上処理することの行動学的意味

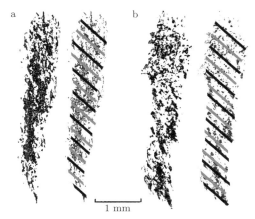

図 11-11 (a) ニッスル染色した人間の脳の VNLL からの 30 枚の連続断面を三次元再建したものの側面図．染色のより濃い帯が規則的でほぼ等間隔に並び，それらしい傾きを持つところから，人間の VNLL もアレチネズミの VNLL のように，二重ラセン構造を持つと示唆される（右側に仮定するように）．(b) 異なる人間の脳からの例で，似た結果を示すもの (R. Galuske, MPI for Brain Research, Frankfurt から得た資料に基づく)．

について，疑問が残るかもしれない．しかし明らかなことだが，ピッチすなわち周期性は音楽にのみ関連するのでなく，動物（人間も）間の情報伝達にとっても重要な要素である．そうならば，音楽の起源は実は音響による種内および種間の情報伝達なのではないか．

この結論が人間とどう関わるかを問題にし，人間の脳内で関与する神経構造・機構を調べることとした．後者のため，ニッスル染色した人間の脳幹の連続断面を用いた (Langner *et al.* 2006)．図 11-11 は 2 人の被験者の脳の VNLL の側面図で，それぞれ 30 枚の連続断面から三次元空間に再建された．アレチネズミの 2-デオキシグルコース実験の結果（図 11-9a）と比較すると確かにより弱いが，全体的な形と構造的詳細の類似性は興味深い．主な相違点は人間の VNLL のほうが大きいことのようである（人間のものは 4 mm で，アレチネズミの約 2 倍の長さ）．図 11-11 に示されるように，密度のラベルを詳細に分析して得た黒と灰色の線は，人間の VNLL も二重ラセン構造であることを示唆している．7 回転より少し多く巻いているようで，したがって 7 オクターブ半にわたっているが，それはピアノのピッチ範囲と同じである．

11.6 神経のピッチラセン

図 11-12 の空間配置モデルは，我々のアレチネズミ研究の結果から得られたもので，聴覚ラセンの本質的な点を表現している．図 11-12a は VNLL におけるピッチの配置モデルで，ラセンの 1 回転が 1 オクターブに対応することを強調している．ニューロンはおそらく鋭い同調特性を持たないが，下丘のニューロンに時間的に正確で良く同期した抑制をかけることにより，それらが高次の高調波に応答するのを防ぎ，良い同調特性を持つのに寄与している．

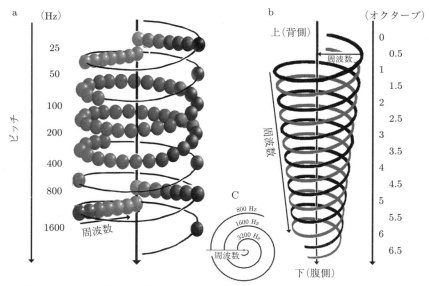

図 11-12 さまざまな実験から VNLL はラセン状の構造を持ち，その 1 回転がピッチの 1 オクターブに相当することが示唆されている．(**a**)(**b**) は VNLL を非常に簡単化したもので，空間的に異なる面を強調している．(**a**) は VNLL を単ラセンで示し，表示するニューロンの数は少数で，その選択は（わかりやすくするため）ある程度任意である．周期（ピッチ）は各回転ごとに書いてある．同じピッチが異なる周波数領域でも得られるから，VNLL は外から内への周波数軸も持っている（上で複数個のニューロンが直線的に並んだ 4 本の列で示した）．(**b**) この模式図では VNLL は二重ラセンで示されている．VNLL は上部で太く下部で細くなっている観察を取り入れている．これは，おそらく低ピッチは全周波数領域で生じ，高ピッチは高周波数領域に限られることが原因だろう．灰色の線と黒色の線の間のピッチ間隔は 5 度 (3:2) である．(**c**) ラセンの 4 番目のオクターブでの水平断面．ラセンのトノトピー構造の大体の様子を示す．

簡単のため，図 11-12a では少数のニューロンしか示されず，全体の構造は 1 本のラセンで表してある．6 オクターブ半を仮定するとピッチ範囲は約 25 Hz から 1,600 Hz となるが，7 オクターブ半も超えて約 4,000 Hz 以上まで伸びる例もある．

空間における単に一次元的な曲線である心理物理的なピッチラセン（図 11-1）とは対照的に，VNLL モデルは真に三次元的構造を持っている．その理由は，周囲の神経ラセンと平行に，より中心にもラセンがあるからである．見やすくするため，より中心のラセンたちの代わりに周囲から中心に向かってニューロンの鎖を描いた（図 11-12a では 50 と 1,600 Hz 付近の 4 箇所に示した）．1 つの鎖の中のすべてのニューロンは同じピッチの処理に当たる．しかし，同じピッチは異なる周波数領域で現れるから，周囲—中心の鎖に並ぶ異なるニューロンは，異なる周波数領域において同じピッチの処理に当たる．この理論的推論は，VNLL はその長さ方向の周期軸だけでなく，その周囲から中心に向けて CF が増加するトノトピー軸も持つに違いないという知見（たとえば Benson and Cant, 2008）に整合している．各スペクトル領域での可能な最高ピッチは周波数とともに増加するから（10.1 節参照），別のトノトピーの勾配もあるはずである．つまり，ピッチがラセンの長さ軸に沿って増加するとき，各レベルにおける可能な最高 CF も増加するはずである．これらの理論的予想は過去の実験結果から支持されてきた（たとえば，Merchan and Berbel 1996, Malmierca et al. 1998）．

もう 1 つの簡単な模式図は，VNLL の「二重」ラセン構造を示す（図 11-11b）．上の解釈と整合して，黒い線と灰色の線で扱われるピッチは 5 度（3:2）離れている．この図は，VNLL は上部が太く下部が細いようだという観察結果も取り入れている（図 11-7, 11-9, 11-11）．これは，低ピッチは広い周波数領域で発生する可能性があるが，高ピッチは高い周波数領域に制限されるということから説明できるだろう（上記参照）．したがってラセン上部では 7〜8 オクターブ（0.1〜18 kHz またはアレチネズミでは 30 kHz）の処理が必要なのに対し，下部では 1, 2 オクターブを覆えればよい（アレチネズミでは 3 オクターブ）．

11.7　協和性

自然には調和音や調和関係がいたるところ存在するということは，確かにピタ

ゴラスの基本的な考えと整合する．つまり，基本的な法則と簡単な数の比が，物理的宇宙のすべての領域を支配する（第 1 章参照）．特に音の調和は整数の関係にある周波数から発生（Krumhansl 1990）するから，その調和性に対する我々の感覚は，脳がまさにそれらの周波数の比に感受性を持つことを証明しているように思える．

それにもかかわらず，ピタゴラスが信じたように，調和音の認識にとって同じ数学的法則が不可欠な条件なのか，やはり疑問に思うだろう．この仮説は，たとえば，協和音程に対する感受性は音楽経験のまだない子どもや音楽訓練を受けていない大人にも見られること（Koelsch et al. 2000, Trainor et al. 2002）などにより支持される．その一方では，ある科学者たちの見解，我々の和声に対する感覚は数学的法則の結果ではなく，生物学的進化，文化的背景，個人的経験のどれかかそれらの要因の組み合わせによるのだという考えを，読者も共有するかもしれない．生まれる数箇月前から，母親の調和音から成る声を聞くことによって，調和音に対する感覚が獲得されるのかもしれない，とさえ提案されている（Terhardt 1991）．実際，現代の音楽理論の多くは，音楽鑑賞能力はその大きな部分が文化的背景によるということを前提としている（McDermott and Hauser 2005）．たとえばシェーンベルクは，十分経験を積めば無調音楽も調性音楽と同じくらいわかりやすくなる，と確信していた．明らかに，ほとんどの音楽愛好家は依然として調性音楽をより好んでいるから，これは正しくなかったことがわかる[2]．これから判断すれば，和音の受容能力が，主に個人の経験や生物学的な適応に基づくものだとは考えにくい．我々の和声的感覚は，コミュニケーションや雑音中の信号の検出など，より一般的な目的のために進化した聴覚処理の副産物である可能性が高い，ということが本書の主要な結論なのである（Pinker 1999 も参照）．

神経による周期性の分析の見地から，和音に対する古くからの問題に対して可能な解が見えてくる．それは，聴覚系は周期的信号のピッチを相関分析で決定していることである．これは，聴覚知覚の基礎となる神経機構は実際数学的原理を利用していることを意味する．

音楽学者たちは，和声には垂直的な面と水平的な面があることを区別してい

---

[2] (訳注) これに対しては，その原因も含め，いろいろな意見があると思われる．

る．この用語は楽譜の記法から明白なものであり，「垂直」とは音たちが同時に現れ，「水平」とは音たちが順に現れることである．同時の音は不協和か協和であり，カール・シュトゥムフによって記述されたように，1つの音に「融合する」（'Verschmelzung', fusion, Stumpf 1890）ように感じる傾向がある．動物さえ，聴覚系のすべての段階において，音程に対して規則的な反応を示すから，協和には生理学的な基礎があることは明らかである（Fishman et al. 2001, McKinney et al. 2001, Tramo et al. 2001）．神経回路による相関分析によればこれらの時間的パターンの規則性を決定できるから，音の協和性を適切に測定もできる（Ebeling 2008）．同時に提示された音の「融合」や協和や不協和は，ニューロンによる周期性の符号化の結果である．これは，人間の下丘からの位相ロックした活動の測定から裏づけられる．その結果は，協和関係に対して符号化の偏向があり，ニューロンの同期と協和判定の行動学的実験結果の間に強い相関があった（Bidelman and Krishnan 2009）．

　和音の協和性の判断に影響を及ぼすかもしれない要素がもう1つある．2音の周波数スペクトルによっては，周期分析は2つの基音の周期を決めるだけでなく（たとえば200と300 Hz），それらの差の周波数，つまり共通の分数次調波を決めることもある（この場合は100 Hz）[3]．これはラモー（Rameau 1722）が「基本低音」と呼んだものである．

11.8　和　音

　同時の音の協和性は，和音の1つの面にすぎない．ヘルムホルツは「協和が音楽理論の本質的な基本だと考えること」は誤りだと言った（Helmholtz 1954, p.vii, 本章冒頭のエピグラフも参照）．時間的符号化と相関分析は，和音の垂直面に関して協和や融合を説明できるが（Ebeling 2008），「和音の水平的な側面」つまり連続する音の調和関係についても説明できる．

　すでに見たように，時間的処理の機構は中脳のニューロンを駆動して，くし型フィルタ（図11-2）として動作させる．短い時間の間（音の開始時より100 ms後

---

[3]．（訳注）200/2 =300/3=100．

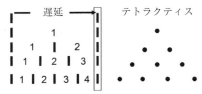

図 11-13 相関回路（たとえば図 9-3, 9-5）における同時性は，ニューロンの遅延が 1 個または複数の信号周期によって補償されることが必要である．対応する図式（左）は，ピタゴラスのテトラクティスに似ている（右，図 1-4 も参照）．ピタゴラスによって協和と認められた音程比（$1:2, 2:3, 3:4$）は最初の 4 つの自然数しか含まない．実際に観察される同時性ニューロンや対応する和音の心理物理学的面を説明するには，同時性の図式は 4 を超えて拡張しなければならない．

まで）に，同時性ニューロンは自分の BMF に対してだけでなく，その整数倍の周波数に対しても応答する[4]．この調和性の効果は相関回路の数学的性質である．同時性ニューロンを賦活するには，調和関係を持つ周期信号の 1 周期あるいは複数の周期分で，入力の遅延差を補償しなければならない（図 11-13）．こうしてできる同時性の可能性の図式は，ピタゴラスの自然と音楽における調和の象徴，テトラクティスと同じものとなる．

神経による相関計算から水平和音を引き出す図式を別の方向に拡張する必要がある．その理由は，くし形フィルタの存在は，あるピッチに対する応答は対応する基本周波数（f）に同調しているニューロンからだけでなく，その分数調波（$f/2, f/3, \ldots$）に同調するニューロンからも来ることを示しているからである．高調波は長三和音の構成成分であるのに対し，分数調波の系列は短三和音を作るということは興味深いし，音楽認知にとって重要である．たとえば C2 の最初の 5 つの高調波は C2, C3, G3, C4, E4 であり，これは長三和音であり，C4 の最初の 5 つの分数調波は C4, C3, F2, C2, A♭1 で，これは短三和音を作る．これは，短音階というものがそもそもどこから来たのかという昔からの問題を解決してくれるかもしれない．

ニューロンの応答から発生する高調波や分数調波を合わせた図式を図 11-14 に示す．基礎にあるニューロンによる周期性分析のモデルとともに，これは相対ピッ

[4.]（訳注）それが作業記憶に保たれて次の音との協和性を認識する，というのが著者の考える水平和音のくし形フィルタによる認識の機序である．

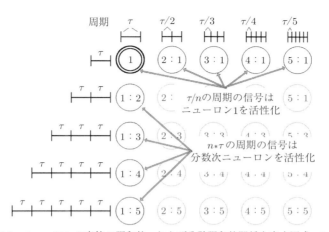

図 11-14 ニューロンの応答の調和的,および分数調和的関係を表す図式.1 行目の「水平方向の」円はくし形フィルタニューロンを賦活するために必要な音を示す.それらの周期($\tau, \tau/2, \ldots$)は周期 τ の音のオクターブと長三和音の 3 つの音(3:1, 4:1, 5:1)に対応する.縦の第 1 列は,周期 τ の整数倍に同調しているために,周期 τ 音にも(過渡的に)応答する(分数調和的)ニューロンがあることを示している.これらのニューロンで表現される周波数は,オクターブ下の音(1:2)と,短三和音を作る 3 つの音(1:3, 1:4, 1:5)である.たとえば τ が C 音の周期ならば,水平方向,垂直方向に表現される和音は C major と F minor である.(灰色の円も含めた)より完全なマトリクスは他の調和関係も含んでいる.この図式が提案する深い意味は,なんらかの音が我々の聴覚系に提示されるごとに,我々の作業記憶は賦活されたニューロンのアンサンブルによって作られる調和パターンを蓄えることができるということである.次の音が和声的に関係があると知覚されるのは,それがニューロン 1 か他のニューロンを再び賦活するときである.

チの知覚現象に対する説明を与える.絶対音感(絶対的ピッチ)に関して第 9 章で与えられた説明(Box 9.2)によると,この場合ピッチの決められ方は違っていて,低減ニューロンのパルス間隔と内部振動の比較であった.この非凡な能力を持つ人たちは,ピッチを直接定量的に決めることにより,くし形フィルタから出てきて高調波や分数調波を含む,相対ピッチという「障害物」を避けることができる.しかし同時に絶対音階モードでは,相対的モードで見つけられる調和関係が隠されたままになっているかもしれない.したがって,絶対音感の保持者は和音内の音関係を判断するのに,しばしば単に(長期)記憶に依存すると報告している.

それに対し,我々の多くは相対的ピッチ感覚を持っており,賦活されたニューロンの賦活パターンが短時間蓄えられる作業記憶に頼らねばならない.相対的モー

ドでは，ある音の周波数が1つ前の音と整数比の関係にあるとき，前の音との調和関係が確立する．この場合のみ，前の音ですでに賦活された「分数調波の同時性ニューロン」が再び（ある程度の強さで）賦活される．さらに，音列の新しい音が次々と新しい基準点になる．あるいは，作業記憶が音列全体に対して共通の基準を保持しているかもしれない．明らかに我々は，相対的ピッチ処理と作業記憶によって認知される，調和関係のパターンの秩序や動的な変化を楽しむのである．

楽器によって作られる音が倍音構造を持つのは，注意深く工作されていることの結果ではなくて，管や弦の中の進行波の遅延が，高調波の周期によって補償されているからである（境界条件によって，遅延または周期の整数倍が同じ結果を生む）．同様に，ピタゴラスの精神に従って，水平和音の整数関係が，神経による相関分析の不可避な数学的結果として現れる．我々の同時性ニューロンは，もしそのような関係が音響環境の中で観測されるものでないとしても，なんらかの調和的関係にある音たちを好むのである．言い換えると，我々のピッチ関係に対する調和感覚は，数学的な理由からであって，少なくとも一義的には，我々を取り巻く環境の物理的条件に対する順応によるものではない．その結果として我々の脳，少なくとも聴覚系は，ほとんど楽器のように反応するので，物理的環境と同じく数学法則に従うのである．

おそらく哲学者エマヌエル・カント（Immanuel Kant）と同一線上で，調和性の判断は「先見的」（$a\ priori$）と呼んで，人間が協和の音程を好むのは音楽認知の普遍的な特徴だと結論してよいであろう（Fritz $et\ al.$ 2009）．しかしながら，それに加えて後天的な判断もあることを忘れてはならない．それはおそらく，個人の感覚経験からの発達的な順応や，音楽認知に大きな影響を与える文化的背景から現れるのだろう．確かに，音同士の関係に対してどの程度調和感覚を用いるかもまた，個人的，文化的経験の影響を受ける．

我々のほとんどは色彩に対して鋭い感覚を持っているが，画家によっては白黒で描くのを好む人もいる．同様に，音の関係に対する数学的基礎を持った強固な感覚があるにもかかわらず，現代音楽の作曲家は調性の和声を回避するのを選んでいるようだ．さらに，我々の感覚および文化的経験が，調性音楽か無調音楽か，アイルランド音楽か中国の五音音階のメロディーか，あるいはインド音楽の微妙な和声を好むのかを決めるのである．

第12章

振動する脳

「とまさに，お菓子のかけらのまじった一口の紅茶が口蓋に触れた瞬間，私の中で尋常でないことが起こっていることに気がつき，私は思わず身震いした．ほかのものから隔絶した，えもいわれぬ快感が，原因のわからぬままに私のうちに行き渡ったのである．」

(マルセル・プルースト『失われた時を求めて』高遠弘美訳，光文社)

12.1　「お婆さん細胞」と「カクテルパーティー問題」

1971年にゲッティンゲンにあるマックスプランク生物物理化学研究所，神経生物学部門長のオットー・クロイツフェルトは，彼のグループの中の若い2人の物理学者であったクリストフ・フォン・デア・マルスブルク (Christoph von der Malsburg, 図12-1c) と私を，パリのソルボンヌ大学へ送り出した．その目的は国際脳研究機構が計画した神経生理学コースに加わることであった．パリの雰囲気や，カルティエ・ラタンのカフェでのさまざまな国からの多くの若い神経科学者たちとの脳機能に関する活発な議論は，その後何年もの我々の研究に間違いなく活力を与えてくれた．ゲッティンゲンに戻ると，クリストフと私は神経による特徴検出の時間的側面を研究した．私はホロホロチョウの中脳における振幅変調の符号化を

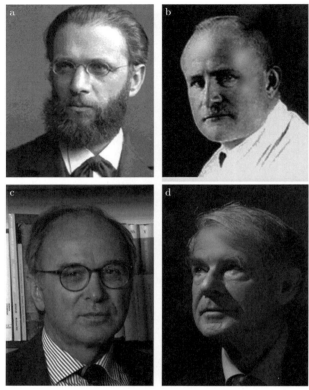

図 12-1 （a）カール・シュトゥムフ（1848〜1936）．当時最高の科学者の 1 人とみなされていた．彼は 20 世紀の初頭にかけて，哲学や心理学の諸分野で，また音楽学でも同様に影響力を持っていた．ハレ（ザクセン）の聖堂のオルガンに向かいながら，心理現象である 'Verschmelzung'（融合）を研究した．（b）臨床医かつ科学者のハンス・ベルガー（1873〜1941）．イェーナの精神医院の院長だった．彼は脳波を発見し，EEG（electro-encephalogram）の最初の記録と図示法を開発した．（c）臨床医かつ神経科学者であるクリストフ・フォン・デア・マルスブルク．彼はゲッティンゲンのマックスプランク研究所のオットー・クロイツフェルトの部門で，1972 年に研究活動を開始した．1983 年に神経の結合（binding）問題に対する答えとして，同期による符号化を提案し，新しい研究の時代の幕を開けた．（d）神経科学者ヴォルフ・ジンガー．ミュンヘン大学のオットー・クロイツフェルトの率いる部門で 1968 年に活動を開始し，EEG の同期の問題に取り組んだ．フランクフルトのマックスプランク脳研究所の所長として，神経の振動の同期が，視覚と，皮質に分布している他の信号とを結び付けるのに十分だ，ということを示した．

研究し，クリストフは視覚野の神経回路の研究や「カクテルパーティー問題」の解決に取り組んでいた．つまり彼は，カクテルパーティーのような騒がしい環境で（第6章参照），どのようにして脳が1つの声をより分けているのかという疑問に答えようとしていた．しかし彼の論文 'A neural cocktail-party processor' において，音響における特徴分析は，もっと一般的な結合問題（'binding problem'）のための適切な1例として使われているだけだった（von der Malsburg and Schneider 1986）．

　聴覚に限らず，すべての感覚系は時空間的に分配された特徴，つまり視覚においては，大きさ，位置，方向，色，聴覚においては音量，位置，ピッチ，音色などの特徴をまとめあげる必要があるのは明らかである．通常我々の脳は，多種の感覚の特徴に関連した神経の表現や処理の流れを，それらが首尾一貫していれば，構成してまとめなければならない．それにもかかわらず，我々はそれを1つのまとまった経験として受け取れる．この目的のために脳は，どの神経活動が実際に同じ対象に属すのか，どれが別の対象に属するのかを決定しなければならない．要するに，1つのパターンまたはゲシュタルトのすべての特徴は，脳の特化した特徴検出細胞で集められ表現された後，高度に特化したニューロンの入力で結合されねばならないということである．後者が活動すると，ある人やものとか，特定の事象の信号が発信される．

　この考えはもともと「お婆さん細胞」という，自分のお婆さんの声とか顔など，特定の複雑な信号に対してのみ反応する，仮説的なニューロンに対する名前とともに紹介された（Lettvin *et al.* 1959, Bullock 1961, Gross 2002）．すぐさま多くの疑問が湧き起こった．たとえば，我々が学習して認識できるようになった人の数に対して十分な細胞はあるのか．次々に起こる新しい対象に対して新しい細胞の数は十分なのか．電話のように声以外の視覚情報が全くなくてもお婆さんを認めることができるではないか．これらは多くの疑問のほんの数例である（より詳細は von der Malsburg 1999 参照）．実際，高度に特化したニューロンで顔の認識にのみ関わっていたものが発見された（Rolls *et al.* 2006）が，これらとて「お婆さん細胞」から理論的に推定されたものほど選択性は強くなかった．しかし，そのような細胞では解決にならないならば，関連する特徴を結合する別の処理を考えねばならない．

クリストフがとった戦略は，周期理論（第9章）と同様，ニューロンの振動と同期に基づくものだった．非常に強く同期して，同じ周波数で，定常的な位相関係で発火しているニューロンたちは，同じ集団とか回路に属するニューロンである可能性が非常に高い．それらの入力に対する振る舞いは，それらが可塑的な変化を生ずる可能性のあるシナプスを通じて，直接または間接的に特定の方法で結合していることによる．これらのシナプスが過去に繰り返された刺激により可塑的な変化を生じ，それによりその刺激の記憶痕跡（表現）としての神経回路が確立したのである．もし脳がどのニューロンが同期した振動に参加したか評価できれば，結合問題は解決されて「お婆さん」は認識されるのである．

12.2 結合と振動

12.2.1 歴史に関して

フォン・デア・マルスブルクがカクテルパーティー処理について理論を立てるより約100年前の19世紀後半，神経の振動の仮説はT.H. ハクスレー（Huxley 1880）とH. モーズレイ（H. Maudsley 1884）によって独立に提案されていた．彼らはヨークシャーの哲学者で心理学者でもあったデイヴィッド・ハートレー（David Hartley, 1705〜1757）の，「我々の知覚はなんらかの神経振動に基づくはずだ．なぜならば対応する刺激が来た後しばらく続くから」という考えを拡張したのだった．ハートレーの考えはニュートンのプリンキピア（1723）に述べられた予測に賛同したものであり，後者はケプラーやピタゴラスの世界の調和の考えに影響されたものであった（wikipedia.org/wiki/David_Hartley, 第1章も参照）．

ハクスレーとモーズレイが彼らの本を書いたのと同じ時期，高名な哲学者で心理学者のカール・シュトゥムフ（Carl Stumpf, 1848〜1936, 図12-1a）はザクセンのハレの大聖堂のオルガンを使って，彼自身が「融合」（Verschmelzung, Stumpf 1890, Ebeling 2008）と呼んだ心理現象を研究していた．基本的にこの言葉は，異なるが関連ある基礎的な知覚を，脳が融合つまり結合させる様を表している．いくつかの単純な音が集まって調和音や和音を作るような場合には，融合はよく知られ，ほとんど自明な現象である．特に1オクターブ離れた音の場合などは，そ

れらは融合する傾向が強く，分けて聞くことが困難か不可能なことさえある．それほどでもないが，これは他の調和的音程，たとえば5度とか3度についてもいえることである．融合現象が示すことは，脳中の振動しているニューロンの結合は，特定の周波数に限って起こることではなく，調和関係にある周波数も含めるだろうということである（Glassman 1999）．さらに，シュトゥムフが気がついたように，この効果は聴覚とか1つの感覚のみに制限されず，我々がメロディーやお婆さんのような複雑な対象（ゲシュタルト）を認知し，それらを記憶や情動と結び付けやすくしている．

20世紀初頭まで，実際脳に振動が存在することを誰も知らなかったし，ましてやそれを測ることが可能だとは思わなかった．1924年，ハレから約80 km離れたイェーナにおいて，神経学者ハンス・ベルガー（Hans Berger, 1873～1941, 図12-1b）が人間の頭皮から電気的な「リズム」を，最初に計測した．彼の脳波計測技術は糸のガルバノメータを用いた簡単なものであったが，被験者が覚醒しているか寝ているか区別することができた．うつ病に苦しんだ彼は1941年の夏に自殺し，彼の画期的な発見は何度も候補に挙げられながら，ノーベル賞を受賞することはなかった．

現在ではEEGは標準的な臨床技術であり，運動野，感覚野，連合野や制御に関わる領野などから計測されている（Başar et al. 2001, Brosch et al. 2002）．脳の多くの認知的または行動学的側面が脳の振動に密接に関連していることは，現在ではよく知られている（Schroeder and Lakatos 2009）．遅い振動が睡眠中に記憶を固定する役目を担うのに対し（Born and Wagner 2004），速いガンマ振動は注意，短時間記憶，意識覚醒などに関与する（Born et al. 2006）．

異なる生理学的および行動学的な意味に従って，脳波の周波数範囲2～250 Hzはデルタ，シータ，アルファ，ベータ，ガンマ帯に分かれている．神経科学において，これらの帯域の正確な境界についての一般的な同意はないので，図12-2ではオクターブの副分割を提案し（Glassman 1999も参照），それをピッチラセン（図11-1参照）にならって7回転のラセンに写像してある．

人間では脳の振動は通常頭皮上の電極を用いて計測される．測定された電位は数千，いやおそらく数百万のニューロンの電気活動の干渉の結果であろう．それにもかかわらず，結果としては数マイクロボルトの雑音の多い信号が出てくるだ

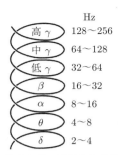

図 12-2 約 2〜250 Hz の約 7 オクターブにわたる脳の振動をラセンに写像したもの．低い周波数から高い周波数まで，各オクターブは大体主要な生理学的機能に関連づけられる．デルタ (δ) は深睡眠，シータ (θ) は入眠または瞑想，アルファ (α) は開眼・覚醒，ベータ (β) は注意と動き，ガンマ (γ) は積極的な考察や集中である．

けで，脳機構については粗い推測しかできない．脳表面においた電極で測定したほうがより良い結果が得られるが，医学上および倫理的理由から，この方法の適用は必然的に特定の患者に限られる．対照的に，脳表面および深部電極を使った動物実験からは，より良い記録が得られ，より高度な問題に答えることができる．

このような実験技術を手に，オットー・クロイツフェルトのもう 1 人の弟子であるヴォルフ・ジンガー (Wolf Singer, 図 12-1d) は，1968 年ミュンヘン大学で研究者として出発した．フランクフルトのマックスプランク脳研究所の所長になって間もなく，ジンガーと彼のグループはニューロンの応答の同期の研究を開始した．この研究の結果は，初めは視覚皮質に集中したものだったが，神経生理学界を驚かせた．皮質ニューロンからの記録からジンガーら神経生理学者たち (Eckhorn et al. 1988, Gray et al. 1990, Singer 1999, 2001, 2007) は，神経振動の同期，特にいわゆるガンマ帯域 (>30 Hz) での同期は，視覚のさまざまな側面や他の感覚信号を結合するのに十分だ，ということを示せたのである (Gray 1999)．たとえば，皮質の離れた場所にあるニューロンが，それぞれの受容野[1]の中の動く棒に反応するとき，その代わりに大きな 1 つの棒を動かして共通の刺激とすると，それらのニューロンは同期することを示した．この同期はネットワークとしての性質で，同期したニューロンは何 mm も離れていたり，ときには脳の逆側にあることさえあった (Eckhorn et al. 1988, Engel and Singer 2001)．さらに，覚醒し

---

[1].(訳注) 視覚刺激がその場所にあって動けばニューロンが反応するような視野中の場所のこと．

た行動中の動物の実験から（Fries *et al.* 2001, Fries 2009），ガンマ帯域における同期は，意識的な知覚にとって前提条件でさえあるようだ．観察からの結論を述べると，刺激の特定の特徴に反応するニューロンたちは，動物がこの特徴に対してなんらかの行動的な反応を示したときに同期した．

12.2.2　結合とニューロンによる相関分析

　聴覚系における融合のための処理の機序と似たような機序が，視覚像の結合やすべての感覚あるいは非感覚的な事象の融合に必要だと思われる．もしかしたら過渡的事象や特に周期的事象を検出できるトリガーニューロンや，相関計算を行うために正確な時間を刻む信号を作るような，振動や積分，遅延などの機構までが見つかるかもしれない．

　このような処理のための部品の存在を示すには，徹底した電気生理学的研究が不可欠で，また適切なモデルなしには，それらの機能的な相互作用を見つけることはできないかもしれない．その一方では，解剖学の原則「形は機能に従う」を心に留めておけば，良い解剖学的な資料の中に，機能を示してくれるような形として構造を見つけることができるかもしれない．聴覚系においては，外側毛帯の腹側核（VNLL）はまさにそのような例である．そのラセン状の外観は，数オクターブにわたる音響周波数のための制御装置としての機能的役割と，調和的関係にある信号成分の結合への関与を示している．結論をいうと，もし振動の処理が聴覚系と脳のほかの領域で似ているのならば，非聴覚領域においてもラセン構造を見つけられるかもしれないと思われる．

　聴覚系における抑制制御は，大体が「自動的な」ボトムアップ処理で，周期的入力信号の振幅によって駆動されるのがほとんどのようであるが，トップダウンの機構もあり，それにより注意を向けたり，その自動的な過程を調節できる．おそらく，それが聴覚皮質の奥深くの層から，内側膝状体，中脳やさらに下部の聴覚系の核へ，ニューロンの強力な遠心性の投射がある主な目的であろう（Suga *et al.* 2000）．VNLLの調和音処理機構は，解剖学的にラセン形で下丘への抑制制御（とそれからのフィードバック）を行うことにより，全体の中で鍵を握るもう1つの部位となっていることは確かなようである．周期の処理において，振動の抑制制御の存在の考えは，視覚野のコンピュータシミュレーション結果とも整合する．

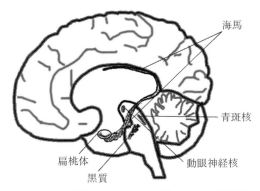

図 12-3 人間の脳のある矢状面．ラセン状の VNLL とある程度似た形を見せる神経構造の場所を示す．それらは大脳基底核（黒質），網様体（青斑核），辺縁系（海馬と扁桃体）である．

後者は，同期した抑制によりニューロンの振動は強化され，それにより視覚的な注意も強化されることを示した（Tiesinga *et al.* 2004, Singer 2013）．

　DNA の二重ラセンや多くのタンパク質が最もよく知られた例であるが，ラセン構造は種々の多くの生物学的システムに見られる．それから考えると，今のところ記述された脳内の神経のラセンは VNLL だけだ，というのは不思議かもしれない．もっとも，多くの脳の構造の一枚一枚の染色断面はかなりそれらしく見え，その最も驚くべき例は辺縁系や大脳基底核や網様体からのものである（図 12-4〜12-8）．図 12-3 は人間の脳でのそれらの大体の位置を示す．しかしながら，これは VNLL についてもいえることだが，三次元再建も含む徹底的な解剖学的研究によってのみ，これらの構造がどの程度までラセン状の構造をしているのかいうことができ，そのようなラセンらしい構造の役割の可能性を明らかにするには，注意深い生理学的研究が必要である．

12.3 　脳内のラセン状構造

12.3.1 　「青い」ラセン

　青斑核（LC: locus coeruleus）は「青い点」の意味で，脳幹の網様体中の紡錘のような構造である．人間の LC は長さ約 12 mm で幅 1〜2 mm しかないが，約

12,000のニューロンがあり，それらは抑制性の神経伝達物質であるノルアドレナリンを多く含むことが特徴である．LCニューロンは幅広く枝分かれた軸索により，脳の主要な領域，つまり前頭，視床核，海馬，小脳，脊髄のすべてに投射している．

　LCは多くの生理学的過程に関与し，非常に多くの行動に重要な役割を持つ．その抑制性シナプスによって，重要な信号を増幅し，標的中枢において信号対雑音比を強化する．睡眠段階の制御におけるLCの役割はよく知られていて，その場合ニューロンの発火は1秒間に1, 2回ということもある．対照的に覚醒や注意を向けるときには，ニューロンの振動的な活動の周波数は数オクターブも上昇し得る．したがって，ネコのLCを電気刺激すると，ガンマ帯域の振動活動を促通し，視覚野の神経の振動の同期を強める（Munk *et al.* 1996）．実際，機嫌，覚醒，注意，性行動などの制御は，LCの適正な機能に依存している．

　図12-4aはニッスル染色された人間の脳幹のLCの1切断面を示す．この像や三次元再建されたものの切断面において，各点はラベルづけされた1個の細胞を表している（いくつかの点の融合は画像処理が原因である）．多少大きいが，LCはラセンのVNLLに驚くほど似ている（図11-9, 11-11参照）．それは全体的な紡錘型のことだけでなく，解剖学者が「カラム」と呼ぶ並んだニューロンの帯状の構造についてもいえる．この図をぼかして表示すると（図12-4b），類似性はずっと明らかになる（特にコンピュータ画面上で回転させると）．したがって，ここではLCを5回転以上の二重ラセンと解釈することにする（図12-4c, f）．

　LCとVNLLが似ていることは，その機能も似ているのではないかと思わせる．その5回以上の回転は，EEGの波のデルタから中ガンマにかけて，あるいはシータから高ガンマにかけての波動の制御に関与しているのかもしれない（図12-2参照）．するとそれを適当に賦活すれば，特定の振動周波数を強め，他の競合する周波数を抑制することになる．それによりLCは実際に，課題に必要な行動を選択的に促通する注意切り替えフィルタとして働くのかもしれない（Aston-Jones and Cohen, 2005）．その結果として，特定の振動周波数または（調和的に）関連する周波数の組み合わせで表現された知覚，認知，情動的対象に，我々は注意を集中することができるのではないだろうか．下で考察するように，そのような注意課題は，おそらく脳のいろいろな部位のさまざまな脳波の同期を必要とする（Singer 2013, 図12-9参照）．小さなLCは，脳の主要な部位のほとんどに対して広がっ

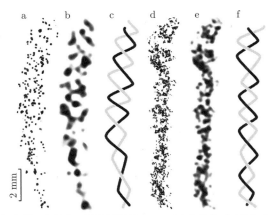

図 12-4 （**a**）人間の青斑点の冠状切断面のニッスル染色像（フランクフルトのマックスプランク脳研究所の R. Galuske の提供）．各黒点は個々のニューロンである．通常「カラムまたは柱状構造」と呼ばれる並んだニューロンの帯が見える．（**b**）同じ切断面だが画像を非常にぼかしたもの．（**c**）コンピュータモニタ上で回転させるとより明瞭だが，三次元再建図のラセン状構造を「画家」が解釈したもの．（**d**）同じ構造の連続した平行な切断面から構成した三次元再建の側面像．（**e**）同じものをぼかしたもの．（**f**）青斑点は 5 回転以上の二重ラセンと解釈できるように見える．

た抑制制御を行うので，その目的のために，解剖学的にも機能的にも最適のように思える．

12.3.2 眼球運動のためのラセン

我々は 3 組の小さな筋肉を使って，眼球を常に高速で回転させている．その理由は，網膜で唯一の本当に空間分解能の高い部分である中心窩は小さくて，視野のわずか数度の大きさしかないからである．眼球運動（サッケード）によって，我々は視野をスキャンし，このスポットをさまざまな方向にさまざまな速度で移動させる．それにもかかわらず，我々は通常，周囲は安定して見えるという印象を持っている．1 つの可能性としては，ある点を見るたびに振動のトリガーがかかるからではないか．この振動が短時間継続することにより，作業記憶の中に視覚像の安定した表現を確立するのである．

統合失調症の患者は，ドーパミンの受容系に欠陥があるため，振動の制御をするのが困難である（Grace 1991, Uhlhaas *et al.* 2008）．振動が中断されるのが

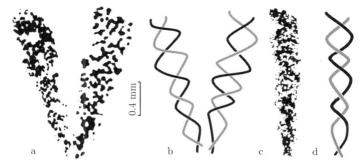

図 12-5 (a) 人間の左右の動眼神経核のニッスル染色．(b) 解釈図によるラセンの表現．これらは VNLL のラセン構造と類似している．(c) 別の脳の左動眼神経核．(d) その解釈図．資料はフランクフルトのマックスプランク脳研究所の R. Galuske の提供．

早すぎるので，患者の報告によると視覚系においては環境の像が小片に切り刻まれてしまう（Whittington and Traub 2003）．他方では，視覚系に限らず，この欠陥は制御不能な継続的な振動を起こす原因になり得るので，たとえば幻視とか人の声が聞こえるなどの症状が生ずるのではないかと考えられる．

像をスキャンしている眼球と脳の像の処理過程が，どのように協調し同期するのか，現在ではごくわずかしかわかっていない．いくつかの脳の領域が関与して眼球の運動を制御し，それをさまざまな感覚系からのトリガー信号と協調させている．たとえば，上丘（下丘に隣接する）には空間的に配置されたニューロンがあり，それらは眼球のサッケードの方向と速度を制御している．その主要な入力は眼球からくるが，下丘からの聴覚性のトリガーなど，他の感覚のトリガーもある．皮質の意思決定中枢のトップダウン制御が，適切なサッケードを選んだり随意的眼球運動を開始させるのかもしれない．運動の方向は，25〜90 Hz の範囲の周波数で，皮質の対応する振動と同期する振動によって決定する（Pesaran 2002）．

図 12-5a は人間の脳の左右の動眼神経核の，ニッスル染色した切断面である．さらに図 12-5b はその解釈の絵で，円錐状の形と約 3 回転の二重ラセンを思わせる．図 12-5c は別の人間の脳の左の動眼神経核で，図 12-5d は対応する解釈図である．どちらの場合も動眼神経核の構造は VNLL と似ている．そこで機能にも類似性を仮定すると，約 3 オクターブの振動周波数の制御ができるので，これは 25〜100 Hz（上記参照）の 2 オクターブを含めることができる．

12.3.3　情動のラセン

　香りは情動と記憶にことに強い効果を与える．我々はみな一度はそういう経験をしたことがある．マルセル・プルーストの小説『失われた時を求めて』の冒頭の1シーンは，嗅覚系から扁桃体が入力を受ける様子を表している例である．紅茶をすすったり，ケーキやマドレーヌをひとかけら口にしただけで子どもの頃の強い記憶が蘇り，素晴らしい幸福感が押し寄せてきたのである．音楽心理学では，そのような驚くべき情動的な経験は，「音楽による寒気」などと呼ばれる．このような感覚は，ある曲が快いが，もしかしたら潜在的な記憶を呼び起こすようなときに感じるのかもしれない．

　辺縁系は脳全体を通っていて，このような強烈な情動を処理するのに重要である．しばしば1つの構造として扱われるが，海馬と扁桃体（ギリシャ語の「アーモンド」の意味）を含み，後者はいくつかの副核から成る．扁桃核群は脳のあらゆる主要部位と内部結線され，重要な感覚情報をみな受けている．したがってその主要な役割は，情動の生成と制御と，情動学習を行うことと思われる（LeDoux 1992, Aggleton 1993）．それはまた不安の生成にも関わっているが，それは適切な防御や逃避行動を生成するための，正常な機能の必要な部分である．しかし，それが機能不全を起こすと，記憶障害，情動欠如，うつ病などが現れることがある（Reinhold et al. 2006）．

　図12-6は，ラット（a〜c）とマウス（d〜f）の扁桃体の，腹外側核を通る切断面のニッスル染色像である．中にある構造はぼかした画像（b, e）のほうがよく見える．解釈図（c, f）とVNLLとの明らかな類似性は，扁桃核もラセン状の下部構造を持つことを示唆している．これらの図はこの構造は二重ラセンの構造をしていて，少なくともラットとマウスでは約6回転していることを示唆している．

　扁桃体の中のラセンが意味することは，脳波の周波数やその調和関係は情動に関連し，また影響を与えるということである．実際脳波の周波数は，落ち着きから興奮までの活性度または覚醒度に関連することが知られている．たとえば，アルファ波は意識は明晰だが落ち着いているときによく出るし，ベータ波はより活発な状態に関連することが知られている．一方，非常に低い周波数は悲しみや落ち込み，高い周波数は喜びやまた怒りに伴うものである．

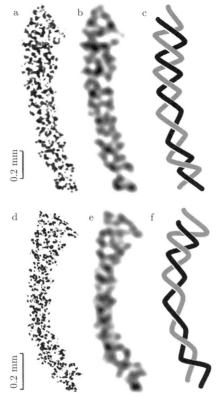

図 12-6 (**a**) ラットと (**d**) マウスの扁桃体のニッスル染色した部分構造の切断面．ここでも像の各黒点は個々のニューロンに対応する（画像処理によってより大きな点や縞になったりする）．(**b**)(**e**) はぼかした像で，全体的にラセン構造をしているように見える．(**c**)(**f**) の解釈図は 5 ないし 6 回転の二重ラセン構造を示唆している（脳の断面は http://brainmaps.org より）．

12.3.4 クモの巣状の記憶のラセン

　辺縁系のもう 1 つの重要で魅力的な構造は海馬（HC）である．脳の中央に位置するこの構造は，エピソード記憶の貯蔵や記憶情報の想起に決定的に重要な役割を持つ．新たにやってくる情報は HC を賦活し，HC は活性依存のシナプスの可塑的変化を助長する．シナプスは回路網，つまりニューロンの集合体において記憶記録の役割を持つ（Hebb 1961）．記憶のためのこれらの回路網は，もともとの

入力を提供した感覚皮質まで含む皮質全体に分布している．

　もし海馬が損傷を受けたり破壊されても，まだ短期間記憶はなくならないが，どんなことであれ数分以上覚えておくことはできなくなる．重要であるか否かにかかわらず，すべては完全に永久に忘れられてしまう．ところが古い記憶は残っているので，HC が記憶の最終的な貯蔵場所ではあり得ない．

　海馬の本質的な部分はラテン語で *cornu ammonis*（CA），つまりアンモンの角（つの）と呼ばれ，CA1 から CA4 の 4 つの部分から成る．CA3 が中心的な役割をしていると見られ，やってくるすべての記憶情報を受け，皮質や他の重要な脳部位に CA1 の神経を通じて送っている．たとえば迷路を進む学習をしたネズミでは，CA3 のガンマ振動が，CA1 における振動と強く同期していることが見いだされた．CA3 のこの制御機能は，HC に依存する記憶の想起のための生理学的機序だと提案された（Montgomery and Buzsáki 2007）．

　アレチネズミのニッスル染色した海馬の像を図 12-7a に，切片の系列の三次元再建を図 12-7b に示す．これらの切片のうち 4 枚が図 12-7c-1 に示されている．それぞれに対応するぼかした図（図 12-7c-2）は，全体的な形を把握しやすい．この分析の結果を解釈図として図 12-7c-3 に示す．これらの解釈図は CA3 が二重ラセン構造を持つことを提案している．しかし図 12-7b からは，CA3 が「単なる」二重ラセンでないことは明らかである．そうではなく，もし解釈が正しければ，海馬は多くの平行した二重ラセンから成る回路網を含んでいるようだ．

　HC の中心部分がラセン構造を持つらしいことは，脳波の周波数が記憶回路の賦活や，対応する記憶内容の保存や想起にとって重要だという見解を支える．ある回路網の一部が記憶内容の特定の側面を表現しているとき，それが適正な周波数で賦活されたならば，回路全体がこの周波数に同期する傾向を示すだろう．この共鳴現象はちょっとした感覚的なヒントが複雑な「記憶」を呼び覚ますことがあること，たとえばプルーストの場合，紅茶に浸したマドレーヌのひとかけらの味が，彼の子ども時代のさまざまな記憶を呼び起こしたことを説明できるかもしれない．

　CA3 は記憶に関連した振動の選択と増幅に寄与しているらしいという仮定に整合して，デルタからガンマまでの周波数（0.5〜100 Hz）を生成することが見いだされた．さらにその振動は CA1 へ伝搬することが示されたが（Fisahn *et al.*

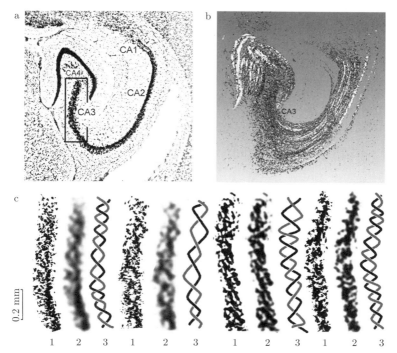

図 12-7 (a) ニッスル染色したアレチネズミの海馬の一断面図. いわゆる「海馬本体」とか「アンモンの角 (つの)」と呼ばれる場所には, ラセン構造が隠れているように見える. 特に CA3 と呼ばれる部分がそうである. 各点が 1 個のニューロンである. (b) 同じ構造のニッスル染色した断面の系列からの三次元再建. アンモンの角の巻いたり曲がったりしている様子がわかる. (c) CA3 の異なる場所の 4 つのニッスル染色断面. ぼかし像と解釈図は少なくとも 5 回転の二重ラセン構造を示唆している (脳の断面は http://en.wikipedia.org/wiki/Hippocampus より).

1998, Fellous and Sejnowski 2000), そこでは聴覚中脳のニューロンと同じように, ニューロンはそのタイプによって異なる周波数を選択し, 帯域通過フィルタのように振る舞う (Pike *et al.* 2000). そのうえ, 記憶の強化や学習は睡眠中に記憶関連の振動を再生することによって改善するということを示す, 反論困難な証拠が蓄積してきた. たとえば, 寝ている鳥の脳の歌の回路の神経は, 習いたての歌のリズムを繰り返していることがわかった (Margoliash 2005). 人間の EEG 記録でも, 海馬依存の記憶は特に睡眠中の低周波波動から多くを得ていることが

わかった（Born *et al.* 2006）．

その一方では，歌う鳥や，迷路で迷わないことを学習したネズミにおいて，再生した記憶をうまく組み立てる作業には，高い周波数の振動が介在するようである（Jones and Wilson 2005）．対応する 200 Hz の「鋭いリップル」（高周波振動）の周波数と位相は，海馬の厳格な制御の下にあることが示された（Buzsáki 2006, Edelman 2010）．

12.3.5 「黒い」ラセン

もう 1 つ脳の重要な組織でラセン構造を持つらしいのが，黒質である．名前からわかるように，ニッスル染色すると脳の断面に黒く現れる．中脳にあるこの複雑な構造は，緻密部（pars compacta, SNc）と網様部（pars reticulata, SNr）の 2 つの構造に分かれていて，線条体と淡蒼球とともに大脳基底核の一部を成す．これらの核の入力は皮質の運動野や線条体に発していて，後者は感覚，連合，記憶に関連する活動にも関与している．これらの部位のニューロンは軸索をさまざまな構造たとえば視床，辺縁系，脳毛様体などに投射している．

最も重要な投射は，主としてドーパミンを抑制性の神経伝達物質として使う，SNc から線条体へのものである．この投射の主な役割は，皮質から線条体へ来る運動指令の制御だと思われる．これは，大脳基底核の役割は特定の運動プログラムを選び，他の競合するものを抑制することである，というモデル（Mink 2003）の考えと整合する．より一般的に，大脳基底核は前脳において入力を出力と結合する注意の機序を支えていると提案された（Brown and Marsden 1998, Singer 2013）．

ニッスル染色の切断面において，黒質の両構造とも，ときどき一部ラセン状に見える．これは SNc のほうがよりわかりやすい．人間の脳の染色された断面のそのような例を図 12-8a に示す．当然ながらこの断面は全体のごく一部であるが，同じ構造からの 12 枚の切片を用いた三次元再建の側面図は，ラセン構造が隠れていることを示唆している（図 12-8b,c）．

最後に三次元構造の解釈図（図 12-8d）においては，SNc は約 3 回転半の二重ラセンに近い．

黒質におけるラセンの存在は，それによる運動機能の制御が脳の振動の制御を通じて行われることを示唆している．したがって，この構造の機能不全は振動振

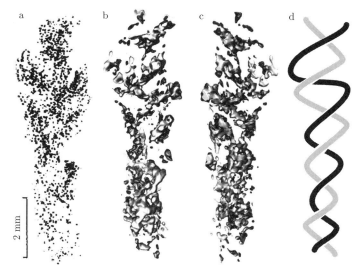

図 12-8 (**a**) 黒質緻密部中の細胞の分布を示すニッスル染色した人間の脳の一断面（フランクフルトのマックスプランク脳研究所の R. Galuske の提供）．ニューロンの帯の配置は，約 3 回転の三次元二重ラセン構造を思わせる．(**b**) 同じ資料からの 12 枚の切断面の三次元再建の側面図．(**c**) 同じ再建を約 120°回転したもの．(**d**) 三次元再建のイラストレータによる解釈図．約 3 回転半の二重ラセン構造を提案している．

幅の減衰か増大という結果になり，それが運動活動にも同じ影響を与えることは明らかである．

　黒質の機能不全によって起こるよく知られた症状がパーキンソン病である．黒質の神経を失うことが，パーキンソン患者の筋肉の硬直や運動不全の原因となっている．極端な場合には，1999 年の映画『レナードの朝』で感動的に示されたように，ほぼ完全に動けなくなる．この映画は有名な神経科医オリバー・サックスの思い出に基づくもので，彼がドーパミンの先駆物質である L-ドーパを患者に処方して成功した話である．その結果として彼らは覚醒して ── 残念ながらほんの一時的ではあるが ── ほぼ正常な生活をし社会的な交流も可能となった．この映画はまた，特定のリズム刺激，たとえば音楽とか階段の周期性などが，患者によってはユニークな効果を与えることを印象深く示した．おそらく脳の振動を強めたり開始させたりしたのだろう．

　逆の極端として，神経の過度の活性による大脳基底核の機能不全は，我々の解

釈によれば，制御不能または過度の脳の振動を起こし，制御不能な運動活動に陥るだろう．これがハンティントンの舞踏病，トゥレット症候群（代表的なものに口がひきつったり，言葉を叫ぶ）や，強迫性障害（常に手を洗うなどの症状）を引き起こす．たとえば，そのような患者は洗面器を見れば，引き起こされた脳の振動を制御することも止めることもできず，それが手を洗うという衝動に走らせるのだろう．

12.4　心は脳の「音楽」である

12.4.1　聴覚系以外での周期分析

図 12-4〜12-8 に示したデータから，ラセンのような解剖学的構造は聴覚系（VNLL）のみでなく，いくつかの非聴覚系の脳のシステムに存在することが示唆される．これは単に脳の解剖学的，発達的な特異性で，それ以上の機能的意義はないのかもしれないが，それらの機能もどこか VNLL の機能に似ているという可能性がより高いように思われる．この仮説から導かれる結論の可能性を検討したい．最も関連ある結論とは，聴覚における周期の分析と音響で引き起こされた振動の調和的制御と似た，脳の波動の相関計算の機構の存在であろう．以下の節では，そのほかに 2〜3 の話題も簡単に述べる．それらは周期分析が聴覚以外でも実際に役割を持つ可能性を示し，György Buzsáki の「脳のリズムは心のリズムである」という考え（Buzsáki 2006）を支持する．

12.4.2　遅延の仕組みと同時性ニューロン

第 9 章で示したモデルからわかるように，周期分析にはまず明確に決まる遅延（遅延の差）が時間の基準として必要である．モデルによれば，聴覚の周期分析のための遅延は，大体が背側蝸牛核（DCN）での処理の結果である．比較的小さな DCN はしばしば聴覚系の小脳と呼ばれるが，その理由は，その神経の配置と結線が，脳におけるこの大きい処理中枢（小脳）のそれと驚くほど似ているからである（図 7-11 参照）．小脳は時間的処理装置あるいは「生体時計」として機能していると信じられていて（Braitenberg 1983），遅延のみならずニューロン振動と

同時性検出で特徴づけられている．遅延線は数十億個のいわゆる顆粒細胞で作られており，それらの長い軸索は平行してプルキンエ細胞の大きくて平らな樹状突起の間を通っている．これらの細胞はおそらくは大体が運動活動の制御の目的で，しかしそれだけのためというわけではないが，スパイクの同時性検出を行っている．さらに，小脳には7～200 Hzの範囲にわたる振動があることも見いだされた．その結果として，プルキンエ細胞はそれらの標的ニューロンである深層部の小脳核のニューロンに，周期的な抑制をかけるので，それらも同じ周波数の範囲で振動する傾向にある（Llinás and Mühlethaler 1988, Loewenstein et al. 2005）．異なる周波数はさまざまな機能のために重要である．高い周波数の振動は速く正確な運動を支持するようだし，低い周波数は小脳と感覚運動皮質との相互作用にとって重要で，学習，覚醒，注意を支えている（d'Angelo et al. 2009）．

似たような広い周波数範囲の，時間的処理に関与していると思われるもう1つの構造は，大脳基底核の一部である淡蒼球である（12.3.5項参照，Buzsáki 2006）．淡蒼球の解剖学的構造は驚くほど小脳の構造に似ていて，その主細胞さえ小脳のプルキンエ細胞に似て，極端に平らな樹状突起を持つ．

振動の時間的処理には，決定装置として正確な同時性検出が必要である．したがって，小脳のプルキンエ細胞は，聴覚系以外の同時性検出器の例として決して珍しいわけではない．実際には，どんなニューロンもその入力の同時性には鋭敏なのだが，問題はその同時性の窓の幅がどの程度狭いか広いか，またその出力の時間特性がどの程度正確かということである．たとえば，皮質のニューロンにはさまざまの特別な機能的特徴があり，そのため非常に鋭敏な同時性検出器になっている（Singer 2007）．したがって，それらは高い周波数で振動しているときは，入力の時間を正確に測っていることになるが，低い周波数の振動に関与するニューロンもあり，それらはより長い時間間隔を積分することができるのである．

12.4.3　振動周波数のトップダウン制御

我々は注意により，たとえばある音，絵，考え，情動を代表し得る神経の振動に集中したり，選択したりすることができる（Başar et al. 2000）．明らかに，行動的に重要な振動を選択・強化し，他の不要な振動を抑えるような，神経による制御中枢が必要である．この目的のために，対応する脳の構造は，1つの振動に

同期してそれにより特定の細胞集団に属しているニューロンを認識し，まとめることができなければならない．

　この目的のため，脳が同期のパラメータを利用する様子を想像するのは困難である．実際，結合（binding）の理論は同期を結合の印としたが，脳がどのように同期を計算できるのかという問題に詳しく答えていないとして，結合の理論は不完全で支持できないという反論があった（Shadlen and Movshon 1999）．たとえばある周波数の振動に参加しているニューロンでも，同期の強さや位相が大きく違うこともある．したがって，任意の時点において，同期していてそれによりある賦活された集団に属すニューロンたちを，脳がどのようにまとめるのかは，未解決で決定的に重要な問題である．

　結合の理論のこの重大になり得る欠点の解決策として考えられるのは，振動周波数を利用することである．その利点は，もし1つの振動に寄与するニューロンたちが弱く同期しているだけでも，適切な相関計算機構は，それらの周波数を決定することはできる．これにより聴覚系でのように，脳は適切な抑制ニューロンを使って，同期し，かつうまく時間調節された抑制により，この振動を強化し，他の周波数を減衰させることができる（図11-6参照）．それに対応して，抑制は他の系たとえば海馬や皮質においても，振動の同期や周波数にとって重要な決定要因だということがわかってきた（Bartos *et al.* 2007, Singer 2013）．

　同期でなく周波数をニューロンの集合体を見極めるのに使うことは，放送系の機能にたとえられるかもしれない（Glassman 1999）．放送局は，どこに受信者がいるか知る必要はなく，それでもその周波数に同調している人たちが放送内容を受け取ることができることを確信できる．制御中枢，たとえばLCは数kmにわたる軸索の配線により，特定の振動の重要さについての放送を，おそらくは皮質全体に流すことができる．

　周波数を本質的な制御パラメータとして使用するのには，もう1つ利点がある．もしある神経回路網がある振動周波数で特徴づけられるならば，その回路網のごく一部を賦活すれば，全体を賦活するのに十分であることである．ある意味で，記憶想起はそのような一種の共鳴効果と考えることができる．正しい場所の皮質を正しい周波数で刺激すれば，他の場所にあるニューロンも共鳴することにより，最終的に関連するニューロンすべてが賦活される．最後に皮質のいくつもの部分

が集まって，記憶の内容の全体を表すのであろう．おそらくこれが，マルセル・プルーストがケーキと紅茶をすすったとき，自分の子ども時代の情動的な感情を引き起こしたもので，また，ぐらぐらする敷石の道がベニスの昔の思い出を心にもたらしたのであろう．

注意してほしいのは，提案された振動周波数の選択の仕組みは，理論神経科学ではよく知られた「勝者独り占め」(winner-takes-all) の原理とは，相当に異なることである．この原理の考え方は，ある神経信号が支配するのは，単に同時に起こっている信号よりも強いという理由からだけで，それにより神経活動の進み方が（大体は抑制的な相互作用により）決まるのである．対照的に，「周波数による選択」のモードでは，脳の上位の中枢は特定の周波数を優遇することによって，トップダウンの干渉で，どの振動が支配するべきかを決めるのである．これに相当するガンマ振動に対するトップダウンの影響が，視覚記憶課題の最中に観察された (Tallon-Baudry et al. 1998)．

12.4.4　線条体に周期性の写像？

聴覚中脳におけるピリオドトピー構造は，音響信号に含まれる情報の表現に本質的に重要だと思われる．すでに見たように，我々が音響信号のピッチやそれらの調和関係を認知できるのは，神経の応答が空間的に分布するためだろう．この情報が中脳のニューロンの投射を経由して VNLL へフィードバックされることが，たとえばカクテルパーティーで必要とされるような，周期フィルタの鋭さ，つまり選択性に寄与している．

私の知る限り，脳の中に EEG の振動の処理に必要でありそうなピリオドトピー写像があるかどうか，という疑問を掲げた人はいない．この考えは，周期に同調したニューロンが空間的に配置された構造が脳内にあれば，それを使って対応するラセン構造中のニューロンを目的に応じて賦活させ，後者のニューロンが時間的に良く調節され同期した抑制により，脳の特定の振動を強めたり弱めたりできる，というものである．実を言うと，線条体には周期情報に関するなんらかの空間的な表現が存在するという観測がある．この組織は大脳基底核の一番大きな核で，皮質のすべての領域，視床，海馬から入力を受けている．その観測とは，ラットの線条体内の埋め込み多電極で記録されたガンマおよびシータ振動の，詳細な解析から得られ

たものである．50 Hz 付近のガンマ周波数は腹内側部で強く，7 Hz 付近のシータ周波数は明らかに背内側部で支配的であることが見いだされた (Berke et al. 2004)．

もし実際に線条体が周期の写像を持っているならば，そのニューロンは下丘のニューロンと同じように，同時性検出器として働くことが想像できる．実際，線条体の主要な役割は，皮質からの入力の時間的な一致を検出することのようだ．入力は異なる振動周波数の間の位相遅れによって特徴づけられる．この遅延はときには数秒または数分にまでもなることがあり，行動の正確な時間合わせに重要な役割を持っている可能性がある (Matell and Meck 2004)．

もしこの処理を聴覚系における周期処理にたとえるならば，皮質が蝸牛核 (CN)，線条体が聴覚中脳，SN_c が VNLL の役割を担うことになろう．下丘のニューロンへ，CN からの遅延した信号と遅延しない信号が同時に入力するのと同じように，位相遅延した皮質の振動が線条体の「とげだらけの」同時性ニューロンに集束する．さらに，聴覚中脳のニューロンが VNLL へ投射するのと同様，線条体のニューロンは SN_c を賦活する．最後に，VNLL による下丘の抑制と同様に，SN_c は線条体に対してドーパミン作動性の抑制性フィードバックをかける．このフィードバックが，皮質と視床からの入力に対して，選択的に重み付けする強化信号となるのは，聴覚中脳に対する CN からの入力に対して，VNLL からの入力が行っていることと同様なことであり，この比較は整合がとれていることになる[2] (Matell and Meck 2004)．

12.4.5　神経空間と和声

音響学では知られているが，空気とか水の摩擦による音のエネルギーの減衰は，高い周波数ほど大きい．これが雷では低い音が強く，クジラが長距離交信に超低周波を用いる理由である．脳波の皮質中での伝搬速度は毎秒数 mm から数 cm である (Nunez and Shrinivasan 2006)．波長 (λ) と周波数 (f) と伝搬速度 (v) の間には $\lambda = v/f$ という関係があるから，ガンマ波の振幅最大点は数 mm 以下ごとに繰り返され，低い周波数のそれは cm の範囲ということになる．

したがって，ガンマ帯域のような高い周波数は互いに近接する皮質の場所同士を同期させるのに適していて，低い周波数（アルファ波以下）は空間的により離

---

[2] (訳注) 図 11-5 とよく比較されたい．

れている場所を同期させることができる．たとえば，視覚皮質における処理にはベータ波やガンマ波が支配的であるのに対し，近傍の皮質での多種感覚（マルチモーダル）の意味処理にはアルファ波が使われ，記憶課題や像を頭に思い描く課題の遂行中の長い距離にわたる相互作用のためには，より低いシータやデルタ周波数が使われる（Stein and Sarnthein 2000, Jensen *et al.* 2002）．それに応じて，記録点の距離が1cm以上になると，ガンマ振動の同期性は減衰していくことが繰り返し報告されている（Eckhorn 1994）．

しかし同期の減衰は，特徴の結合（binding）は位相のそろった神経活動に媒介されるという仮説に関して疑問を呈する．結局のところ，位相の一致は局所的に蓄積した特徴間に限らず，距離の離れた場所間でも必要なはずである．長距離間で必要となる結合は，中枢の中継点，たとえばLCとか黒質などがなければ不可能だろう．これらの中継点はラセン状に見えるので，通過する振動の調和的構造を含んでいる可能性がある（下記参照）．

多分，記憶内容の細部や他の認知された項目は隣接する皮質にある場所で処理され蓄えられるのだろうし，関係がないか薄い項目はもっと離れているのだろう．その結果として，正確な認知や他の活動のため，ガンマ周波数が細部の処理に特に重要なのであろう．逆に，創造的あるいは夢心地の脳の過程のように，処理中の対象との関係がより薄い特徴に対しては，アルファ波の長い波長が合っている．

実際，睡眠中や夢を見ているときには，いわゆるREM睡眠のときにはnon-REM睡眠のときよりもある程度周波数は高くなるが，脳波の周波数は非常に低い．低い周波数の働きで，我々はしばしば奇妙な夢を見て，覚醒時には遠く離れて関係ないと考えられた対象が結び付いたりするのかもしれない．その一方では，思いもしなかった連想，創造性，ときには新発見さえ，夢やくつろいだ状態で現れることが多い．創造性の豊かな精神には，低周波数と高周波数の間を効率的に行き来して，驚くべき連想と，情報の細部の熟達した扱いとを結び付ける力があるのだろう．

12.4.6　お婆さんは，ある周波数構成か

ここまでの議論でその理由は明らかになったと思うが，もともとの「お婆さん細胞」の仮説（上述）は，この数十年で，同期した「お婆さん回路」に置き換え

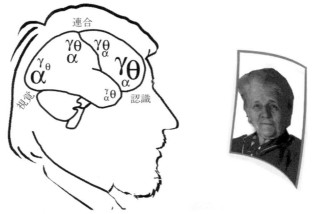

図 12-9 お婆さんの画像を見たときの，被験者たちの脳のさまざまな部分で測定される，振動の選択的分布の画家による説明図．ギリシャ文字の大きさはそれぞれの場所で観測される脳波の振幅に対応している（Başar *et al.* 2004 からヒントを得たもの）．

られたわけである．そこで神経科学者ストライカー（Stryker 1989）は「お婆さんはある振動なのか」という疑問を呈した．

したがって，実際のお婆さんの写真を見たときに起こる脳内振動を調べようと思い付いたのは，まさに閃きだった（Başar *et al.* 2004）．測定された被験者の EEG を見ると，このようにして誘発された振動は脳の多くの場所に分布していただけでなく，振幅，継続時間，遅延が異なるさまざまな周波数帯に分布していた．図 12-9 が示すように，アルファ波は視覚処理の最初の場所である後頭極で支配的で，シータ波は前頭皮質に多く，そこはおそらく認知と顔認識に関連している．そこでストライカーの疑問を「お婆さんは，1 つの周波数構成か」と書き直してもよいだろう．

間違いなく数オクターブに及ぶ異なる脳波成分を，なんらかの方法で協調させねばならない．この側面の本質には，カール・シュトゥムフの古い融合（fusion）の概念のほうが，より新しい結合（binding）の原理より，より近く迫っていると思われる．なぜなら，後者は同じ周波数で振動している回路網に集中するからである．いずれにしても次の結論は不可避である．つまり，異なる脳の部位における異なる周波数の波が，たとえばお婆さんの記憶のような 1 つの認知対象に寄与

するなら，結合や融合どちらにとっても，調和的関係や調和的相互作用は重要であろう．

第11章で見たように，聴覚系において周波数の調和関係は周期性の符号化に大きな影響を与える．ある音が同時性ニューロンに入力され，その周期が他の入力の持つ（相関のための）遅延と一致して，同時性ニューロンが活動するのならば，この音と調和関係にある音ならばこの同時性ニューロンを賦活できるだろう．同様にして，ある周波数の脳波に同期しているニューロンが，どこか下流のニューロンと合流したときにそのニューロンを賦活するには，それらの周波数は1:1である必要はない．他の調和的比率（2:1, 3:1, 3:2，など）でもよい（Singer 2007）．したがって，異なる周波数の組み合わせでも，続く処理中枢の中で，同じまたは似た効果を持つことができる．聴覚処理と同様に，振動の制御と選択にとって調和関係は重要な側面に違いなく，そのためには適切な神経機構が必要であろう．

次のような例を考えればこの制御の効果が理解しやすい．人間は「細かい人」と「大まかな人」がいるとよくいわれる[3]．これは「木」を見るか「森」を見るかということである．我々の振動の理論に照らすと，細かい人は高い周波数，大まかな人は低い周波数の脳波を好んで使っているのかもしれない．どちらの処理モードも長短併せ持つから，うまくコントロールされたやり方で周波数を変えることが一番良いのはもちろんである．さらに，調和的関係のある周波数は，下流において同様な効果を持つのだから，任意の周波数に切り替えるのでなく，調和的関係のある周波数に替えるほうが能率的だろう．そのような調和関係による制御は，我々の心を，ある考えから他の関連ある考えへとか，知覚したものの細部から連想へと行き来させるような，ラセン状の制御中枢があれば可能だろう．考えることは，メロディーをハミングすることとか，楽器を演奏することにたとえられるだろう．あるいはロバート・グラスマン（Robert Glassman 1999）が書いたように，「もし実際に知覚の対象—表現のための脳波の周波数符号というものがあるならば，和音の簡単な数学的関係が，明確な区別と秩序正しい変化を維持するための基礎となるだろう．そこで音楽の基礎的な一面が，作業記憶の本質的な特徴

---

[3] (訳注) 原文では splitters と lumpers とあり，ここの訳語は少しニュアンスが違うが，意味は通じるであろう．

のモデルとなるかもしれない」.

　結論であるが，我々の脳を楽器として，あるいはむしろオーケストラ全体として考えることができるかもしれない．その場合，楽器は皮質全体に分布した神経回路網であり，楽器にはさまざまなものがある．形の大小，音量の大小，ピッチの高低などなど．我々自身はある程度，聴き手にも演奏家にもなり得るし，運が良ければこのオーケストラの指揮者にさえなれるかもしれない．実際の音楽においてよりも，どの楽器がある時間に演奏しているか，それがどこにあるのか，ということは重要である．最後に，第1章で考察したピタゴラスの哲学的推論に確かに沿ったものだが，それを昇華した少しばかり深遠なテーゼとして「我々の心は脳の音楽である」を提案したい．

　本章の要約として最適なのはバシャールらの論文（Başar *et al.* 2001）の序文であろう．以下に示す．

> 神経科学において大きな変化が起きた．脳科学者たちが振動現象と機能的 EEG の重要性を認識したのだ．この新しい展開は，次の 20〜30 年間の神経科学の進歩を方向づけるだけでなく，脳機能に関する生物物理学的な理解のための，基本的な方法論を生み出すだろう．

参考文献

Adams, J. C. 1983. Multipolar cells in the ventral cochlear nucleus project to the dorsal cochlear nucleus and the inferior colliculus. *Neuroscience Letters* 37: 205–208.

Adams, J. C. 1997. Projections from octopus cells of the posteroventral cochlear nucleus to the ventral nucleus of the lateral lemniscus in cat and human. *Auditory Neuroscience* 3: 335–350.

Ade, P. A., Aikin, R. W., Barkats, D., et al. 2014. BICEP2 I: detection of B–mode polarization at degree angular scales. *Physical Review Letters* 112, doi: http://dx.doi.org/10.1103/PhysRevLett.112.241101.

Aertsen, A. M. H. J. and Johannesma, P. I. M. 1980. Spectro–temporal receptive fields in auditory neurons in the grassfrog: I. Characterization of tonal and natural stimuli. *Biological Cybernetics* 38(4): 223–234.

Aggleton, J. P. 1993. The contribution of the amygdala to normal and abnormal emotional states. *Trends in Neuroscience* 16(8): 328–333.

Albert, M. 1994. Verarbeitung komplexer akustischer Signale im Colliculus inferior des Chinchillas: Funktionelle Eigenschaft und topographische Repräsentation. PhD diss., Darmstadt, Technical University Darmstadt.

Aston–Jones, G. and Cohen, J. D. 2005. An integrative theory of locus coeruleus–norepinephrine function: adaptive gain and optimal performance. *Annual Reviews in Neuroscience* 28(1): 403–450.

Bachem, A. 1955. Absolute pitch. *Journal of the Acoustical Society of America* 27: 1180–1185.

Bahmer, A. and Langner, G. 2006a. Oscillating neurons in the cochlear nucleus: I. Experimental basis of a simulation paradigm. *Biological Cybernetics* 95: 371–379.

Bahmer, A. and Langner, G. 2006b. Oscillating neurons in the cochlear nucleus: II. Simulation results. *Biological Cybernetics* 95(4): 381–392.

Bahmer, A. and Langner, G. 2007. Simulation of oscillating neurons in the cochlear nucleus: a possible role for neural nets, onset cells, and synaptic delays. In Kollmeier, B., Klump, G., Langmann, U., et al. (eds), *Hearing: From Sensory Processing to Perception*. Berlin, Heidelberg: Springer: 155–164.

Bahmer, A. and Langner, G. 2009. A simulation of chopper neurons in the cochlear nucleus with wideband input from onset neurons. *Biological Cybernetics* 100(1): 21–33.

Barker, A. D. 2012. *The Oxford Classical Dictionary*. New York: Oxford University Press.

Barnea, A., Granot, R. and Pratt, H. 1994. Absolute pitch: electrophysiological evidence.

International Journal of Psychophysiology 16(1): 29–38.

Bartos, M., Vida, I. and Jonas, P. 2007. Synaptic mechanisms of synchronized gamma oscillations in inhibitory interneuron networks. *Nature Reviews Neuroscience* 8(1): 45–56.

Başar, E., Başar–Eroğlu, C., Karakaş, S. and Schürmann, M. 2000. Brain oscillations in perception and memory. *International Journal of Psychophysiology* 35: 95–124.

Başar, E., Başar–Eroğlu, C., Karakaş, S. and Schürmann, M. 2001. Gamma, alpha, delta, and theta oscillations govern cognitive processes. *International Journal of Psychophysiology* 39: 241–248.

Başar, E., Başar–Eroğlu, C., Karakaş, S., Schürmann, M. and Ozgoron, M. 2004. Supersynergy in brain oscillations and the grandmother percept. *International Journal of Bifurcation and Chaos* 14: 453–491.

Batra, R. 2006. Responses of neurons in the ventral nucleus of the lateral lemniscus to sinusoidally amplitude modulated tones. *Journal of Neurophysiology* 96(5): 2388–2398.

Baumann S., Griffiths, T., Sun, L., et al. 2011. Orthogonal representation of sound dimensions in the primate midbrain. *Nature Neuroscience* 14(4): 423–425.

Bennett, M., Schatz, M., Rockwood, H. and Wiesenfeld, K. 2002. Huygens's clocks. *Proceedings: Mathematical, Physical and Engineering Sciences* 458: 563–579.

Benson, C. G. and Cant, N. B. 2008. The ventral nucleus of the lateral lemniscus of the gerbil (*Meriones unguiculatus*): organization of connections with the cochlear nucleus and the inferior colliculus. *Journal of Comparative Neurology* 510: 673–690.

Berke, J. D., Okatan, M., Skurski, J. and Eichenbaum, H. B. 2004. Oscillatory entrainment of striatal neurons in freely moving rats. *Neuron* 43(6): 883–896.

Bernstein, J. G. and Oxenham, A. J. 2003. Pitch discrimination of diotic and dichotic tone complexes: harmonic resolvability or harmonic number? *Journal of the Acoustical Society of America* 113: 3323–3334.

Bibikov, N. G. 1974. Encoding of the stimulus envelope in peripheral and central regions of the auditory system of the frog. *Acta Acoustica* 31: 310–314.

Bibikov, N. G. and Nizamov, S. V. 1996. Temporal coding of low–frequency amplitude modulation in the torus semicircularis of the grass frog. *Hearing Research* 101(1): 23–44.

Bidelman, G. M. and Krishnan, A. 2009. Neural correlates of consonance, dissonance, and the hierarchy of musical pitch in the human brainstem. *Journal of Neuroscience* 21: 13165–13171.

Biebel, U. W. and Langner, G. 2002. Evidence for interactions across frequency channels in the inferior colliculus of awake chinchilla. *Hearing Research* 169: 151–168.

Birch, T. 1757. *The History of the Royal Society of London for Improving of Natural Knowledge, From Its First Rise: In Which the Most Considerable of Those Papers Communicated to the Society, Which Have Hitherto not Been Published, are Inserted in their Proper Order, as a Supplement to the Philosophical Transactions* (Vol. 3). London: A. Millar.

Bishop, P. O. 1953. Synaptic transmission: an analysis of the electrical activity of the lateral geniculate nucleus in the cat after optic nerve stimulation. *Proceedings of the*

Royal Society B: Biological Sciences 141: 362–392.

Blackburn, C. C. and Sachs, M. B. 1989. Classification of unit types in the anteroventral cochlear nucleus: PST histograms and regularity analysis. *Journal of Neurophysiology* 62: 1303–1329.

Bodnar, D. A. and Bass, A. H. 2001. Coding of concurrent vocal signals by the auditory midbrain: effects of stimulus level and depth of modulation. *Journal of the Acoustical Society of America* 109: 809–825.

Boethius, A. M. S. 1989. *Fundamentals of Music*. Translated by C. M. Bower, New Haven, CT and London: Yale University Press.

Bonke, D., Scheich, H. and Langner, G. 1979. Responsiveness of units in the auditory neostriatum of the guinea fowl (*Numida meleagris*) to species–specific calls and synthetic stimuli. *Journal of Comparative Physiology* 132: 243–255.

Born, J. A. N. and Wagner, U. 2004. Memory consolidation during sleep: role of cortisol feedback. *Annals of the New York Academy of Sciences* 1032: 198–201.

Born, J., Rasch, B. R. and Gais, S. 2006. Sleep to remember. *Neuroscience* 12: 410–424.

Borst, J. G. G., Helmchen, F. and Sakmann, B. 1995. Pre– and postsynaptic whole–cell recordings in the medial nucleus of the trapezoid body of the rat. *Journal of Physiology* 489(3): 825–840.

Borst, M., Palm, G. and Langner, G. 2004. A biologically motivated neural network for phase extraction from complex sounds. *Biological Cybernetics* 90: 98–104.

Bourk, T. R. 1976. Electrical responses of neural units in the antero–ventral cochlear nucleus of the cat. PhD diss., MIT, Cambridge, MA.

Braitenberg, V. 1983. The cerebellum revisited. *Journal of Theoretical Neurobiology* 2: 237–241.

Britt, R. and Starr, A. 1976. Synaptic events and discharge patterns of cochlear nucleus cells: I. Steady–frequency tone bursts. *Journal of Neurophysiology* 39: 162–178.

Brosch, M., Budinger, E. and Scheich, H. 2002. Stimulus–related gamma oscillations in primate auditory cortex. *Journal of Neurophysiology* 87: 2715–2725.

Brown, P. and Marsden, C. D. 1998. What do the basal ganglia do? *The Lancet* 351: 1801–1804.

Brugge, J. F. Blatchley, B. and Kudoh, M. 1993. Encoding of amplitude–modulated tones by neurons of the inferior colliculus of the kitten. *Brain Research* 615: 199–217.

Bullock, T. H. 1961. The problem of recognition in an analyzer made of neurons. In Rosenblith, W. A. (ed.), *Sensory Communication*. Cambridge, MA: Technical Press: 717–724.

Burger, R. M. and Pollak, G. D. 1998. Analysis of the role of inhibition in shaping responses to sinusoidally amplitude–modulated signals in the inferior colliculus. *Journal of Neurophysiology* 80: 1686–1701.

Burns, E. M. and Campbell, S. L. 1994. Frequency and frequency–ratio resolution by possessors of absolute and relative pitch: examples of categorical perception? *Journal of the Acoustical Society of America* 96(5): 2704–2719.

Buzsáki, G. 2006. *Rhythms of the Brain*. New York: Oxford University Press.

Cant, N. B. and Benson, C. G. 2003. Parallel auditory pathways: projection patterns of the different neuronal populations in the dorsal and ventral cochlear nuclei. *Brain Research*

Bulletin 60: 457–474.

Cant, N. B. and Benson, C. G. 2008. Organization of the inferior colliculus of the gerbil (*Meriones unguiculatus*): projections from the cochlear nucleus. *Neuroscience* 154: 206–217.

Caspary, D. M., Rupert, A. L. and Moushegian, G. 1977. Neuronal coding of vowel sounds in the cochlear nuclei. *Experimental Neurology* 54: 414–431.

Caspary, D. M., Palombi, P. S. and Hughes, L. F. 2002. GABAergic inputs shape responses to amplitude modulated stimuli in the inferior colliculus. *Hearing Research* 168: 163–173.

Cetas, J. S., Price, R. O., Velenovsky, D. S., Sinex, D. G. and McMullen, N. T. 2001. Frequency organization and cellular lamination in the medial geniculate body of the rabbit. *Hearing Research* 155: 113–123.

Chistovich, L. A. and Lublinskaya, V. V. 1979. The center of gravity effect in vowel spectra and critical distance between the formants: psychoacoustical study of the perception of vowel–like stimuli. *Hearing Research* 1: 185–195.

Chung, D. Y. and Colavita, F. B. 1976. Periodicity pitch perception and its upper frequency limit in cats. *Perception and Psychophysics* 20: 433–437.

Chung, D. Y. and Geissmann, T. 2000. Gibbon songs and human music from an evolutionary perspective. In Wallin, N. L., Merker, B. and Brown, S. (eds), *The Origins of Music*. Cambridge, MA: MIT Press: 103–123.

Clodoré–Tissot, T. 2009. *Instruments sonorés du Néolithique à l'aube de l'Antiquité*. Cahier XII, Paris: Éditions S. P. F.

Conard, N. J., Malina, M. and Münzel, S. C. 2009. New flutes document the earliest musical tradition in southwestern Germany. *Nature* 460: 737–740.

Condon, C. J., White, K. R. and Feng, A. S. 1996. Neurons with different temporal firing patterns in the inferior colliculus of the little brown bat differentially process sinusoidal amplitude–modulated signals. *Journal of Comparative Physiology A: Sensory, Neural and Behavioral Physiology* 178: 147–157.

Covey, E. and Casseday, J. H. 1999. Timing in the auditory system of the bat. *Annual Review of Physiology* 61(1): 457–476.

Covey, E., Kauer, J. A. and Casseday, J. H. 1996. Whole–cell patch–clamp recording reveals subthreshold sound–evoked postsynaptic currents in the inferior colliculus of awake bats. *Journal of Neuroscience* 16: 3009–3018.

Cynx, J. and Shapiro, M. 1986. Perception of missing fundamental by a species of songbird (*Sturnus vulgaris*). *Journal of Comparative Psychology* 100: 356–360.

d'Angelo, E., Koekkoek, S., Lombardo, P., *et al.* 2009. Timing in the cerebellum: oscillations and resonance in the granular layer. *Journal of Neuroscience* 162: 805–815.

Darwin, C. 2004. *The Descent of Man*. Digireads.com Publishing.

Dau, T., Kollmeier, B. and Kohlrausch, B. 1997. Modeling auditory processing of amplitude modulation: II. Spectral and temporal integration. *Journal of the Acoustical Society of America* 102: 2906–2919.

de Boer, E. 1956. Pitch of inharmonic signals. *Nature* 178: 535–536.

de Cheveigne, A. 2005. Pitch perception models. In Plack, C. J., Fay, R. R., Oxenham,

A. J. and Poppe, A. N. (eds), *Pitch. Neural Coding and Perception.* New York: Springer: 169–233.

Decker, J. 1986. Simulation eines neuronalen Korrelationsmodells für eine akustische Periodenanalyse. Thesis, Darmstadt: Technical University Darmstadt.

Delgutte, B. 1980. Representation of speech–like sounds in the discharge patterns of auditory nerve fibers. *Journal of the Acoustical Society of America* 68: 843–857.

Delgutte, B. and Kiang, N. Y. 1984. Speech coding in the auditory nerve: I. Vowel–like sounds. *Journal of the Acoustical Society of America* 75: 866–878.

Dermott, S. F. 1973. Bode's law and the resonant structure of the solar system. *Nature Physical Science* 244: 18–21.

Deutsch, D., Henthorn, T., Marvin, E. and Xu, H. 2006. Absolute pitch among American and Chinese conservatory students: prevalence differences, and evidence for a speech-related critical period. *Journal of the Acoustical Society of America* 119: 719–722.

Dinse, H. R., Godde, B., Hilger, T., et al. 1997. Optical imaging of cat auditory cortex cochleotopic selectivity evoked by acute electrical stimulation of a multi–channel cochlear implant. *European Journal of Neuroscience* 9: 113–119.

Drobisch, M. W. 1855. *Über musikalische Tonbestimmug und Temperatur.* Abhandlungen der Mathematisch–Physkalischen Classe der Königlich–Sächsischen Gesellschaft der Wissenschaften zu Leipzig (www.uni-leipzig).

Ebeling, M. 2008. Neuronal periodicity detection as a basis for the perception of consonance: a mathematical model of tonal fusion. *Journal of the Acoustical Society of America* 124: 2320–2329.

Eccles, J. C. 1964. *The Physiology of Synapses.* Berlin: Springer.

Eckhorn, R. 1994. Oscillatory and non–oscillatory synchronizations in the visual cortex and their possible roles in the associations of visual features. *Progress in Brain Research* 102: 405–426.

Eckhorn, R., Bauer, R., Jordan, W., et al. 1988. Coherent oscillations: a mechanism of feature linking in the visual cortex? *Biological Cybernetics* 60: 121–130.

Edelman, S. 2010. On look–ahead in language: navigating a multitude of familiar paths. In Bar, M. (ed.), *Prediction in the Brain: Using the Past to Generate the Future.* New York: Oxford University Press: 170–189.

Egorova, M. and Ehret, G. 2008. Tonotopy and inhibition in the midbrain inferior colliculus shape spectral resolution of sounds in neural critical bands. *European Journal of Neuroscience* 28(4): 675–692.

Eguia, M. C., Garcia, G. C. and Romano, S. A. 2010. A biophysical model for modulation frequency encoding in the cochlear nucleus. *Journal of Physiology* 104: 118–127.

Ehret, G. 1997. The auditory cortex. *Journal of Comparative Physiology A* 181: 547–557.

Ehret, G. and Merzenich, M. M. 1985. Auditory midbrain responses parallel spectral integration phenomena. *Science* 227: 1245–1247.

Engel, A. K. and Singer, W. 2001. Temporal binding and the neural correlates of sensory awareness. *Trends in Cognitive Sciences* 5: 16–25.

Epping, W. J. M. and Eggermont, J. J. 1986. Sensitivity of neurons in the auditory midbrain of the grassfrog to temporal characteristics of sound: II. Stimulation with amplitude modulated sounds. *Hearing Research* 24: 55–72.

Evans, E. F. and Nelson, P. G. 1973. The responses of single neurons in the cochlear nucleus of the cat as a function of their location and the anaesthetic state. *Experimental Brain Research* 17: 402–427.

Evans, E. and Palmer, A. 1980. Relationship between the dynamic range of cochlear nerve fibres and their spontaneous activity. *Experimental Brain Research* 40: 115–118.

Faingold, C. L., Gehlbach, G. and Caspary, D. M. 1989. On the role of GABA as an inhibitory neurotransmitter in inferior colliculus neurons: iontophoretic studies. *Brain Research* 500: 301–312.

Fellous, J. M. and Sejnowski, T. J. 2000. Cholinergic induction of oscillations in the hippocampal slice in the slow (0.5–2 Hz), theta (5–12 Hz), and gamma (35–70 Hz) bands. *Hippocampus* 10: 187–197.

Ferragamo, M. J., Golding, N. L. and Oertel, D. 1998. Synaptic inputs to stellate cells in the ventral cochlear nucleus. *Journal of Neurophysiology* 79: 51–63.

Fisahn, A., Pike, F. G., Buhl, E. H. and Paulsen, O. 1998. Cholinergic induction of network oscillations at 40 Hz in the hippocampus in vitro. *Nature* 394: 186–189.

Fishman, Y. I., Volkov, I. O., Noh, M. D., et al. 2001. Consonance and dissonance of musical chords: neural correlates in auditory cortex of monkeys and humans. *Journal of Neurophysiology* 86(6): 2761–2788.

Fletcher, H. and Munson, W. A. 1933. Loudness, its definition, measurements and calculation. *Journal of the Acoustical Society of America* 5: 82–108.

Fourier, J. B. J. 1822. *Théorie analytique de la chaleur*. Didot.

Fries, P. 2009. Neuronal gamma–band synchronisation as a fundamental process in cortical computation. *Annual Review of Neuroscience* 32: 209–224.

Fries, P., Reynold, J., Rorie, A. and Desimone, R. 2001. Modulation of oscillatory neuronal synchronisation by selective visual attention. *Science* 291(5508): 1560–1563.

Frisina, R. D., Walton, J. P., Lynch–Armour, M. A., Hackett, J. T., Jackson, H. and Rubel, E. W. 1982. Synaptic excitation of the second and third order auditory neurons in the avian brain stem. *Neuroscience* 7: 1455–1469.

Frisina, R. D., Smith, R. L. and Chamberlain. S. C. 1985. Differential encoding of rapid changes in sound amplitude by second order auditory neurons. *Experimental Brain Research* 60: 417–422.

Frisina, R. D., Smith, R. L. and Chamberlain, S. C. 1990. Encoding of amplitude modulation in the gerbil cochlear nucleus: II. Possible neural mechanisms. *Hearing Research* 44: 123–142.

Frisina, R. D., Walton, J. P. and Karcich, K. J. 1994. Dorsal cochlear nucleus single neurons can enhance temporal processing capabilities in background noise. *Experimental Brain Research* 102(1): 160–164.

Frisina, R. D., Wang, J., Byrd, J., et al. 1997. Enhanced processing of temporal features of sounds in background noise by cochlear nucleus single neurons. In Syka, J. (ed.), *Acoustical Signal Processing in the Central Auditory System*. New York: Plenum Press: 109–125.

Fritz, T., Jentschke, S., Gosselin, N., et al. 2009. Universal recognition of three basic

emotions in music. *Current Biology* 19: 573–576.
Gabrielsson, A. 2012. *Strong Experiences with Music: Music is Much More Than Just Music*. Oxford: Oxford Scholarship.
Gaffurius, F. 1492. *Theorica musice*. Edited by Illuminati, I. and Bellissima, F. Firenze: Edizioni del Galluzzo (2005).
Geissmann, T. 2002. Duet–splitting and the evolution of gibbon songs. *Biological Reviews* 77(1): 57–76.
Gibson, G., Warren, B. and Russell, I. J. 2010. Humming in tune: sex and species recognition by mosquitoes on the wing. *Journal of the Association for Research in Otolaryngology* 11(4): 527–540.
Glassman, R. B. 1999. Hypothesized neural dynamics of working memory: several chunks might be marked simultaneously by harmonic frequencies within an octave band of brain waves. *Brain Research Bulletin* 50(2): 77–93.
Glattke, T. J. 1969. Unit responses of the cat cochlear nucleus to amplitude–modulated stimuli. *Journal of the Acoustical Society of America* 45: 419–425.
Godfrey, D. A., Kiang, N. Y. S. and Norris, B. E. 1975. Single unit activity in the posteroventral cochlear nucleus of the cat. *Journal of Comparative Neurology* 162: 247–268.
Goldberg, J. M. and Brownell, W. E. 1973. Discharge characteristics of neurons in anteroventral and dorsal cochlear nuclei of cat. *Brain Research* 64: 35–54.
Goldstein, J. L. 1973. An optimum processor theory for the central formation of the pitch of complex tones. *Journal of the Acoustical Society of America* 54: 1496–1516.
Grace, A. A. 1991. Phasic versus tonic dopamine release and the modulation of dopamine system responsivity: a hypothesis for the etiology of schizophrenia. *Neuroscience* 41: 1–24.
Gray, C. M. 1999. The temporal correlation hypothesis of visual feature integration: still alive and well. *Neuron* 24: 31–47.
Gray, C. M., Engel, A. K., König, P. and Singer, W. 1990. Stimulus–dependent neuronal oscillations in cat visual cortex: inter–columnar interaction as determined by cross-correlation analysis. *European Journal of Neuroscience* 2(7): 607–619.
Greenberg, S. 1988. The ear as a speech analyzer. *Journal of Phonetics* 16: 139–149.
Griffiths, T. D. and Hall, D. A. 2012. Mapping pitch representation in neural ensembles with fMRI. *Journal of Neuroscience* 32(39): 13343–13347.
Griffiths, T. D. Büchel, C., Frackowiak, R. S. and Patterson, R. D. 1998. Analysis of temporal structure in sound by the human brain. *Nature Neuroscience* 1(5): 422–427.
Grinvald, A., Lieke, E., Frostig, R. D., Gilbert, C. D. and Wiesel, T. N. 1986. Functional architecture of cortex revealed by optical imaging of intrinsic signals. *Nature* 324: 361–364.
Gross, C. G. 2002. Genealogy of the 'grandmother cell'. *The Neuroscientist* 8(5): 512–518.
Gumbel, E. J., Greenwood, J. A. and Durand, D. 1953. The circular normal distribution: theory and tables. *Journal of the American Statistical Association* 48(261): 131–152.
Hahn, J. and Münzel, S. 1995. Knochenflöten aus dem Aurignacien des Geissenklösterle bei Blaubeuren. *Fundberichte aus Baden–Würtemberg* 20: 1–12.
Hall, D. A. and Plack, C. J. 2009. Pitch processing sites in the human auditory brain.

Cerebral Cortex 19(3): 576–585.

Hartmann, W. M. 1997. *Sounds, Signals, and Sensation: Modern Acoustics and Signal Processing*. New York: Springer Verlag.

Hattori, T. and Suga, N. 1997. The inferior colliculus of the mustached bat has the frequency–vs–latency coordinates. *Journal of Comparative Physiology A* 180(3): 271–284.

Hebb, D. O. 1961. Distinctive features of learning in the higher animal. In Delafresnaye, J. F. (ed.), *Brain Mechanisms and Learning*. Oxford: Blackwell: 37–51.

Heffner, H. E. and Whitfield, I. C. 1976. Perception of the missing fundamental by cats. *Journal of the Acoustical Society of America* 59: 915–919.

Heil, P., Schulze, H. and Langner, G. 1995. Ontogenetic development of periodicity coding in the inferior colliculus of the mongolian gerbil. *Auditory Neuroscience* 1: 363–383.

Helmholtz, H. L. F. von 1863. *Die Lehre von den Tonempfindungen*. F. Vieweg und Sohn.

Helmholtz, H. L. F. von 1954. *On the Sensation of Tone*. New York: Dover Publications.

Hewitt, M. J., Meddis, R. and Shacklet, T. M. 1992. A computer–model of a cochlear-nucleus stellate cell: responses to amplitude–modulated and pure–tone stimuli. *Journal of the Acoustical Society of America* 91: 2096–2109.

Hickmann, E. 2007. *Klänge Altamerikas*. Darmstadt: Wissenschaftliche Buchgemeinschaft.

Hirsch, H. R. and Gibson, M. M. 1976. Responses of single units in the cat cochlear nucleus to sinusoidal amplitude modulation of tones and noise: linearity and relation to speech perception. *Journal of Neuroscience Research* 2: 337–356.

Hochmair, I. J. and Hochmair, E. S. 1986. *System for Enhancing Auditory Stimulation and the Like*. US Patent No. 4,577,641. Washington, DC: US Patent and Trademark Office.

Hopkins, C. D. 1974. Electric communication in the reproductive behavior of *Sternopygus macrurus* (Gymnotoidei). *Zeitschrift für Tierpsychologie* 35: 518–535.

Hornbostel, E. M. V. 1928. *Die Maßnorm als kulturgeschichtliches Forschungsmittel*. In Koppers, W. (ed.), *Festschrift*. Wien: Mechitharisten–Congregations–Buchdruckerei: 303–321.

Horst, J. W., Javel, E. and Farley, G. R. 1985. Extraction and enhancement of spectral structure by the cochlea. *Journal of the Acoustical Society of America* 78: 1898–1901.

Horst, J. W., Javel, E. and Farley, G. R. 1986. Coding of spectral fine–structure in the auditory–nerve: I. Fourier analysis of period and interspike interval histograms. *Journal of the Acoustical Society of America* 79: 398–416.

Horst, J. W., Javel, E. and Farley, G. R. 1990. Coding of spectral fine–structure in the auditory nerve: II. Level–dependent nonlinear responses. *Journal of the Acoustical Society of America* 88: 2656–2681.

Hose, B., Langner, G. and Scheich, H. 1983. Linear phoneme boundaries for German synthetic two–formant vowels. *Hearing Research* 9(1): 13–25.

Hose., B., Langner, G. and Scheich, H. 1987. Topographic representation of periodicities in the forebrain of the mynah bird: one map for pitch and rhythm? *Brain Research* 422: 367–373.

Hu, W. and White, M. 2004. The cosmic symphony. *Scientific American* 290(2): 44.

Hübner, R. 1997. The effect of spatial frequency on global precedence and hemispheric differences. *Perception & Psychophysics* 59: 187–201.

Hudspeth, A. J. 1997. Mechanical amplification of stimuli by hair cells. *Current Opinion in Neurobiology* 7: 480–486.

Huffman, R. F. and Covey, E. 1995. Origin of ascending projections to the nuclei of the lateral lemniscus in the big brown bat, *Eptesicus fuscus*. *Journal of Comparative Neurology* 357: 532–545.

Hulse, S. H. and Cynx, J. 1985. Relative pitch perception is constrained by absolute pitch in songbirds (*Mimus, Molothrus and Sturnus*). *Journal of Comparative Psychology* 99(2): 176–196.

Huxley, T. H. 1880. *The Crayfish: An Introduction to Zoology*. London: C. Kegan Paul & Co.

Jähn–Siebert, T. K. and Langner, G. 1995. Afferent innervation and intrinsic connections of isofrequency sheets in the central nucleus colliculus (icc) in the chinchilla: a double retrograd tracer study. *Learning and Memory* V: 318.

Javel, E. 1980. Coding of AM tones in the chinchilla auditory nerve: implications for the pitch of complex tones. *Journal of the Acoustical Society of America* 68: 133–146.

Javel, E. 1986. Basic response properties of auditory nerve fibers. In Altschuler, R. A, Hoffman, D. W. and Bobbin, R. P. (eds), *Neurobiology of Hearing: The Cochlea*. New York: Raven Press: 213–245.

Jeffress, L. A. 1948. A place theory of sound localization. *Journal of Comparative and Physiological Psychology* 41(1): 35–39.

Jensen, O., Gelfand, J., Kounios, J. and Lisman, J. E. 2002. Oscillations in the alpha band (9–12 Hz) increase with memory load during retention in a short–term memory task. *Cerebral Cortex* 12(8): 877–882.

Jones, M. W. and Wilson, M. A. 2005. Theta rhythms coordinate hippocampal–prefrontal interactions in a spatial memory task. *Public Library of Science Biology* 3: e402.

Joris, P. X. and. Smith, P. H. 1998. Temporal and binaural properties in dorsal cochlear nucleus and its output tract. *Journal of Neuroscience* 18: 10157–10170.

Joris, P. X. and Yin, T. C. T. 1992. Responses to amplitude–modulated tones in the auditory–nerve of the cat. *Journal of the Acoustical Society of America* 91: 215–232.

Kaernbach, C. and Bering, C. 2001. Exploring the temporal mechanism involved in the pitch of unresolved harmonics. *Journal of the Acoustical Society of America* 110: 1039–1048.

Kavanagh, J. F., Moore, J. K. and Osen, K. 1979. The cochlear nuclei in man. *American Journal of Anatomy* 154: 393–417.

Kazdin, A. 1989. *Glenn Could at Work: Creative Lying*. New York: E. P. Dutton.

Kim, D. O. and Molnar, C. E. 1979. A population study of cochlear nerve fibers: comparison of spatial distributions of average–rate and phase–locking measures of responses to single tones. *Journal of Neurophysiology* 42: 16–30.

Kim, D. O., Sirianni, J. G. and Chang, S. O. 1990. Responses of DCN–PVCN neurons and auditory nerve fibers in unanesthetized decerebrate cats to AM and pure tones: analysis with autocorrelation/power-spectrum. *Hearing Research* 45: 95–113.

Kimura, A., Imbe, H., Donishi, T. and Tamai, Y. 2007. Axonal projections of single auditory neurons in the thalamic reticular nucleus: implications for tonotopy–related gating function and cross–modal modulation. *European Journal of Neuroscience* 26: 3524–3535.

Klumpp, R. G. and Eady, H. R. 1956. Some measurements of interaural time difference thresholds. *Journal of the Acoustical Society of America* 28: 859–860.

Koelsch, S., Gunter, T., Friederici, A. D. and Schröger, E. 2000. Brain indices of music processing: nonmusicians are musical. *Journal of Cognitive Neuroscience* 12: 520–541.

Kraushaar, U. and Backus, K. H. 2002. Characterization of GABAA and glycine receptors in neurons of the developing rat inferior colliculus. *Pflügers Archiv* 445(2): 279–288.

Krishna, B. S. and Semple, M. N. 2000. Auditory temporal processing: responses to sinusoidally amplitude–modulated tones in the inferior colliculus. *Journal of Neurophysiology* 84: 255–273.

Krumbholz, K. Patterson, R. D., Seither–Preisler, A., Lammertmann, C. and Lütkenhöner, B. 2003. Neuromagnetic evidence for a pitch processing center in Heschl's gyrus. *Cerebral Cortex* 13(7): 765–772.

Krumhansl, C. L. 1990. *Cognitive Foundations of Musical Pitch*. New York: Oxford University Press.

Krumhansl, C. L. and Shepard, R. N. 1979. Quantification of the hierarchy of tonal functions within a diatonic context. *Journal of Experimental Psychology: Human Perception and Performance* 5(4): 579.

Kuhl, P. K., Andruski, J., Chistovich, I., et al. 1997. Cross–language analysis of phonetic units in language addressed to infants. *Science* 277(5326): 684–686.

Kunst, J. 1948. Around von Hornbostel's theory of the cycle of blown fifths. *Anthropos* 45(4/6): 898–900.

Kuwada, S., Batra, R., Yin, T. C., Oliver, D. L., Haberly, L. B. and Stanford, T. R. 1997. Intracellular recordings in response to monaural and binaural stimulation of neurons in the inferior colliculus of the cat. *Journal of Neuroscience* 17(19): 7565–7581.

Langner, G. 1981. Neuronal mechanisms for pitch analysis in the time domain. *Experimental Brain Research* 44: 450–454.

Langner, G. 1983. Evidence for neuronal periodicity detection in the auditory system of the guinea fowl: implications for pitch analysis in the time domain. *Experimental Brain Research* 52: 333–355.

Langner, G. 1985. Time coding and periodicity pitch. In Michelsen, A. (ed.), *Time Resolution in Auditory Systems*. Berlin: Springer: 108–121.

Langner, G. 1988. Physiological properties of units in the cochlear nucleus are adequate for a model of periodicity analysis in the auditory midbrain. In Syka, J. and Masterton, R. B. (eds), *Auditory Pathway: Structure and Function*. New York and London: Plenum Press: 207–212.

Langner, G. 1992. Periodicity coding in the auditory system. *Hearing Research* 60: 115–142.

Langner, G. 1997. Neural processing and representation of periodicity pitch. *Acta Oto–Laryngologica* 117(S532): 68–76.

Langner, G. 2004. Topographic representation of periodicity information: the 2nd neural axis of the auditory system. In Syka, J. and Merzenich, M. M. (eds), *Plasticity of the Central Auditory System and Processing of Complex Acoustic Signals*. New York and London: Plenum Press: 19–33.

Langner, G. and Scheich, H. 1978. Active phase coupling in electric fish: behavioral control with microsecond precision. *Journal of Comparative Physiology* 128: 235–240.

Langner, G. and Schreiner, C. E. 1988. Periodicity coding in the inferior colliculus of the cat: I. Neuronal mechanisms. *Journal of Neurophysiology* 60: 1799–1822.

Langner, G., Bonke, D. and Scheich, H. 1981. Neuronal discrimination of natural and synthetic vowels in field L of trained mynah birds. *Experimental Brain Research* 43(1): 11–24.

Langner, G., Decker, J., Günther, M. and Hose, B. 1987a. A computer model for periodicity analysis in the auditory midbrain based on physiological properties and connectivities of units in the cochlear nucleus. *Society for Neuroscience, Abstracts* 13(1): 546.

Langner, G., Schreiner, C. E. and Merzenich, M. M. 1987b. Covariation of latency and temporal resolution in the inferior colliculus of the cat. *Hearing Research* 31: 197–202.

Langner, G., Sams, M., Heil, P. and Schulze, H. 1997. Frequency and periodicity are represented in orthogonal maps in the human auditory cortex: evidence from magnetoencephalography. *Journal of Comparative Physiology* 181: 665–676.

Langner, G., Albert, M. and Briede, T. 2002. Temporal and spatial coding of periodicity information in the inferior colliculus of awake chinchilla (*Chinchilla laniger*). *Hearing Research* 168: 110–130.

Langner, G., Simonis, C., Braun, S. and Ochse, M. 2003. Evidence for a pitch helix in the ventral nucleus of the lateral lemniscus in the gerbil. *Association for Research in Otolaryngology, Abstracts* 26: 173.

Langner, G., Galuske, R. and Zielke, B. 2006. Three–dimensional reconstruction of the human lateral lemniscus in the auditory midbrain reveals neuronal laminae organized as a double–helix. *Forum of Neuroscience* 3: A180.9.

Langner, G., Dinse, H. R. and Godde, B. 2009. A map of periodicity orthogonal to frequency representation in the cat auditory cortex. *Frontiers in Integrative Neuroscience*, 3, doi: 10.3389/neuro.07.027.2009.

Large, E. W. and Crawford, J. D. 2002. Auditory temporal computation: interval selectivity based on post–inhibitory rebound. *Journal of Computational Neuroscience* 13(2): 125–142.

LeBeau, F. E. N., Malmierca, M. S. and Rees, A. 2001. Iontophoresis in vivo demonstrates a key role for GABA(A) and glycinergic inhibition in shaping frequency response areas in the inferior colliculus of guinea pig. *Journal of Neuroscience* 21: 7303–7312.

LeDoux, J. E. 1992. Brain mechanisms of emotion and emotional learning. *Current Opinion in Neurobiology* 2(2): 191–197.

Lesser, H. D., Frisina, R. D. and O'Neill. W. E. 1986. Responses to amplitude–modulated sounds in the inferior colliculus of the mustached bat. *Society for Neuroscience, Abstracts* 1: 1270.

Lettvin, J. Y., Maturana, H. R., McCulloch, W. S. and Pitts, W. H. 1959. What the frog's

eye tells the frog's brain. *Proceedings of the IRE* 47(11): 1940–1951.
Levitin, D. J. and Rogers, S. E. 2005. Absolute pitch: perception, coding, and controversies. *Trends in Cognitive Sciences* 9(1): 26–33.
Liberman, M. C. 1978. Auditory–nerve response from cats raised in a low–noise chamber. *Journal of the Acoustical Society of America* 63: 442–445.
Licklider, J. C. R. 1941. An electrical study of frequency localization in the auditory cortex of the cat. *Psychology Bulletin* 38: 727.
Licklider, J. C. R. 1951. A duplex theory of pitch perception. *Experientia* 7: 128–134.
Liégeois–Chauvel, C., Peretz, I., Babaï, M., Laguitton, V. and Chauvel, P. 1998. Contribution of different cortical areas in the temporal lobes to music processing. *Brain* 121: 1853–1867.
Llinás, R. and Mühlethaler, M. 1988. An electrophysiological study of the in vitro, perfused brain stem–cerebellum of adult guinea–pig. *Journal of Physiology* 404: 215–240.
Loewenstein, Y., Mahon, S., Chadderton, P., et al. 2005. Bistability of cerebellar Purkinje cells modulated by sensory stimulation. *Nature Neuroscience* 8: 202–211.
Lorente de Nó, R. 1981. *The Primary Acoustic Nuclei*. New York: Raven.
Maier, V. 1982. Acoustic communication in the guinea fowl (*Numida meleagris*): structure and use of vocalizations, and the principles of message coding. *Zeitschrift für Tierphysiologie* 59: 29–83.
Malmierca, M. S., Leergaard, T., Bajo, V., et al. 1998. Anatomic evidence of a three-dimensional mosaic pattern of tonotopic organization in the ventral complex of the lateral lemniscus in cat. *Journal of Neuroscience* 18: 10603–10618.
Malmierca, M. S., Izquierdo, M. A., Cristaudo, S., et al. 2008. A discontinuous tonotopic organization in the inferior colliculus of the rat. *Journal of Neuroscience* 28(18): 4767–4776.
Malsburg, C. V. D. 1999. The what and why of binding: the modeler's perspective. *Neuron* 24(1): 95–104.
Malsburg, C. V. D. and Schneider, W. 1986. A neural cocktail–party processor. *Biological Cybernetics* 54: 29–40.
Mann, T. 1997. *Doctor Faustus: The Life of the German Composer Adrian Leverknotopic*. Translation by Woods, John E. New York: Alfred A. Knopf.
Margoliash, D. 2005. Song learning and sleep. *Nature Neuroscience* 8: 546–548.
Matell, M. S. and Meck, W. H. 2004. Cortico–striatal circuits and interval timing: coincidence–detection of oscillatory processes. *Cognitive Brain Research* 21: 139–170.
Maudsley, H. 1884. *Body and Will*. New York: D. Appleton and Company.
McDermott, J. and Hauser, M. 2005. The origins of music: innateness, uniqueness, and evolution. *Music Perception* 23: 29–59.
McKinney, M. F, Tramo, M. J. and Delgutte, B. 2001. Neural correlates of the dissonance of musical intervals in the inferior colliculus. In Breebaart, D. J., Houtsma, A. J. M., Kohlrausch, A., Prijs, V. F. and Schoonhoven, R. (eds), *Physiological and Psychophysical Bases of Auditory Function*. Maastricht: Shaker: 83–89.
Meddis, R. and Hewitt, M. 1991. Virtual pitch and phase sensitivity of a computer model of the auditory periphery: I. Pitch identification. *Journal of the Acoustical Society of*

America 89: 2866–2882.
Meddis, R. and O'Mard, L. 1997. A unitary model of pitch perception. *Journal of the Acoustical Society of America* 102: 1811–1820.
Merchan, M. A. and Berbel, P. 1996. Anatomy of the ventral nucleus of the lateral lemniscus in rats: a nucleus with a concentric laminar organization. *Journal of Comparative Neurology* 372(2): 245–263.
Merzenich, M. M. and Reid, M. D. 1974. Representation of the cochlea within the inferior colliculus of the cat. *Brain Research* 77(3): 397–415.
Merzenich, M. M., Knight, P. L. and Roth, G. L. 1976. Representation of the cochlea within primary auditory cortex in the cat. *Journal of Neurophysiology* 38: 231–249.
Metzner, W. and Radtke–Schuller, S. 1987. The nuclei of the lateral lemniscus in the rufous horseshoe bat, Rhinolophus rouxi: a neurophysiological approach. *Journal of Comparative Physiology A* 160: 395–411.
Meuer, K., Wallhäusser–Franke, E. and Langner, G. 2003. Projection from inferior colliculus to the lateral lemniscus studied in a slice preparation with anterograde tracers. In Elsner, E. and Zimmermann, H. (eds), *The Neurosciences from Basic Research to Therapy*. Stuttgart: Thieme: 435–436.
Miller, M. I. and Sachs, M. B. 1984. Representation of voice pitch in discharge patterns of auditory–nerve fibers. *Hearing Research* 14(3): 257–279.
Mink, J. W. 2003. The basal ganglia and involuntary movements: impaired inhibition of competing motor patterns. *Archives of Neurology* 60: 1365–1368.
Misawa, H. and Suga, N. 2001. Multiple combination–sensitive neurons in the auditory cortex of the mustached bat. *Hearing Research* 151: 15–29.
Mogdans, J. and Knudsen, E. I. 1993. Early monaural occlusion alters the neural map of interaural level differences in the inferior colliculus of the barn owl. *Brain Research* 619: 29–38.
Møller, A. R. 1970. Two different types of frequency selective neurons in the cochlear nucleus of the rat. In Plomp, R and Smoorenburg, G. F. (eds), *Frequency Analysis and Periodicity Detection in Hearing*. Leiden: Sijthoff: 168–174.
Møller, A. R. 1971. Unit responses in the rat cochlear nucleus to tones of rapidly varing frequency and amplitude. *Acta Physiologica Scandinavica* 81: 540–556.
Møller, A. R. 1972. Coding of sounds in lower levels of the auditory system. *Quarterly Reviews of Biophysics* 5: 59–155.
Møller, A. R. 1974a. Responses of units in cochlear nucleus to sinusoidally amplitude-modulated tones. *Experimental Neurology* 45: 104–117.
Møller, A. R. 1974b. Coding of sounds with rapidly varying spectrum in the cochlear nucleus. *Journal of the Acoustical Society of America* 55: 631–640.
Møller, A. R. 1976. Dynamic properties of the responses of single neurons in the cochlear nucleus of the rat. *Journal of Physiology* 259: 63–82.
Møller, A. R. and Rees, A. 1986. Dynamic properties of the responses of single neurons in the inferior colliculus of the rat. *Hearing Research* 24: 203–215.
Montgomery, S. M. and Buzsáki, G. 2007. Gamma oscillations dynamically couple hippocampal CA3 and CA1 regions during memory task performance. *Proceedings of the*

National Academy of Sciences 104: 14495–14500.

Moore, B. C. J. 1982. *An Introduction to the Psychology of Hearing*. London: Academic Press.

Moore, B. C. J., Glasberg, B. R., Flanagan, H. J. and Adams, J. 2006. Frequency discrimination of complex tones: assessing the role of component resolvability and temporal fine structure. *Journal of the Acoustical Society of America* 119(1): 480–490.

Moore, T. J. and Cashin, J. L. 1974. Response patterns of cochlear nucleus neurons to excerpts from sustained vowels. *Journal of the Acoustical Society of America* 56: 1565–1576.

Moore, T. J. and Cashin, J. L., Jr 1976. Response of cochlear–nucleus neurons to synthetic speech. *Journal of the Acoustical Society of America* 59: 1443–1449.

Moore, T. J. and Osen, K. K. 1979. The human cochlear nuclei. In Creutzfeldt, O, Scheich, H. and Schreiner, C. (eds), *Hearing Mechanisms and Speech*. Berlin: Springer: 36–44.

Morest, D. K., Kiang, N., Kane, E., Guinan, J. and Godfrey, D. 1973. Stimulus coding at caudal levels of the cat's auditory nervous system. II. Patterns of synaptic organization. In Møller, A. R. (ed.), *Basic Mechanisms in Hearing*. New York: Academic Press.

Munk, M. H., Roelfsema, P. R., König, P., Engel, A. K. and Singer, W. 1996. Role of reticular activation in the modulation of intracortical synchronization. *Science* 272(5259): 271–274.

Münzel, S., Seeberger, F. and Hein, W. 2002. The Geißenklösterle flute: discovery, experiments, reconstruction. *Studien zur Musikarchäologie* III: 107–118.

Murray, C. D. and Dermott, S. F. 1999. *Solar System Dynamics*. Cambridge: Cambridge University Press.

Musil, R. 1982. *Die Schwärmer*. Reinbek: Rowohlt.

Nelson, P. G. and Erulkar, S. D. 1963. Synaptic mechanisms of excitation and inhibition in the central auditory pathway. *Journal of Neurophysiology* 26: 908–923.

Nunez, P. L. and Shrinivasan, R. 2006. *Electric Fields of the Brain: The Neurophysics of EEG*. New York: Oxford University Press.

Ochse, M. 1999. *Intrazelluläre Ableitungen am Gehirnschnittpräparat: Untersuchungen im dorsalen Nucleus cochlearis des Gerbils* (Meriones unguiculatus). Darmstadt: Technical University Darmstadt.

Ochse, M. 2005. Neuronale Kodierung von Tonhöhen und harmonischen Relationen im auditorischen Mittelhirn der Rennmaus (*Meriones unguiculatus*). PhD diss., Darmstadt: Technical University Darmstadt, (http://tuprints.ulb.tu-darmstadt.de/id/eprint/524).

Ochse, M. and Langner, G. 2002. Periodizitätskodierung durch Autokorrelation und synchrone Inhibition im auditorischen Mittelhirn. *DAGA* 2: 456.

Ochse, M. and Langner, G. 2003. Modulation tuning in the auditory midbrain of gerbils: band passes are formed by inhibition. In Elsner, E. and Zimmermann, H. (eds), *The Neurosciences from Basic Research to Therapy*. Stuttgart: Thieme: 434–435.

Oertel, D. and Young, E. D. 2004. What's a cerebellar circuit doing in the auditory system? *Trends in Neurosciences* 27(2): 104–110.

Oertel, D., Wu, S. H. and Hirsch, J. A. 1988. Electrical characteristics of cells and neuronal circuitry in the cochlear nuclei studied with intracellular recording from brain slices. In Edelman, G. M., Gall, W. E. and Cowan, W. M. (eds), *Auditory Function: Neurobiological Bases of Hearing*. New York: Wiley: 313–336.

Oertel, D., Bal, R., Gardner, S., *et al.* 2000. Detection of synchrony in the activity of auditory nerve fibers by octopus cells of the mammalian cochlear nucleus. *Proceedings of the National Academy of Sciences* 97: 11773–11779.

Oertel, D., Wright, S., Cao, X. J., Ferragamo, M. and Bal, R. 2011. The multiple functions of T-stellate/multipolar/chopper cells in the ventral cochlear nucleus. *Hearing Research* 276(1): 61–69.

Oliver, D. L. 2005. Neuronal organization in the inferior colliculus. In Winer, J. A. and Schreiner, C. E. (eds), *The Inferior Colliculus*. New York: Springer: 69–114.

Oliver, D. L. and Morest, D. K. 1984. The central nucleus of the inferior colliculus in the cat. *Journal of Comparative Neurology* 222: 237–264.

Opelt, F. W. 1852. *Allgemeine Theorie der Musik auf den Rhythmus der Klangwellenpulse gegründet und durch neue Versinnlichungsmittel erläutert*. Leipzig: Barth.

Osen, K. K. 1969. Cytoarchitecture of the cochlear nuclei in the cat. *Journal of Comparative Neurology* 136: 453–484.

Osen, K. K. 1988. Anatomy of the mammalian cochlear nuclei: a review. In Syka, J. and. Masterton, R. B. (eds), *Auditory Pathway, Structure and Function*. New York: Plenum Press: 65–75.

Palmer, A. R. 1982. Encoding of rapid amplitude fluctuations by cochlear nerve fibres in the guinea pig. *European Archives of Oto–Rhino–Laryngology* 236: 197–202.

Pantev, C., Hoke, M., Lütkenhöner, B. and Lehnertz, K. 1989. Tonotopic organization of the auditory–cortex: pitch versus frequency representation. *Science* 246: 486–488.

Parham, K. and Kim, D. O. 1995. Spontaneous and sound–evoked discharge characteristics of complex–spiking neurons in the dorsal cochlear nucleus of the unanesthetized decerebrated cat. *Journal of Neurophysiology* 73: 550–561.

Patterson, R. D. and Moore, B. C. J. 1986. Auditory filters and excitation patterns as representations of frequency resolution. In Moore, B. C. J. (ed.), *Frequency Selectivity in Hearing*. London: Academic Press: 123–177.

Pesaran, B., Pezaris, J., Sahani, M., Mitra, P. and Andersen, R. 2002. Temporal structure in neuronal activity during working memory in macaque parietal cortex. *Nature Neuroscience* 5(8): 805–811.

Peterson, G. E. and Barney, H. L. 1952. Control methods used in a study of the vowels. *Journal of the Acoustical Society of America* 24: 175–184.

Pfeiffer, R. R. 1966. Classification of response patterns of spike discharges for units in the cochlear nucleus: tone–burst stimulation. *Experimental Brain Research* 1: 220–235.

Pickles, J. O. 1988. *An Introduction to the Physiology of Hearing* (Vol. 2). London: Academic Press.

Pike, F. G., Goddard, R. S. and Suckling, J. M. 2000. Distinct frequency preferences of different types of rat hippocampal neurones in response to oscillatory input currents. *Journal of Physiology* 529(1): 205–213.

Pinker, S. 1999. How the mind works. *Annals of the New York Academy of Sciences* 882(1): 119–127.

Plack, C. J. and Oxenham, A. J. 2005. The psychophysics of pitch. In *Pitch*. New York: Springer: 7–55.

Plomp, R. and Steeneken, H. J. M. 1971. Pitch versus timbre. In *Seventh International Congress on Acoustics*, Budapest: 378–380.

Rameau, J. 1950. Ph., Traité de l'harmonie (1722). In Strunk, O. (ed.), *Source Readings in Music and History*. New York: Norton (1998).

Rauschecker, J. P. and Scott, S. K. 2009. Maps and streams in the auditory cortex: nonhuman primates illuminate human speech processing. *Nature Neuroscience* 12(6): 718–724.

Rauschecker, J. P. and Tian, B. 2000. Mechanisms and streams for processing of 'what' and 'where' in auditory cortex. *Proceedings of the National Academy of Sciences* 97: 11800–11806.

Reale, R. A. and Geisler, C. D. 1980. Auditory–nerve fiber encoding of two–tone approximations to steady–state vowels. *Journal of the Acoustical Society of America* 67(3): 891–902.

Reale, R. A. and Imig, T. J. 1980. Tonotopic organization in auditory cortex of the cat. *Journal of Comparative Neurology* 192(2): 265–291.

Rees, A. and Langner, G. 2005. Temporal coding in the auditory midbrain. In Winer, J. A. and Schreiner, C. E. (eds), *The Inferior Colliculus*. New York: Springer: 346–376.

Rees, A. and Møller, A. R. 1983. Responses of neurons in the inferior colliculus of the rat to AM and FM tones. *Hearing Research* 10(3): 301–330.

Rees, A. and Møller, A. R. 1987. Stimulus properties influencing the responses of inferior colliculus neurons to amplitude–modulated sounds. *Hearing Research* 27: 129–143.

Rees, A. and Palmer, A. R. 1989. Neuronal responses to amplitude–modulated and pure-tone stimuli in the guinea pig inferior colliculus, and their modification by broad–band noise. *Journal of the Acoustical Society of America* 85: 1978–1994.

Reimer, K. 1987. Coding of sinusoidally amplitude modulated acoustic stimuli in the inferior colliculus of the rufous horseshoe bat, *Rhinolophus rouxi*. *Journal of Comparative Physiology* A161: 305–313.

Reinhold, N., Kuehnel, S., Brand, M. and Markowitsch, H. J. 2006. Functional neuroimaging in memory and memory disturbances. *Current Medical Imaging Reviews* 2(1): 35–57.

Rhode, W. S. 1994. Temporal coding of 200% amplitude modulated signals in the ventral cochlear nucleus of cat. *Hearing Research* 77: 43–68.

Rhode, W. S. 1998. Neural encoding of single–formant stimuli in the ventral cochlear nucleus of the chinchilla. *Hearing Research* 117: 39–56.

Rhode, W. S. 1999. Vertical cell responses to sound in cat dorsal cochlear nucleus. *Journal of Neurophysiology* 82: 1019–1032.

Rhode, W. S. and Greenberg, S. 1994. Encoding of amplitude modulation in the cochlear nucleus of the cat. *Journal of Neurophysiology* 71: 1797–1825.

Rhode, W. S. and Smith, P. H. 1986. Encoding timing and intensity in the ventral cochlear nucleus of the cat. *Journal of Neurophysiology* 56: 261–286.

Rhode, W. S., Smith, P. H. and Oertel, D. 1983a. Physiological response properties of cells labeled intracellularly with horseradish peroxidase in cat dorsal cochlear nucleus. *Journal of Comparative Neurology* 213: 426–447.

Rhode, W. S., Oertel, D. and Smith, P. H. 1983b. Physiological response properties of cells labeled intracellularly with horseradish peroxidase in cat ventral cochlear nucleus. *Journal of Comparative Neurology* 213: 448–463.

Rieger, M. 2006. *Helmholtz Musicus. Die Objektivierung der Musik im 19. Jahrhundert durch Helmholtz' Lehre von den Tonempfindungen*. Darmstadt: WBG.

Riquelme, R., Saldaña, E., Osen, K. K., Ottersen, O. P. and Merchán, M. A. 2001. Colocalization of GABA and glycine in the ventral nucleus of the lateral lemniscus in rat: an in situ hybridization and semiquantitative immunocytochemical study. *Journal of Comparative Neurology* 432(4): 409–424.

Ritsma, R. J. 1967. Frequencies dominant in the perception of pitch of complex sounds. *Journal of the Acoustical Society of America* 42: 191–198.

Ritsma, R. J. 1970. Periodicity detection. In Plomp, R. and Smoorenburg, G. F. (eds), *Frequency Analysis and Periodicity Detection in Hearing*. Leiden: Sijthoff: 250–266.

Rockel, A. J. and Jones, E. G. 1973. The neuronal organization of the inferior colliculus of the adult cat: I. The central nucleus. *Journal of Comparative Neurology* 147: 11–60.

Rolls, E. T., Critchley, H. D., Browning, A. S. and Inoue, K. 2006. Face–selective and auditory neurons in the primate orbitofrontal cortex. *Experimental Brain Research* 170(1): 74–87.

Rose, G. J. and Capranica, R. R. 1985. Sensitivity to amplitude modulated sounds in the anuran auditory nervous system. *Journal of Neurophysiology* 53: 446–465.

Rose, J. E., Hind, J. E., Anderson, D. J. and Brugge, J. F. 1971. Some effects of stimulus intensity on response of auditory nerve fibers in the squirrel monkey. *Journal of Neurophysiology* 34(4): 685–699.

Rossing, T. D. 1989. *The Science of Sound*. Reading, MA: Addison Wesley.

Rothman, J. S. and Manis, P. B. 2003. The roles potassium currents play in regulating the electrical activity of ventral cochlear nucleus neurons. *Journal of Neurophysiology* 89(6): 3097–3113.

Rouiller, E. M. and Ryugo, D. K. 1984. Intracellular marking of physiologically characterized cells in the ventral cochlear nucleus of the cat. *Journal of Comparative Neurology* 225: 167–186.

Ruggero, M. A. and Rich, N. C. 1987. Timing of spike initiation in cochlear afferents: dependance on site of innervation. *Journal of Neurophysiology* 58: 379–403.

Rupert, A. L. R., Caspary, D. M. and Moushegian, G. 1977. Response characteristics of cochlear nucleus neurons to vowel sounds. *Annals of Otology, Rhinology, and Laryngology* 86: 37–48.

Sabatini, B. L. and Regehr, W. G. 1999. Timing of synaptic transmission. *Annual Review of Physiology* 61(1): 521–542.

Sachs, M. and Kiang, N. Y. C. 1968. Two–tone inhibition in auditory nerve fibers. *Journal of the Acoustical Society of America* 43: 1120–1128.

Sachs, M. B. and Young, E. D. 1979. Encoding of steady–state vowels in the auditory nerve: representation in terms of discharge rate. *Journal of the Acoustical Society of America* 66: 470–479.

Sachs, M. B., Blackburn, C. and Young, E. D. 1988. Rate–place and temporal–place representations of vowels in the auditory nerve and anteroventral cochlear nucleus. *Journal of Phonetics* 16: 37–53.

Scheich, H., Langner, G. and Koch, R. 1977. Coding of narrow–band and wide–band vocalizations in the auditory midbrain nucleus (MLD) of the guinea fowl (*Numida meleagris*). *Journal of Comparative Physiology* 117: 245–265.

Scheich, H., et al. 1979. Functional organization of some auditory nuclei in the guinea fowl demonstrated by the 2–deoxyglucose technique. *Cell and tissue research* 204(1): 17–27.

Scheich, H., Bock, W., Bonke, D., Langner, G. and Maier, V. 1983. Acoustic communication in the guinea fowl (*Numida meleagris*). In *Advances in Vertebrate Neuroethology*. New York: Springer: 731–782.

Schildberger, K. 1984. Temporal selectivity of identified auditory neurons in the cricket brain. *Journal of Comparative Physiology* 155: 171–186.

Schneider, P., Sluming, V., Roberts, N., et al. 2005. Structural and functional asymmetry of lateral Heschl's gyrus reflects pitch perception preference. *Nature Neuroscience* 8(9): 1241–1247.

Schofield, B. R. and Cant, N. B. 1997. Ventral nucleus of the lateral lemniscus in guinea pigs: cytoarchitecture and inputs from the cochlear nucleus. *Journal of Comparative Neurology* 379: 363–385.

Schouten, J. F. 1938. The perception of subjective tones. *Proceedings of Koninklijke Nederlandse Akademie van Wetenschappen* 41: 1086–1093.

Schouten, J. F. 1940a. The perception of pitch. *Philips Technical Review* 5: 286–294.

Schouten, J. F. 1940b. The residue, a new component in subjective sound analysis. *Proceedings of Koninklijke Nederlandse Akademie van Wetenschappen* 43: 356–365.

Schouten, J. F. 1970. The residue revisited. In Plomp, R. and Smoorenburg, G. F. (eds), *Frequency Analysis and Periodicity Detection in Hearing*. Leiden: Sijthoff: 41–54.

Schouten, J. F., Ritsma, R. J. and Cardozo, B. L. 1962. Pitch of the residue. *Journal of the Acoustical Society of America* 34: 1418–1424.

Schreiner, C. E. and Langner, G. 1988. Coding of temporal patterns in the central auditory nervous system. In Edelmann, G. M., Gall, W. E. and Cowan, W. M. (eds), *Auditory Function*. New York: J. Wiley & Sons: 337–361.

Schreiner, C. E. and Langner, G. 1997. Laminar fine structure of frequency organization in auditory midbrain. *Nature* 388: 383–386.

Schreiner, C. E. and Mendelson, J. R. 1990. Functional topography of cat primary auditory cortex: distribution of integrated excitation. *Journal of Neurophysiology* 64: 1442–1459.

Schreiner, C. E. and Snyder, R. 1987. Modulation transfer characteristics of neurons in the dorsal cochlear nucleus of the cat. *Society for Neuroscience, Abstracts* 13: 1258.

Schreiner, C. E., Urbas, J. V. and Mehrgardt, S. 1983. Temporal resolution of amplitude modulation and complex signals in the auditory cortex of the cat. In Klinke, R. and Hartmann, R. (eds), *Hearing: Physiological Bases and Psychophysics*. Berlin: Springer: 169–175.

Schreiner, C. E., Read, H. L. and Sutter, M. L. 2000. Modular organization of frequency integration in primary auditory cortex. *Annual Review of Neuroscience* 23(1): 501–529.

Schroeder, C. E. and Lakatos, P. 2009. Low–frequency neuronal oscillations as instruments

of sensory selection. *Trends in Neuroscience* 32: 9–18.
Schuller, G. 1979. Coding of small sinusoidal frequency and amplitude modulations in the inferior colliculus of the 'CF–FM' bat, *Rhinolophus ferrumequinum*. *Experimental Brain Research* 34: 117–132.
Schulze, H. and Langner, G. 1999. Representation of signal periodicity in the auditory cortex. *Zeitschrift für Audiologie* II: 7–12.
Schulze, H., Hess, A., Ohl, F. W. and Scheich, H. 2002. Superposition of horseshoe–like periodicity and linear tonotopic maps in auditory cortex of the Mongolian gerbil. *European Journal of Neuroscience* 15(6): 1077–1084.
Schwarz, D. W. F. and Tomlinson, R. W. W. 1990. Spectral response patterns of auditory-cortex neurons to harmonic complex tones in alert monkey (*Macaca–mulatta*). *Journal of Neurophysiology* 64: 282–298.
Seebeck, A. 1844. Über die Definition des Tones. *Annalen der Physik* 139: 353–368.
Semal, C. and Demany, L. 1990. The upper limit of musical pitch. *Music Perception* 8: 165–175.
Shadlen, M. N. and Movshon, J. A. 1999. Synchrony unbound: a critical evaluation of the temporal binding hypothesis. *Neuron* 24: 67–77.
Shepard, R. N. 1982. Geometrical approximations to the structure of musical pitch. *Psychological Review* 89(4): 305–333.
Shivapuja, B. G. R., Salvi, J. and Saunders, S. S. 1990. Response of auditory–nerve fibers to intensity increments in a multitone complex: neural correlates of profile analysis. *Journal of the Acoustical Society of America* 88: 2211–2221.
Shore, S. E. and Zhou, J. 2006. Somatosensory influence on the cochlear nucleus and beyond. *Hearing Research* 216: 90–99.
Sinex, D. G. and Geisler, C. D. 1983. Responses of auditory–nerve fibers to consonant–vowel syllables. *Journal of the Acoustical Society of America* 73: 602–615.
Singer, W. 1999. Neuronal synchrony: a versatile code for the definition of relations? *Neuron* 24: 49.
Singer, W. 2001. Consciousness and the binding problem. *Annals of the New York Academy of Sciences* 929(1): 123–146.
Singer, W. 2007. Binding by synchrony. *Scholarpedia* 2(12): 1657.
Singer, W. 2013. Cortical dynamics revisited. *Trends in Cognitive Sciences* 17(12): 616–626.
Smith, R. L. 1979. Adaptation, saturation, and physiological masking in single auditory-nerve fibers. *Journal of the Acoustical Society of America* 650: 1660–1780.
Sokoloff, L., *et al.* 1974. The [^{14}C] deoxyglucose method for the quantitative determination of local cerebral glucose consumption. *Trans. Am. Soc. Neurochem* 5: 85.
Spirou, G. A., Davis, K. A., Nelken, I. and Young, E. D. 1999. Spectral integration by type II interneurons in dorsal cochlear nucleus. *Journal of Neurophysiology* 82: 648–663.
Stauffer, E. K., Watt, D. G., Taylor, A., Reinking, R. M. and Stuart, D. G. 1976. Analysis of muscle receptor connections by spike–triggered averaging: 2. Spindle group II afferents. *Journal of Neurophysiology* 39(6): 1393–1402.
Stein, A. von and Sarnthein, J. 2000. Different frequencies for different scales of cortical

integration: from local gamma to long range alpha/theta synchronization. *International Journal of Psychophysiology* 38(3): 301–313.

Stiebler, J. and Ehret, G. 1985. Inferior colliculus of the house mouse: I. A quantitative study tonotopic organization, frequency representation, and tone–threshold representation. *Journal of Comparative Neurology* 238: 65–76.

Stokkum, I. H. M. V. 1987. Sensitivity of neurons in the dorsal medullary nucleus of the grassfrog to spectral and temporal characteristics of sound. *Hearing Research* 29: 223–235.

Stokkum, I. H. M. V. and Gielen, C. C. A. M. 1989. A model for the peripheral auditory nervous system of the grassfrog. *Hearing Research* 41(1): 71–85.

Stryker, M. P. 1989. Is grandmother an oscillation? *Nature* 338: 297–298.

Stumpf, C. 1890. *Tonpsychologie*. Leipzig: Hirzel.

Stumpf, C. 1939. *Erkenntnislehre* (Vol. I). Leipzig: Barth.

Stumpf, C. 1940. *Erkenntnislehre* (Vol. II). Leipzig: Barth.

Suga, N. and O'Neill, W. E. 1979. Neural axis representing target range in the auditory cortex of the mustache bat. *Science* 206(4416): 351–353.

Suga, N. and Schlegel, P. 1972. Analysis of information–bearing elements in complex sounds by auditory neurons of bats. *Audiology* 11: 58–72.

Suga, N. and Schlegel, P. 1973. Coding and processing in the auditory systems of the FM–signal–producing bats. *Journal of the Acoustical Society of America* 54: 174–190.

Suga, N., Gao, E., Zhang, Y., Ma, X. and Olsen, J. F. 2000. The corticofugal system for hearing: recent progress. *Proceedings of the National Academy of Sciences* 97(22): 11807–11814.

Swindale, N. V. 2004. How different feature spaces may be represented in cortical maps. *Network: Computation in Neural Systems* 15(4): 217–242.

Tallon–Baudry, C., Bertrand, O., Peronnet, F. and Pernier, J. 1998. Induced γ–band activity during the delay of a visual short–term memory task in humans. *Journal of Neuroscience* 18(11): 4244–4254.

Terhardt, E. 1972a. Zur Tonhöhenwahrnehmung von Klängen I. Psychoakustische Grundlagen. *Acustica* 26: 174–186.

Terhardt, E. 1972b. Zur Tonhöhenwahrnehmung von Klängen II. Ein Funktionsschema. *Acustica* 26: 187–199.

Terhardt, E. 1991. Music perception and sensory information acquisition: relationships and low–level analogies. *Music Perception* 8: 217–240.

Thomas, H., Tillein, J., Heil, P. and Scheich, H. 1993. Functional organization of auditory cortex in the Mongolian gerbil (*Meriones unguiculatus*): I. Electrophysiological mapping of frequency representation and distinction of fields. *European Journal of Neuroscience* 5: 882–897.

Tiesinga, P. H., Fellous, J. M., Salinas, E., José, J. V. and Sejnowski, T. J. 2004. Inhibitory synchrony as a mechanism for attentional gain modulation. *Journal of Physiology* 98(4–6): 296–314.

Tonndorf, J. 1960. Shearing motion in scala media of cochlear models. *Journal of the Acoustical Society of America* 32(2): 238–244.

Torbett, M., Greenberg, R. and Smoluchowski, R. 1982. Orbital resonances and planetary formation sites. *Icarus* 49: 313–326.

Trainor, L. J., Tsang, C. D. and Cheung, V. H. W. 2002. Preference for sensory consonance in 2- and 4-month-old infants. *Music Perception* 20: 187–194.

Tramo, M. J., Cariani, P. A., Delgutte, B. and Braida, L. D. 2001. Neurobiological foundations for the theory of harmony in western tonal music. *Annals of the New York Academy of Sciences* 930: 92–116.

Treurniet, W. C. and Boucher, D. R. 2001. A masking level difference due to harmonicity. *Journal of the Acoustical Society of America* 109: 306–320.

Tunturi, A. R. 1944. Audiofrequency localization in the acoustic cortex of the dog. *American Journal of Physiology* 141: 397–403.

Turner, R. S. 1977. The Ohm–Seebeck dispute, Hermann von Helmholtz, and the origins of physiological acoustics. *British Journal for the History of Science* 10: 1–24.

Tyndall, J. 1893. *Sound.* London: Longmans, Green, and Co.

Ueda, K. and Ohgushi, K. 1987. Perceptual components of pitch: spatial representation using a multidimensional scaling technique. *Journal of the Acoustical Society of America* 82: 1193–1200.

Uhlhaas, P. J., Haenschel, C., Nikolić, D. and Singer, W. 2008. The role of oscillations and synchrony in cortical networks and their putative relevance for the pathophysiology of schizophrenia. *Schizophrenia Bulletin* 34(5): 927–943.

Vater, M. 1982. Single unit responses in cochlear nucleus of horseshoe bats to sinusoidal frequency and amplitude modulated signals. *Journal of Comparative Physiology* 149: 369–388.

Vater, M., Habbicht, H., Kössl, M. and Grothe, B. 1992. The functional-role of GABA and glycine in monaural and binaural processing in the inferior colliculus of horseshoe bats. *Journal of Comparative Physiology* 171: 541–553.

Vater, M., Covey, E. and Casseday, J. H. 1997. The columnar region of the ventral nucleus of the lateral lemniscus in the big brown bat (*Eptesicus fuscus*): synaptic arrangements and structural correlates of feedforward inhibitory function. *Cell and Tissue Research* 289(2): 223–233.

Voigt, H. F. and Young, E. D. 1990. Cross–correlation analysis of inhibitory interactions in dorsal cochlear nucleus. *Journal of Neurophysiology* 64: 1590–1610.

Voutsas, K., Langner, G., Adamy, J. and Ochse, M. 2005. A brain-like neural network for periodicity analysis. *IEEE Transactions on Systems, Man, and Cybernetics, Part B (Cybernetics)* 35(1): 12–22.

Walkowiak, W. 1984. Neuronal correlates of the recognition of pulsed sound signals in the grass frog. *Journal of Comparative Physiology* 155: 57–66.

Walton, J. P., Frisina, R. D. and O'Neill, W. E. 1998. Age–related alteration in processing of temporal sound features in the auditory midbrain of the CBA mouse. *Journal of Neuroscience* 18: 2764–2776.

Ward, W. D. 1999. Absolute pitch. In Deutsch, D. (ed.), *The Psychology of Music*. New York: Academic Press: 265–298.

Warr, W. B. 1982. Parallel ascending pathways from the cochlear nucleus: neuroanatomical evidence of functional specialization. In Neff, W. D. (ed.), *Sensory Physiology*. New York: Academic Press: 1–38.

Warren, B., Gibson, G. and Russell, I. J. 2009. Sex recognition through midflight mating duets in *Culex* mosquitoes is mediated by acoustic distortion. *Current Biology* 19(6): 485–491.

Watkins, S., Shams, L., Josephs, O. and Rees, G. 2007. Activity in human V1 follows multisensory perception. *Neuroimage* 37(2): 572–578.

Wenstrup, J. J. and Grose, C. D. 1995. Inputs to combination–sensitive neurons in the medial geniculate body of the mustached bat: the missing fundamental. *Journal of Neuroscience* 15: 4693–4711.

Wernicke, C. 1874. *Der aphasische Sypmtomenkomplex eine psychologische Studie auf anato–mischer Basis*. Breslau: Hohn and Weigert.

Wever, E. G. 1949. *Theory of Hearing*. New York: Wiley.

Whittington, M. A. and Traub, R. D. 2003. Interneuron diversity series: inhibitory interneurons and network oscillations in vitro. *Trends in Neuroscience* 26: 676–682.

Wickesberg, R. E. and Oertel, D. 1990. Delayed frequency–specific inhibition in the cochlear nuclei of mice: a mechanism for monaural echo suppression. *Journal of Neuroscience* 10: 1762–1768.

Wightman, F. L. 1973. The pattern–transformation model of pitch. *Journal of the Acoustical Society of America* 54: 407–416.

Willard, F. H. and Martin, G. F. 1983. The auditory brainstem nuclei and some of their projections to the inferior colliculus in the North American opossum. *Neuroscience* 10(4): 1203–1232.

Willott, J. F. and Bross, L. S. 1990. Morphology of the octopus cell area of the cochlear nucleus in young and aging C57BL/6J and CBA/J mice. *Journal of Comparative Neurology* 300: 61–81.

Winter, I. M., Robertson, D. and Yates, G. K. 1990. Diversity of characteristic frequency rate–intensity functions in guinea pig auditory nerve fibres. *Hearing Research* 45: 191–202.

Winter, P. and Funkenstein, H. H. 1973. The effect of species–specific vocalizations on the discharge of auditory cortical cells in the awake squirrel monkey (*Saimiri sciureus*). *Experimental Brain Research* 18: 489–504.

Woolsey, C. G. and Walzl, E. M. 1942. Topical projection of nerve fibers from local regions of the cochlea to the cerebral cortex of the cat. *Bulletin of the Johns Hopkins Hospital* 71: 315–344.

Wu, S. H. 1999. Physiological properties of neurons in the ventral nucleus of the lateral lemniscus of the rat: intrinsic membrane properties and synaptic responses. *Journal of Neurophysiology* 81(6): 2862–2874.

Xu, L. and Pfingst, B. E. 2008. Spectral and temporal cues for speech recognition: implications for auditory prostheses. *Hearing Research* 242(1–2): 132–140.

Yost, W. A. and Sheft, S. 1994. Modulation detection interference: across–frequency processing and auditory grouping. *Hearing Research* 79: 48–58.

Young, E. D. and Brownell, W. E. 1976. Responses to tones and noise of single cells in

dorsal cochlear nucleus of unanesthetized cats. *Journal of Neurophysiology* 39: 282–300.
Young, E. D. and Sachs, M. B. 1979. Representation of steady state vowels in the temporal aspects of the discharge patterns of populations of auditory nerve fibers. *Journal of the Acoustical Society of America* 66: 1381–1403.
Young, E. D., Robert, J. M. and Shofner, W. P. 1988. Regularity and latency of units in ventral cochlear nucleus: implications for unit classification and generation of response properties. *Journal of Neurophysiology* 60: 1–29.
Zatorre, R. 2003. Music and the brain. *Annals of the New York Academy of Sciences* 999: 4–14.
Zatorre, R. J. and Samson, S. 1991. Role of the right temporal neocortex in retention of pitch in auditory short–term memory. *Brain* 114(6): 2403–2417.
Zatorre, R. J., Chen, J. L. and Penhune, V. B. 2007. When the brain plays music: auditory–motor interactions in music perception and production. *Nature Reviews Neuroscience* 8(7): 547–558.
Zhang, D. X., Li, L., Kelly, J. B. and Wu, S. H. 1998. GABAergic projections from the lateral lemniscus to the inferior colliculus of the rat. *Hearing Research* 117(1): 1–12.
Zhang, H. and Kelly, J. B. 2006. Responses of neurons in the rat's ventral nucleus of the lateral lemniscus to amplitude–modulated tones. *Journal of Neurophysiology* 96(6): 2905–2914.
Zhang, S. and Oertel, D. 1993. Giant cells of the dorsal cochlear nucleus of mice: intracellular recordings in slices. *Journal of Neurophysiology* 69(5): 1398–1408.
Zhao, H. B. and Liang, Z. A. 1995. Processing of modulation frequency in the dorsal cochlear nucleus of the guinea pig: amplitude modulated tones. *Hearing Research* 82(2): 244–256.
Zhao, M. and Wu, S. H. 2001. Morphology and physiology of neurons in the ventral nucleus of the lateral lemniscus in rat brain slices. *Journal of Comparative Neurology* 433(2): 255–271.
Zhou, N., Huang, J., Chen, X. and Xu, L. 2013. Relationship between tone perception and production in prelingually deafened children with cochlear implants. *Otology & Neurotology* 34: 499–506.
Zschau, C. 2008. Einfluß von Lautstärke und Modulationstiefe auf die Periodizitätsverarbeitung im Colliculus inferior der Mongolischen Wüstenrennmaus (*Meriones unguiculatus*). Thesis, Darmstadt: Technical University Darmstadt.
Zwicker, E. and Feldtkeller, R. 1967. *Das Ohr als Nachrichtenempfänger*. Stuttgart: S. Hirzel Verlag.
Zwicker, E., Flottorp, G. and Stevens, S. 1957. Critical band width in loudness summation. *Journal of the Acoustical Society of America* 29: 548–557.

索　引

■ 英数字

0.4ms　28, 54, 55, 58, 63, 68
2-デオキシグルコース　95, 178, 186
5度　4, 195
AAF（前聴覚野）　99, 187
AI（一次聴覚野）　99, 187
AM（振幅変調）　23, 45, 113, 126, 136
AVCN（anterior ventral cochlear nucleus, 前腹側蝸牛核）　87
BMF（最適変調周波数）　130, 136, 142
　――移動　166
CA（*cornu ammonis*）　230
CF（characteristic frequency, 特徴周波数）　82
CN（cochlear nucleus, 蝸牛核）　71, 87, 110
DCN（dorsal cochlear nucleus, 背側蝸牛核）　87, 91, 120, 122, 159
DNLL（dorsal nucleus of the lateral lemniscus, 外側毛帯の背側核）　93
D-星状細胞　88, 118, 120, 156
EEG（electroencephalogram, 脳波）　221, 237
F_1（第1フォルマント）　27
F_2（第2フォルマント）　27
GABA（gamma-aminobutyric acid）　75, 199, 202

HC（海馬）　228, 229
IC（inferior colliculus, 下丘）　88, 94, 174
LC（locus coeruleus, 青斑核）　224
L野　185
M60　190
MEG（magnetoencephalography, 脳磁界）　190
MGB（medial geniculate body, 内側膝状体）　98
missing fundamental　34, 39, 45, 168
MTF（modulation transfer function, 変調伝達関数）　106, 113, 130, 133, 135
PSTH（peri-stimulus time histogram, 刺激前後時間ヒストグラム）　127
PVCN（posterior ventral cochlear nucleus, 後腹側蝸牛核）　87
REM 睡眠　239
tuberculoventral 細胞　121
T-星状細胞　88, 117
VCN　89, 91
VNLL（ventral nucleus of the lateral lemniscus, 外側毛帯の腹側核）　93, 200, 202, 205, 209, 223

■ あ

アイアンバス　127
粗さ　40
アルファ帯　221
アレチネズミ　99, 186, 199, 205
アンモンの角　230

イオン　74
位相　20, 25
　――差　22
一次型細胞　88, 89
一次聴覚野（AI）　99, 187

ウィーヴァーの連射原理　86, 110
ウェルニッケ失語症　100
ウェルニッケ野　100
宇宙　8, 9
　――背景放射　12
うつ病　228
うなり　23
運動プログラム　232

英語　60
エコー定位　93
エネルギー　22
エピソード記憶　229

応答開始潜時　138
オームの音響法則　31
オクターブ　4, 30, 195
オシログラム　69
音　14
　――伝搬　15
お婆さん細胞　217
オリーブ核　88

――群　92
音階　4, 8
音楽　1
　　――経験　212
　　――中枢　102
音響インピーダンス　73
オンセット型　88
　　――ニューロン　155
オンセット・チョッパー型
　　118
オンセット反応　88, 90
音程　4
音量　19

■ か
介在ニューロン　120
外耳　71
外側毛帯　71, 93, 200, 204
　　――の背側核（DNLL）
　　93
　　――の腹側核（VNLL）
　　93, 200, 202, 204, 209,
　　223
海馬　228, 229
外有毛細胞　78
外リンパ液　76
下丘（IC）　88, 94, 174
蝸牛　47, 71, 73
　　――核（CN）　71, 87, 110
　　――増幅器　81
　　――ピアノ　36
カクテルパーティー　204,
　　217
歌手のフォルマント　26
楽器　1, 216
活動電位（スパイク）　73, 74
顆粒細胞　124, 235
感覚細胞　45
眼球運動　226
ガンマ帯　221, 222
ガンマトーン（gammatone）
　　フィルタ　152
記憶　3
　　――障害　228
基底膜　36, 42, 45, 47, 76

基本周期　24
基本周波数　23, 45
基本成分　25
基本波　105
　　――成分　45
球の調和　9
驚愕反応　117
鏡像　41
強度の影響　107
共鳴球　38
協和　5, 9, 40
　　――性　4, 211
巨大細胞　88, 91, 124
巨大シナプス　89, 93
巨大入力シナプス　114
空間的方向　19
くし形フィルタ　196, 197,
　　199, 202, 213
グリシン　75, 199, 202
グルタミン酸　75
ゲシュタルト　219
結合　180, 223, 236, 239
　　――問題　219
結合音　38
欠如基音　38
言語音　25
高閾値繊維　105, 107
高域通過型　106
光学記録　187
交信　16
高調波　33, 40, 42
　　――の和　25
後腹側蝸牛核（PVCN）　87
興奮性シナプス　75
コウモリ　93, 135
黒質　232
心　234
コミュニケーション　17
コルチ器官　36, 78, 79
コンピュータシミュレーション
　　156

■ さ
再結合　180
最適変調周波数（BMF）
　　130, 136, 142
細胞体　74
細胞内記録　123
サイレン　29
錯聴　33
雑音　16
三角関数　20
残留音　44
シータ帯　221
時間信号　16
時間的復号器　182
時間的符号化　52, 83, 85
軸索　71, 74
刺激前後時間ヒストグラム
　　（PSTH）　127
自己相関分析　149
耳小骨　72
時定数　28, 55, 116, 141
シナプス　74, 156
　　――接触　89
　　――遅延　156
支配的領域　47, 168
シミュレーション　162
種　90
周期　45
　　――検出　44
周期性　16, 79
　　――（ピッチ）写像　205
　　――の符号化　104, 108,
　　110
　　――モデル　153, 172
周期的　24
周期的な音の知覚　17
周期方程式　160
集団的符号化　108
周波数　15, 235
　　――成分　20
　　――の比　212
　　――分析　149
　　――弁別能　83
主細胞　121, 124
樹状突起　74

純音　113, 116
準同時性　138
上オリーブ核　71
上丘　227
勝者独り占め　237
情動　228
　──欠如　228
小脳　91, 234
神経インパルス　71
神経細胞　74
人工内耳　43
進行波　37, 76
振幅　20
　──変調（AM）　45, 113,
　　126, 136
　──包絡　45, 51, 111, 113

睡眠　231
スパイク（活動電位）　73, 74
スペクトルの符号化　51

正帰還　120
正弦振幅変調（AM 信号）　23
正弦波　20
星状細胞　88, 117
整数　8
　──比　5
声帯　26
生体時計　234
声調言語　63
声道　26
青斑核　224
生理学的な基礎　213
絶対音感　57, 58, 69, 169,
　　215
繊維─樹状突起層　94
潜時　142
線条体　232, 237
前聴覚野（AAF）　99, 187
前腹側蝸牛核（AVCN）　87
繊毛　78

相関分析　147
叢状細胞　88, 92, 114
創造性　239
相対音感　169

相対ピッチ　214
増幅　119
側波帯　23
側抑圧　108, 109
ソナグラム　27, 69
素量的効果　55, 57

■た
第 1 フォルマント（F_1）　27
第 2 フォルマント（F_2）　27
帯域阻止型　106
帯域通過型　106, 135, 202
ダイナミックレンジ　81, 84,
　　107, 113
大脳基底核　232
太陽系　11
タコ型細胞　88, 90, 93, 115,
　　156, 201
脱分極　74
縦波　15
タルティーニピッチ　38
短音階　214
短三和音　214
淡蒼球　232, 235
遅延　138
　──線　149
　──の差　140
中国語　63
中心周波数成分　24
中脳　94, 175
　──聴覚野　127
超音波反射　93
聴覚音声言語　100
聴覚中脳　127, 134
長三和音　214
聴神経　71, 82, 105, 109
調性音楽　212
調律　66
調和　4
　──音　42
　──関係　5
　──振動子　22
直流成分　25
直交性　173, 190
チョッパー型　88, 201

──ニューロン　117, 155,
　　157
──反応　90
チンチラ　177

定位　52, 92, 114
低閾値繊維　105, 107
低域通過型　106, 135
　──フィルタ　105, 204
低減回路　154, 158
低減ニューロン　155, 162
デシベル　81
テトラクティス　6
デルタ帯　221
電気魚　145
伝達速度　43
天文学　10
電話説　42

動眼神経核　227
同期　130
　──MTF　106
　──の効果　164
　──の尺度　131
　──の増強と減弱　138
統合失調症　226
同時条件　160
同時性　116, 139
　──検出　235
　──検出器　116
　──検出ニューロン　149,
　　159
　──ニューロン　155, 163,
　　197
同調　134
ドーパミン　232
特徴検出　129
特徴周波数（CF）　82
トップダウン　235
トノトピー　77, 88, 94, 99,
　　182, 188, 190
　──構造　99
　──写像　171
　──微細構造　99
トリガー　155
　──ニューロン　154

■な
内耳　71
内側膝状体（MGB）　98
内部振動　118, 119, 136, 140
　　——周期　142
内有毛細胞　78
内リンパ液　76
何が—，どこで—　102
二重ラセン　195, 204, 207, 211, 225, 227, 228, 230
ニューロン　74

音色　19, 41
ネコ　187

脳　209
脳磁界（MEG）　190
脳波　221, 228, 238

■は
パーキンソン病　233
背側蝸牛核（DCN）　87, 91, 120, 122, 159
場所説　37
パターンモデル　51
波長　15
発振回路　154, 156
発振ニューロン　162, 202
搬送　130
　　——波　136
　　——波周波数　23, 135
引き込み現象　57
微細構造　96
皮質　71, 99, 184, 190
非線形歪み　38
ピタゴラス学派　6
ピッチ　4, 18, 19, 32, 33, 42, 45, 99, 109, 155
　　——移動　48, 136, 169
　　——移動の第1効果　48, 51
　　——移動の第2効果　50, 51
　　——知覚　55
　　——ニューロン　181
　　——ラセン　194, 210
　　——論争　31
ヒューイットとメディスのモデル　150
表出性失語　101
ピリオドトピー　175, 182, 188, 190
　　——写像　172
比例　8
頻度 MTF　106
頻度—場所符号化　132

フィルタ　27
　　——バンク　82
フーリエ解析　19, 20, 32
フーリエ合成　23
不応期　74
フォルマント　26, 126
　　——周波数　109
　　——平面　58
不協和　40
複合音　116
フリップフロップ　158
プルキンエ細胞　91, 235
ブローカ失語症　101
ブローカ野　101
文化的背景　212
分数調波　49, 214

平均活動度　130
平均発火率　136
ベータ帯　221
ヘルムホルツ球　35
辺縁系　228
変調周期　140
変調周波数　23, 130, 136
変調深度　24, 135
変調伝達関数（MTF）　106, 113, 130, 133, 135
変調の符号化　113
扁桃体　228

母音　25, 58, 109
方向統計量　131

紡錘型細胞　88, 91
放送系　236
飽和効果　107
ポーザー型ニューロン　88, 155
ホジキン・ハクスレー・サイクル　74
ホロホロチョウ　125, 136, 199

■ま
マイナ鳥　60, 185
マンダリン　63

右半球　192
耳　72

無声子音　25
無調音楽　212

メロディー　41

■や・ら・わ
融合　5, 213, 220
有声子音　25
有毛細胞　78

抑制　199
　　——性シナプス　75
横波　15

ラセン　221
　　——構造　93
ラベルつき直線　132

両耳性　88, 92
臨界帯域幅　98

和音　213
惑星　11
和声　4, 155

■ 人名

アイザック・ニュートン（Isaac Newton） 11
アウグスト・ゼーベック（August Seebeck） 30
アルフォンゾ・コルティ（Alfonso Corti） 79
ウィリアム・ラザフォード（William Rutherford） 42
ヴォルフ・ジンガー（Wolf Singer） 218, 222
オットー・クロイツフェルト（Otto Creutzfeldt） 125
カール・ウェルニッケ（Carl Wernicke） 100
カール・シュトゥムフ（Carl Stumpf） 66, 218, 220
クリストフ・フォン・デア・マルスブルク（Christoph von der Malsburg） 217, 218, 220
ゲオルク・ジーモン・オーム（Georg Simon Ohm） 20, 31
ゲオルク・フォン・ベケシー（Georg von Békésy） 37, 76

ジャン・バプティスト・ジョセフ・フーリエ（Jean Baptiste Joseph Fourier） 20
ジョセフ・カール・ロブネット・リックライダー（Joseph Carl Robnett Licklider） 147
ジョン・チンダル（John Tyndall） 19
ダイアナ・ドイチェ（Diana Deutsch） 62
ハンス・ベルガー（Hans Berger） 218, 221
ピエール・ポール・ブローカ（Pierre Paul Broca） 101
ピタゴラス（Pythagoras） 5, 211
ヘルマン・フォン・ヘルムホルツ（Hermann von Helmholtz） 19, 30, 34
ヤン・フレデリック・シャウテン（Jan Frederik Schouten） 44
ロベルト・フック（Robert Hooke） 18

【図版著作権一覧】

Fig.4-5: Reprinted with permission from *The Journal of the Acoustical Society of America*, J. F. Schouten, R. J. Ritsma, B. Lopes Cardozo, Pitch of the Residue. Copyright 2005, Acoustical Society of America through Japan UNI Agency, Inc., Tokyo.

Fig.5-2: Reprinted with permission from *The Journal of the Acoustical Society of America*, Gordon E. Peterson, Harold L. Barney, Control Methods Used in a Study of the Vowels. Copyright 2005, Acoustical Society of America through Japan UNI Agency, Inc., Tokyo.

Fig.5-3: *Experimental Brain Research*, Neuronal discrimination of natural and synthetic vowels in field L of trained mynah birds, 43(1), 1981, 11-24, G. Langner, With permission of Springer through Japan UNI Agency, Inc., Tokyo.

Fig.6-7: Reprinted from *Hearing Research*, 45(3), Ian M. Winter, Donald Robertson, Graeme K. Yates, Diversity of characteristic frequency rate-intensity functions in guinea pig auditory nerve fibres, 191-202, Copyright 1990, with permission from Elsevier through Japan UNI Agency, Inc., Tokyo.

Fig.6-11: *Experimental Brain Research*, Classification of response patterns of spike discharges for units in the cochlear nucleus: Tone-burst stimulation, 1(3), 2004, 220-235, Russell R. Pfeiffer, With permission of Springer through Japan UNI Agency, Inc., Tokyo.

Fig.6-13: The central nucleus of the inferior colliculus in the cat, by Douglas L. Oliver and D. Kent Morest, in *Journal of Comparative Neurology*, Copyright © 1984 Alan R. Liss, Inc.. Used by permission of John Wiley and Sons through Japan UNI Agency, Inc., Tokyo.

Fig.6-14a: *The Inferior Colliculus* (Springer eBook), Neuronal Organization in the Inferior Colliculus, 2005, 69-114, Douglas L. Oliver, With permission of Springer through Japan UNI Agency, Inc., Tokyo.

Fig.6-16: Functional Organization of Auditory Cortex in the Mongolian Gerbil (Meriones unguiculatus). I. Electrophysiological Mapping of Frequency Representation and Distinction of Fields, by Hardy Thomas, Jochen Tillein, Peter Heil, and Henning Scheich, in *European Journal of Neuroscience*, 1993. Used by permission of John Wiley and Sons through Japan UNI Agency, Inc., Tokyo.

Fig.7-1: *Archives of oto-rhino-laryngology*, Encoding of rapid amplitude fluctuations by cochlear-nerve fibres in the guinea-pig, 236(2), 1982, 197-202, Alan Richard Palmer, With permission of Springer through Japan UNI Agency, Inc., Tokyo.

Fig.7-2: Reprinted from *Hearing Research*, 60(2), Gerald Langner, Periodicity coding in the auditory system, 115-142, Copyright 1992, with permission from Elsevier through Japan UNI Agency, Inc., Tokyo.

Fig.7-3: Reprinted with permission from *The Journal of the Acoustical Society of America*, Bertrand Delgutte, Representation of speech-like sounds in the discharge patterns of auditory-nerve fibers. Copyright 1980, Acoustical Society of America through Japan UNI Agency, Inc., Tokyo.

Fig.7-7, 7-8: Reprinted from *Hearing Research*, 158(1-2), Robert D. Frisina, Subcortical neural coding mechanisms for auditory temporal processing, 1-27, Copyright 2001, with permission from Elsevier through Japan UNI Agency, Inc., Tokyo.

Fig.7-9: Reprinted from *Hearing Research*, 44(2–3), Robert D. Frisina, Robert L. Smith,

Steven C. Chamberlain, Encoding of amplitude modulation in the gerbil cochlear nucleus: I. A hierarchy of enhancement, 99–122, Copyright 1990, with permission from Elsevier through Japan UNI Agency, Inc., Tokyo.

Fig.7-11: Reprinted from *Trends in Neurosciences*, 27(2), Donata Oertel, Eric D. Young, What's a cerebellar circuit doing in the auditory system?, 104-110, Copyright 2004, with permission from Elsevier through Japan UNI Agency, Inc., Tokyo.

Fig.8-2a: *Journal of Comparative Physiology A: Neuroethology, Sensory, Neural, and Behavioral Physiology*, Coding of narrow-band and wide-band vocalizations in the auditory midbrain nucleus (MLD) of the Guinea Fowl (Numida meleagris), 117(2), 1977, 245-265, H. Scheich, With permission of Springer through Japan UNI Agency, Inc., Tokyo.

Fig.8-14: Reprinted from *Hearing Research*, 31(2), G. Langner, C. Schreiner, M. M. Merzenich, Covariation of latency and temporal resolution in the inferior colliculus of the cat, 197–201, Copyright 1987, with permission from Elsevier through Japan UNI Agency, Inc., Tokyo.

Fig.9-1: *Journal of Comparative Physiology A: Neuroethology, Sensory, Neural, and Behavioral Physiology*, Active phase coupling in electric fish: Behavioral control with microsecond precision, 128(3), 1978, 235-240, G. Langner, With permission of Springer through Japan UNI Agency, Inc., Tokyo.

Fig.9-3a, b: *Experientia*, A duplex theory of pitch perception, 7(4), 1951, 128-134, J. C. R. Licklider, With permission of Springer through Japan UNI Agency, Inc., Tokyo.

Fig.9-4: Reprinted with permission from *The Journal of the Acoustical Society of America*, Michael J. Hewitt, Ray Meddis, Trevor M. Shackleton, A computer model of a cochlear-nucleus stellate cell: Responses to amplitude-modulated and pure-tone stimuli. Copyright 1992, Acoustical Society of America through Japan UNI Agency, Inc., Tokyo.

Fig.9-5a: Temporal processing of pitch in the auditory system, Gerald Langner, *Journal of New Music Research*, Jun 1, 1997, Taylor & Francis, reprinted by permission of the publisher (Taylor & Francis Ltd, http://www.trandfonline.com) through Japan UNI Agency, Inc., Tokyo.

Fig.9-7: *Central Auditory Processing and Neural Modeling* (Springer eBook), Neuronal Periodicity Coding and Pitch Effects, 1998, 31-41, Gerald Langner, With permission of Springer through Japan UNI Agency, Inc., Tokyo.

Fig.10-9a, b: *Plasticity and Signal Representation in the Auditory System* (Springer eBook), Topographic Representation of Periodicity Information: The 2nd Neural Axis of the Auditory System, 2005, 37-51, Gerald Langner, With permission of Springer through Japan UNI Agency, Inc., Tokyo.

Fig.10-11, 10-12: *Journal of Comparative Physiology A: Neuroethology, Sensory, Neural, and Behavioral Physiology*, Frequency and periodicity are represented in orthogonal maps in the human auditory cortex: evidence from magnetoencephalography, 181(6), 1997, 665-676, G. Langner, With permission of Springer through Japan UNI Agency, Inc., Tokyo.

Fig.11-10: Anatomy of the ventral nucleus of the lateral lemniscus in rats: A nucleus with a concentric laminar organization, by M. A. Merchán and P. Berbel, in *Journal of Comparative Neurology*, Copyright © 1996 Wiley-Liss, Inc.. Used by permission of John Wiley and Sons through Japan UNI Agency, Inc., Tokyo.

【著者紹介】

ゲラルト・ラングナー（Gerald Langner）
　　ゲラルト・ラングナーは，1971年にミュンヘン工科大学から物理学の学位を得た．次いでゲッティンゲンのマックス・プランク研究所とダルムシュタット工科大学に勤務．ここでは鳥の聴覚と魚の電気受容について研究した．1985年にはオーストラリアのキャンベラでの研究滞在中，ヘニング・シャイヒとともにカモノハシの電気感受性を発見した．1988年から2008年の間，ダルムシュタット工科大学で神経生物学教授として，聴覚系における情報処理の，空間的および時間的側面に焦点を当てた研究を行った．

【訳者紹介】

根本　幾（ねもと・いく）
　1971年　　東京大学工学部卒業．
　1976年　　東京大学大学院工学系研究科修了．博士（工学）．
　同年　　　東京電機大学工学部専任講師，同大学理工学部教授を経て，
　2002年　　東京電機大学情報環境学部教授，現在にいたる．
　　　　　　この間，米国マサチューセッツ工科大学，ハーバード大学で客員研究員．
　主要著書　『改訂 医用電子工学』（共著，コロナ社，2005年）
　　　　　　『詳解 独立成分分析』（共訳，東京電機大学出版局，2005年）

ピッチと和声の神経コード　心は脳の音楽

2017 年 2 月 20 日　第 1 版 1 刷発行　　ISBN 978-4-501-55520-7 C3004

著　者　ゲラルト・ラングナー
訳　者　根本　幾
　　　　©Nemoto Iku 2017

発行所　学校法人　東京電機大学　〒120-8551　東京都足立区千住旭町 5 番
　　　　東京電機大学出版局　　　〒101-0047　東京都千代田区内神田 1-14-8
　　　　　　　　　　　　　　　　Tel. 03-5280-3433（営業）03-5280-3422（編集）
　　　　　　　　　　　　　　　　Fax. 03-5280-3563　振替口座 00160-5-71715
　　　　　　　　　　　　　　　　http://www.tdupress.jp/

JCOPY　＜(社)出版者著作権管理機構　委託出版物＞
本書の全部または一部を無断で複写複製（コピーおよび電子化を含む）することは，著作権法上での例外を除いて禁じられています．本書からの複製を希望される場合は，そのつど事前に，(社)出版者著作権管理機構の許諾を得てください．
また，本書を代行業者等の第三者に依頼してスキャンやデジタル化をすることはたとえ個人や家庭内での利用であっても，いっさい認められておりません．
［連絡先］Tel. 03-3513-6969，Fax. 03-3513-6979，E-mail：info@jcopy.or.jp

印刷：三美印刷（株）　　製本：渡辺製本（株）
装丁：福田和雄（FUKUDA DESIGN）
落丁・乱丁本はお取り替えいたします．　　　　　　　　　　　Printed in Japan